Über dieses Buch

In diesem Buch präsentiert Julia Gruber eine Auswahl an 40 Heilpflanzen aus aller Welt: von der Acerolakirsche aus dem peruanischen Dschungel über die afrikanische Teufelskralle bis zur heimischen Allround-Heilerin Kamille. Hier lernen Sie Kräuter, Bäume, Büsche und Früchte, Pilze und Algen mit einer Beschreibung, ihrer Geschichte, den körperlichen Wohltaten und möglichen Anwendungen und Rezepten kennen. Die seelische Verarbeitung unterstützt jeweils ein Ritual, das den heilenden Charakter der betreffenden Pflanze aufnimmt und deren Kraft und Stärken Ihnen mit auf den Weg gibt.

Im beiliegenden Kartendeck stellt sich jede Pflanze mit einem ansprechenden Porträt vor und kann Sie als Ratgeber und Beistand im Alltag begleiten. In einer kurzen, eingängigen Affirmation erfahren Sie den besonderen Aspekt jeder Pflanze. In knappen Bildzeichen (icons) werden Sie darüber informiert, wo die Pflanze wächst, ob sie naturgeschützt ist und welche Pflanzenteile verwendet werden. Auf der Kartenrückseite lädt eine seelische Botschaft zu jeder Pflanze und ihrer Thematik zu Inspiration und Besinnung ein.

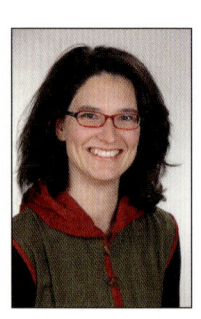

Über die Autorin

Mag. arch. Julia Gruber
Autorin, Schamanin, Architektin.
Geboren 1972 in Wien, Architekturstudium an der Universität für angewandte Kunst in Wien, danach mehrjährige Ausbildungen in Geomantie, Shiatsu und Kinesiologie.
Julia Gruber führt architektonisch-geomantische Beratungen für Häuser und Grundstücke durch und begleitet ihre Klienten mit schamanischer Aufstellungsarbeit. Seit 2012 veröffentlicht sie Bücher und Kartensets. Bisher erschienen im Königsfurt-Urania Verlag: *Wildkräuter* (gemeinsam mit Renate Pelzl), *Heilkraft aus der täglichen Nahrung, Smoothies für die Seele* und *Natürlich schön.*
Mehr Informationen zur Autorin unter www.julia-gruber.com

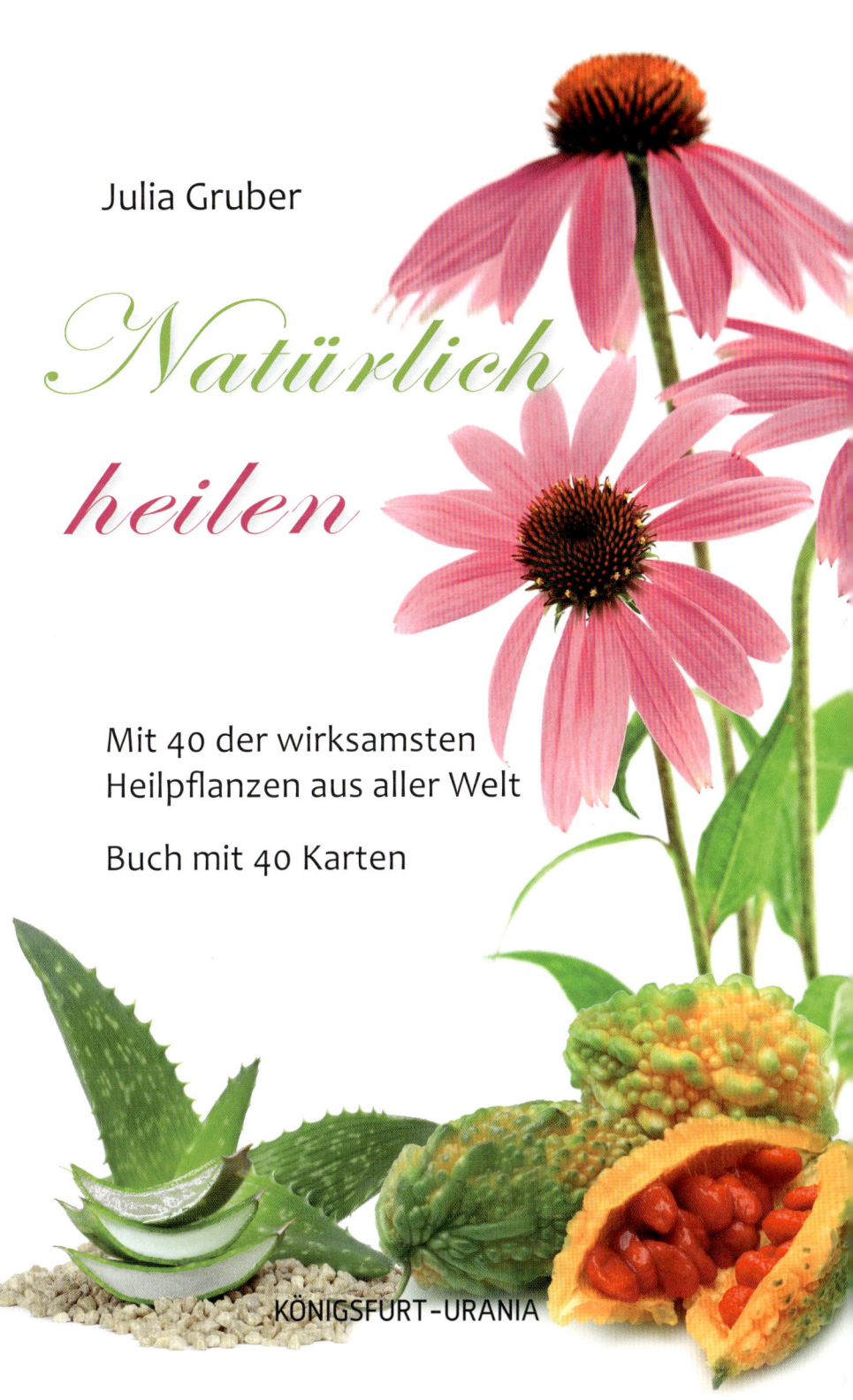

Julia Gruber

Natürlich heilen

Mit 40 der wirksamsten
Heilpflanzen aus aller Welt

Buch mit 40 Karten

KÖNIGSFURT–URANIA

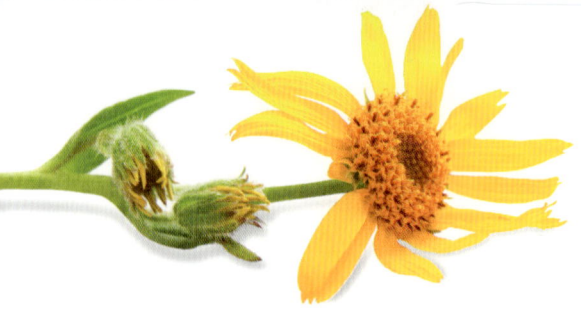

Die in diesem Buch enthaltenen Informationen und Ratschläge wurden von der Autorin sorgfältig recherchiert und geprüft. Eine Garantie kann dennoch nicht übernommen werden. Die Informationen und Ratschläge sind außerdem nicht dazu gedacht, die Beratung durch einen Arzt oder Therapeuten zu ersetzen, sofern eine solche angezeigt ist. Eine Haftung der Autorin oder des Verlags ist ausgeschlossen.

Die Angaben und Tipps in diesem Buch beruhen auf Erfahrungswerten, sie müssen jedoch nicht für jede/n wirksam sein. Für Kleinkinder und Schwangere, für sehr geschwächte Personen und für Menschen in besonderen Krisen- und Wandlungsphasen können besondere Regeln gelten, die hier nicht angesprochen werden.

Bibliographische Information der Deutschen Nationalbibliothek
Die Deutsche Nationalbibliothek verzeichnet diese Publikation in der Deutschen Nationalbibliographie; detaillierte bibliographische Daten sind im Internet über http://dnb.d-nb.deabrufbar.

FSC zertifiziertes Papier: Bilderdruck matt, Novatech

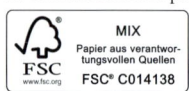

MIX
Papier aus verantwortungsvollen Quellen
FSC® C014138

Origninalausgabe
Krummwisch bei Kiel 2014

© 2014 by Königsfurt-Urania Verlag GmbH
D-24796 Krummwisch
www.koenigsfurt-urania.com

Umschlaggestaltung: Antje Betken, Oldenbüttel unter Verwendung folgender Motive:
Blooming medicinal herb echinacea purpurea or coneflower © Elenathewise, aloès © guy,
Ripe Green Momordica or karela © Swapan – alle Fotolia.com
Abbildungen: Bildnachweis auf S. 218
Lektorat: Claudia Lazar, Kiel
Satz und Layout: Antje Betken, Oldenbüttel
Druck und Bindung:
Printed in EU

ISBN 978-3-86826-133-2 (Set: Buch und Karten)

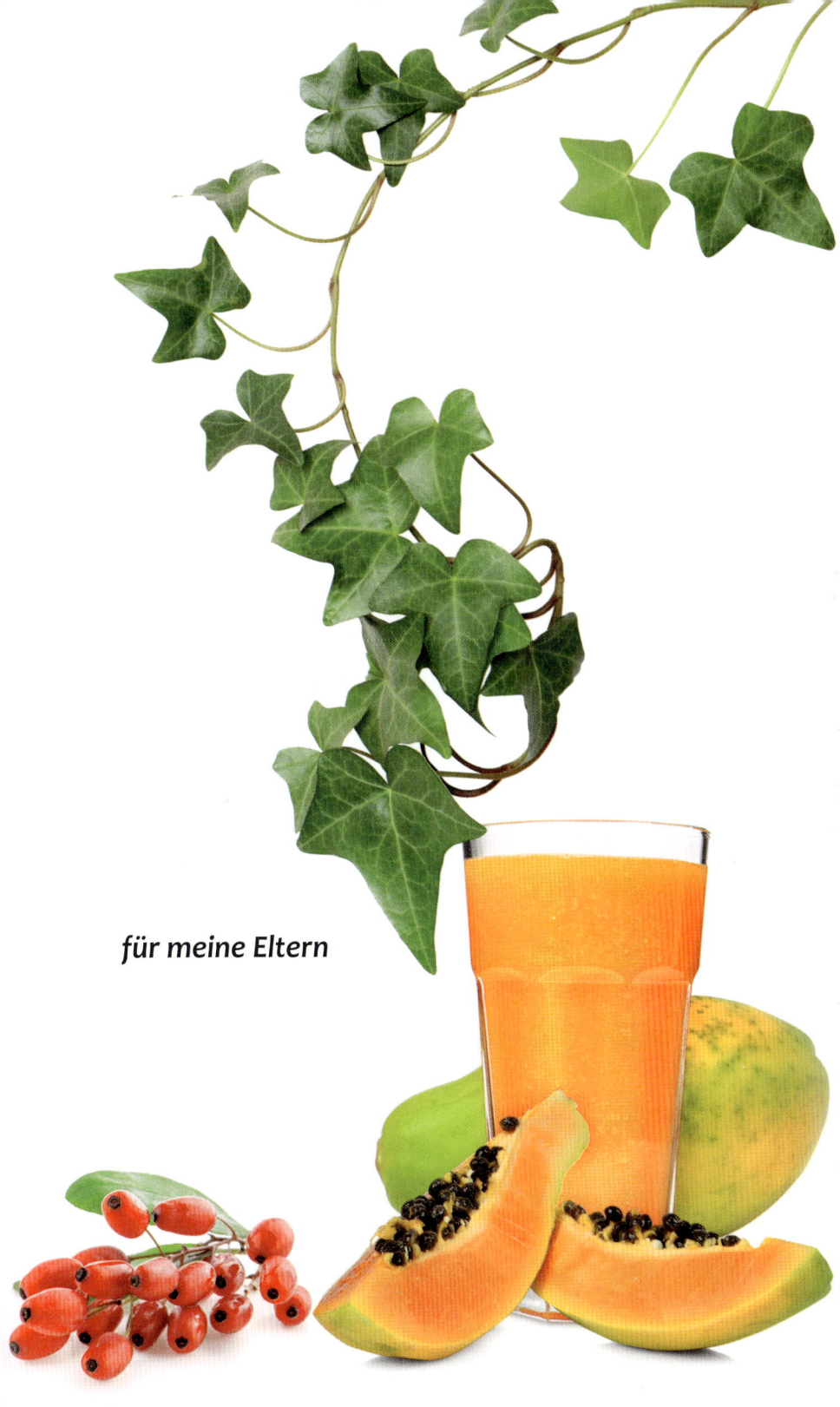

für meine Eltern

Die Symbole auf den Karten

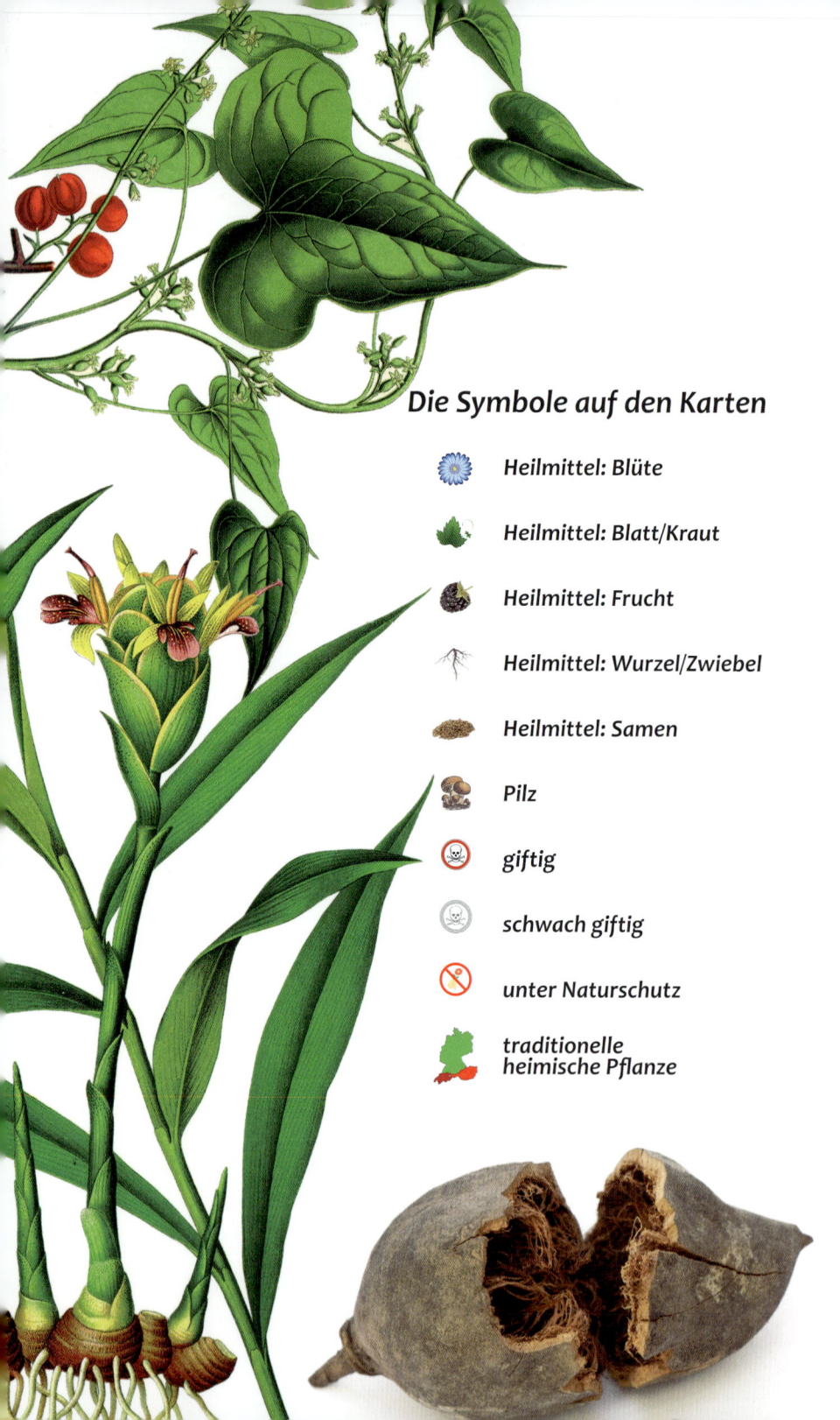

Heilmittel: Blüte

Heilmittel: Blatt/Kraut

Heilmittel: Frucht

Heilmittel: Wurzel/Zwiebel

Heilmittel: Samen

Pilz

giftig

schwach giftig

unter Naturschutz

traditionelle
heimische Pflanze

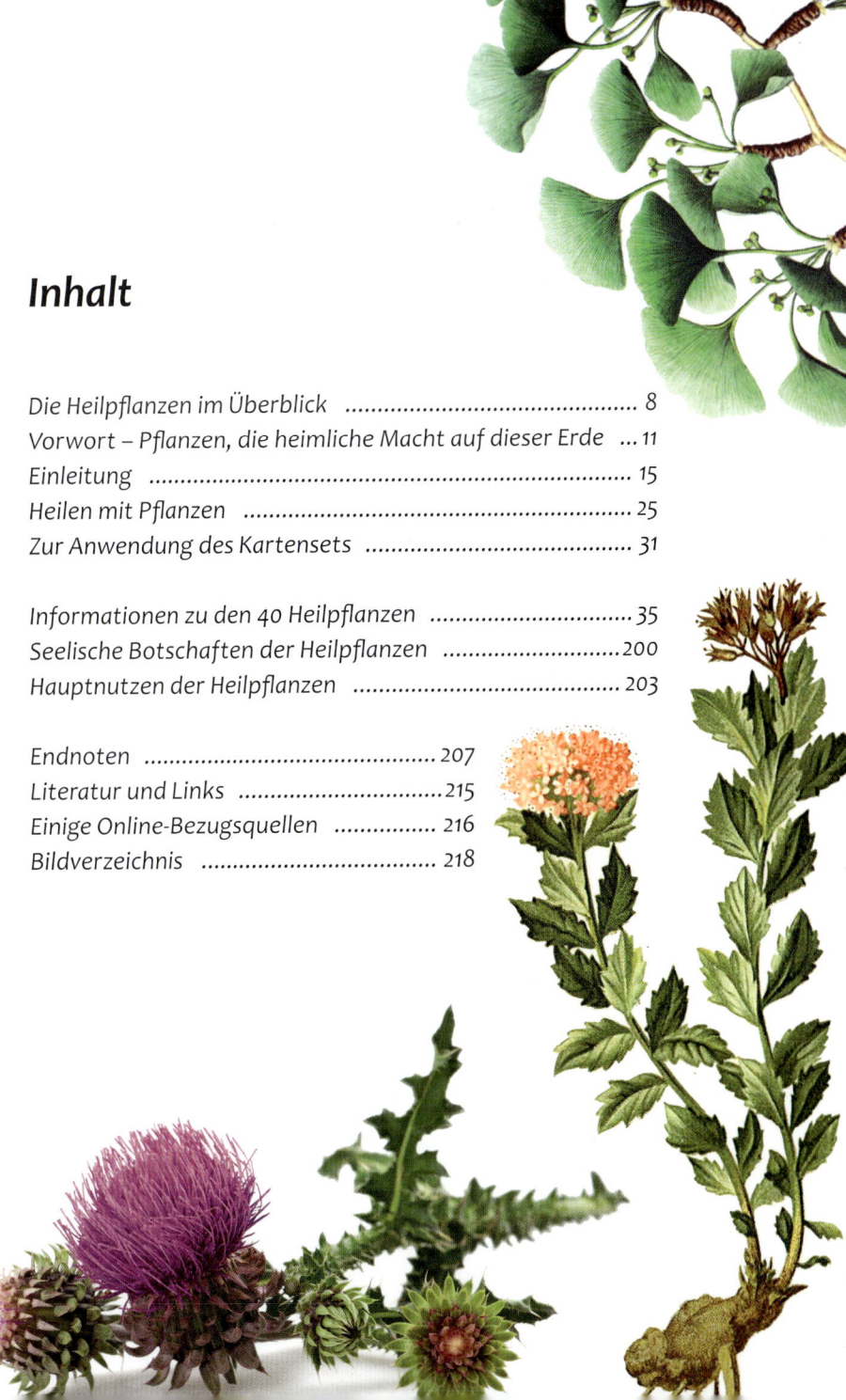

Inhalt

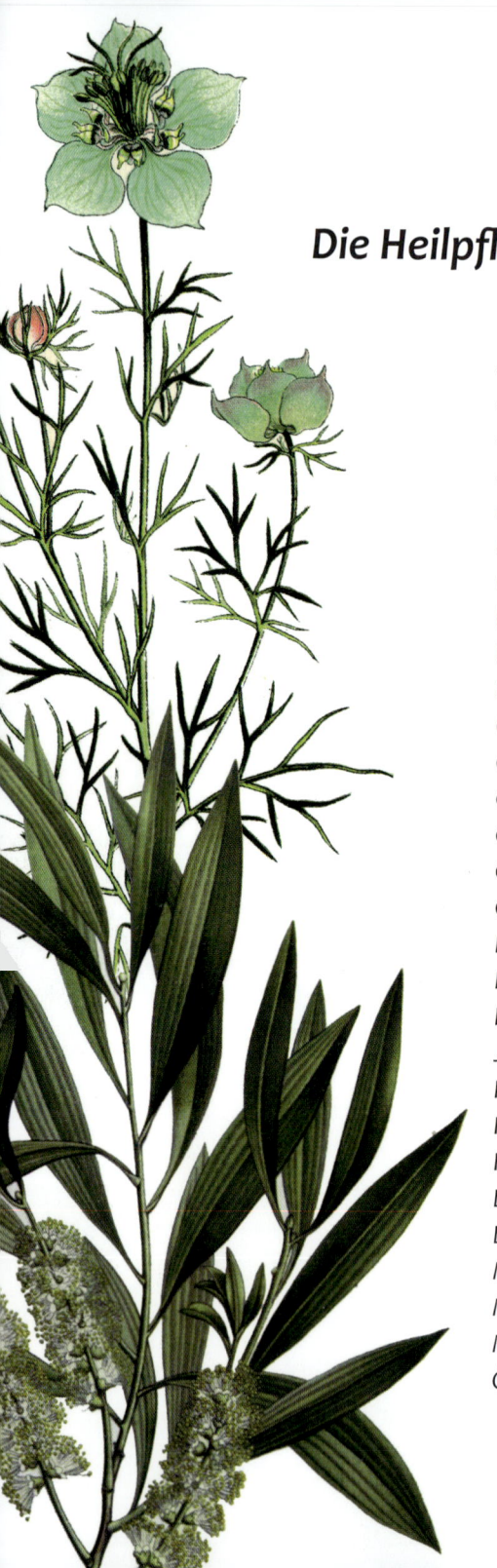

Die Heilpflanzen im Überblick

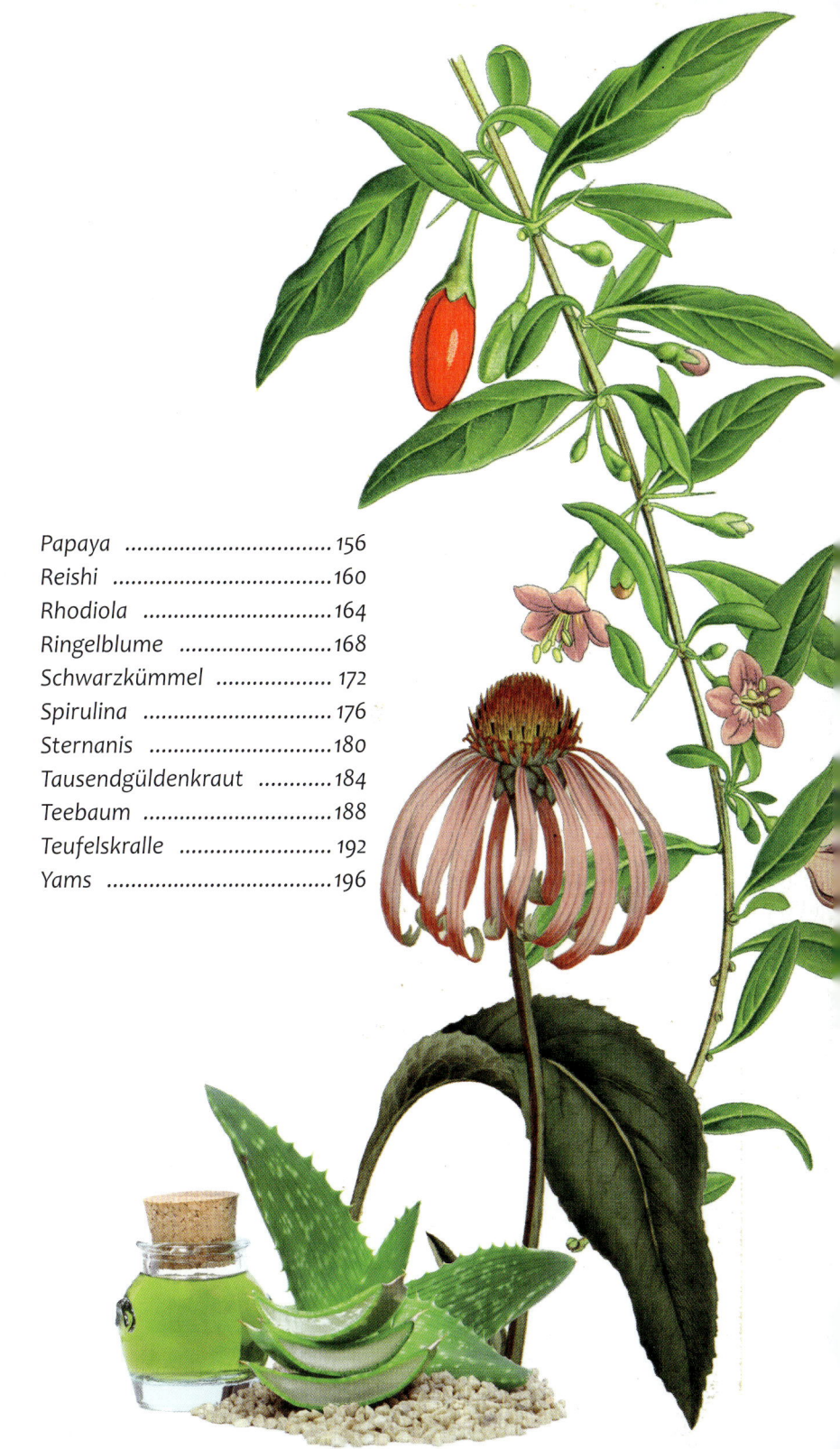

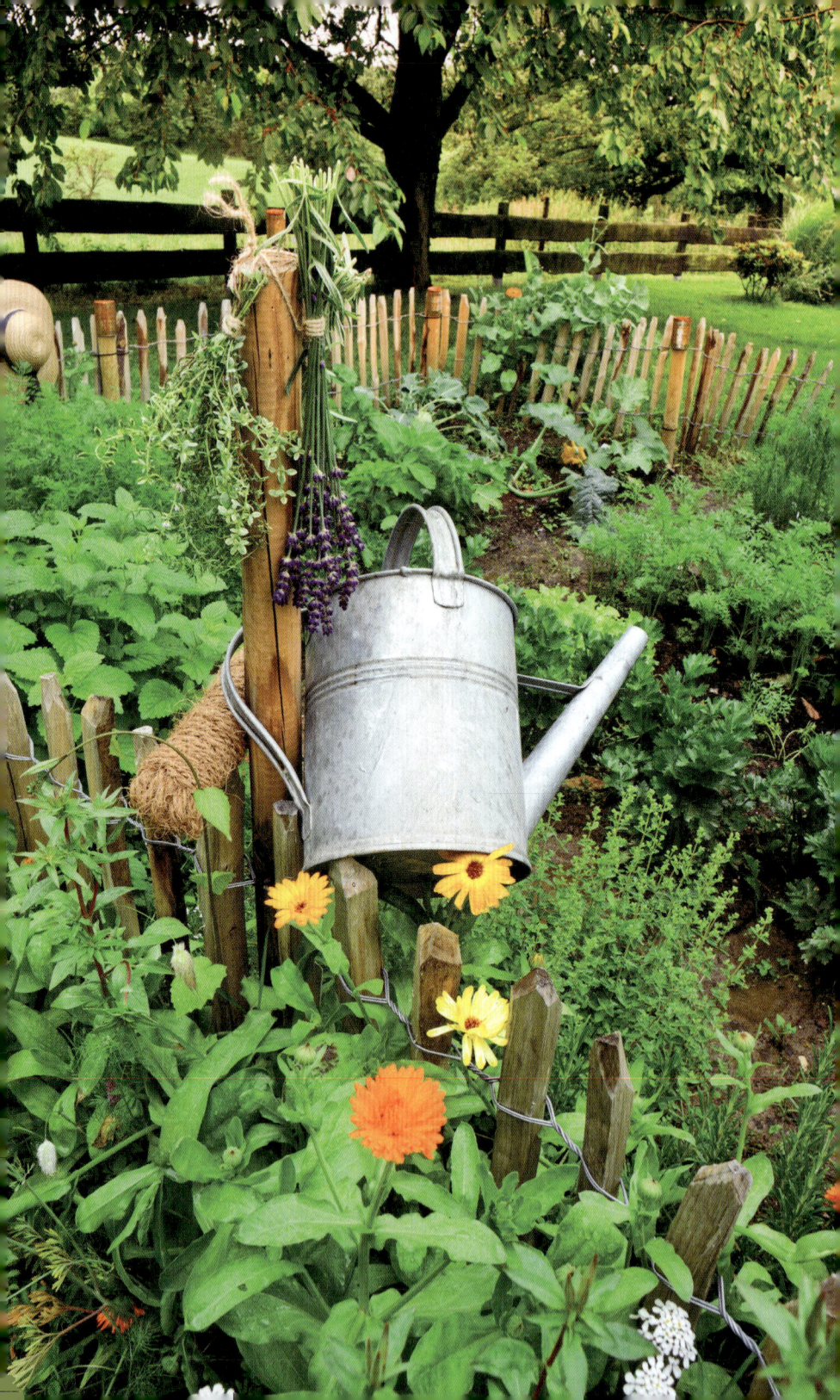

Pflanzen, die heimliche Macht auf dieser Erde

Ein Leben auf dieser Erde ohne Pflanzen? Undenkbar, es ginge einfach nicht! Pflanzen sind die heimlichen Regenten auf diesem wunderschönen blauen Planeten, den wir unsere Heimat oder die Göttin »Gaia« nennen. Pflanzen haben seit Anbeginn der Menschheit unser Leben bestimmt. Pflanzen sind das Bindeglied zwischen der materiellen Erde und dem spirituellen Kosmos. Sie ziehen, mit Hilfe von Wasser, Mineralien und Spurenelemente aus dem Erdboden, formen diese zu einer harmonischen Ordnung und benutzen dazu die lebendige Kraft des Sonnenlichtes. Pflanzen sind die essentielle Grundlage allen tierischen Lebens, somit auch von uns Menschen.

Unerreichbar für die menschliche Technologie ist die Produktion von natürlichen Vitaminen, Bioflavonoiden und Duft- beziehungsweise Aromastoffen. Völlig entbehrlich und verbrecherisch (gegenüber der Natur und somit dem Menschen) hingegen ist die Entwicklung von genmanipulierten Pflanzen und deren Saatgut. Die Auswirkungen dieser Bemühungen werden noch Generationen nach uns als eine schwere Last auf ihren Schultern zu tragen haben.

Was aber macht Pflanzen so einzigartig? Einerseits ist es ihre Individualität, sie leben in einem definierten Lebensraum und somit unter bestimmten Lebensbedingungen. Diese Lebensumstände prägen die Pflanzen, formen ihren Charakter. Manche lieben die Wärme, andere wiederum die Kälte, manche leben in kargen Bergregionen, hoch über dem Meeresspiegel und es gibt Pflanzen, die am besten gedeihen, wenn sie eine feuchte und warme Umgebung haben. Pflanzen können sich in der freien Natur zwar anpassen, sie verlassen aber ihren gewohnten Lebensraum nur sehr selten. Sie folgen den Rhyth-

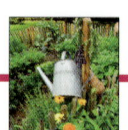
men von Sonne und Mond und entfalten dadurch ihre fast unglaublichen Kräfte.

Neben ihren festen und ererbten Charaktereigenschaften pflegen Pflanzen auch die Fähigkeit der Kooperation und der Kommunikation. Diese Fähigkeiten sichern das Überleben einer Spezies auf unserer Erde. Pflanzen produzieren jährlich Milliarden Tonnen an Samen, Früchten und Duftstoffen. Sie sind in der Lage, sich gegenseitig vor herannahenden Fressfeinden zu warnen und sie bilden, unter der Erde, ein unglaubliches Wurzelgeflecht. Die Untersuchungen der Wurzeln an Roggenpflanzen haben laut Studien des Zellularbiologen František Baluška, Universität Bonn, ergeben, dass eine einzige Pflanze über 13 Millionen Würzelchen bildet, mit einer Gesamtlänge von 600 Kilometern.

Durch Pflanzen sind wir in der Lage, Unterkünfte zu bauen, Kleidung zu produzieren, uns zu wärmen und zu ernähren. Manche von ihnen helfen uns, wenn wir körperlich erkranken. Die Naturmedizin kennt tausende von wirksamen Rezepturen, deren Ausgangsprodukte rein pflanzlicher Natur sind. Bereits in der Frühzeit der Menschheit wusste man Bescheid über die Heilwirkungen von Pflanzen. Hippokrates, Hildegard von Bingen, Paracelsus und Goethe waren kräuterkundig, um hier nur einige prominente Namen zu nennen. Die chinesische, die indische, die tibetische und die traditionelle europäische Medizin sind eine wahre Fundgrube für jeden Therapeuten, der ganzheitlich arbeiten möchte.

Gerade in den letzten Jahren sind zahlreiche wissenschaftliche Arbeiten über die Wirksamkeit von Pflanzen erschienen. Sie bestätigen jene Erfahrungen, die in früheren Zeiten durch Intuition gemacht wurden. Die positiven Wirkungen auf unsere Gesundheit werden durch unterschiedliche Inhaltsstoffe ausgelöst. Es sind dies Vitamine, Mineralstoffe, Spurenelemente, ätherische Öle, um nur einige zu erwähnen. Pflanzen beinhalten all diese in einer natürlichen Komposition, niemals kommt ein Vitamin isoliert vor.

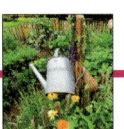

Pflanzen kommunizieren, nicht nur untereinander, sie kommunizieren ebenso mit Menschen. In verschiedenen Versuchen konnte nachgewiesen werden, dass Pflanzen auf die Emotionen ihrer Besitzer reagieren und auch wir reagieren, zumeist unbewusst, auf sie.*

Als ich mich vor Jahren von der chemisch-materiell orientierten westlichen Medizin abgewendet habe, wusste ich zunächst noch nicht, wo die Reise hingehen sollte. Nun aber bin ich an dem unglaublich großen Reich der Pflanzenheilkunde angekommen, durfte meine ersten Erfahrungen sammeln und von Tag zu Tag nehmen mein Staunen und meine Neugier zu.

Auf diesem – meinem – Weg durfte ich Julia Gruber treffen. Julia ist mit Pflanzen auf einer seelischen Ebene verbunden. Sie erspürt intuitiv die ganzheitliche Bedeutung einer Pflanze. Als gefragte Autorin mehrerer Sachbücher ist sie in der Lage, ihre Eindrücke klar zu vermitteln, und es gelingt ihr dadurch, uns einen Einblick in die Merkmale einiger ausgesuchter Heilpflanzen zu gewähren. Das beiliegende Kartendeck soll dazu anregen, selbst mit dem Wesen der betreffenden Pflanze über eine meditative Betrachtung Kontakt aufzunehmen. Viel Spaß dabei.

In den letzten Jahren konnte ich mich von der hervorragenden Wirksamkeit der Pflanzenheilkunde bei vielen Patienten überzeugen. Dabei sind mir einige Pflanzen besonders ans Herz gewachsen. Die Erfahrung mit ihnen ist in dieses Buch mit eingeflossen und verband sich mit Julias intuitiver Sichtweise. Ich freue mich über unsere gelungene Zusammenarbeit und sehe schon jener Zeit entgegen, in der ich den einen oder anderen Leser in unseren Gartenanlagen persönlich begrüßen darf.

Herzlichst
Michael Ehrenberger

* Interessantes zum Thema Pflanzenkommunikation unter Literatur und Links

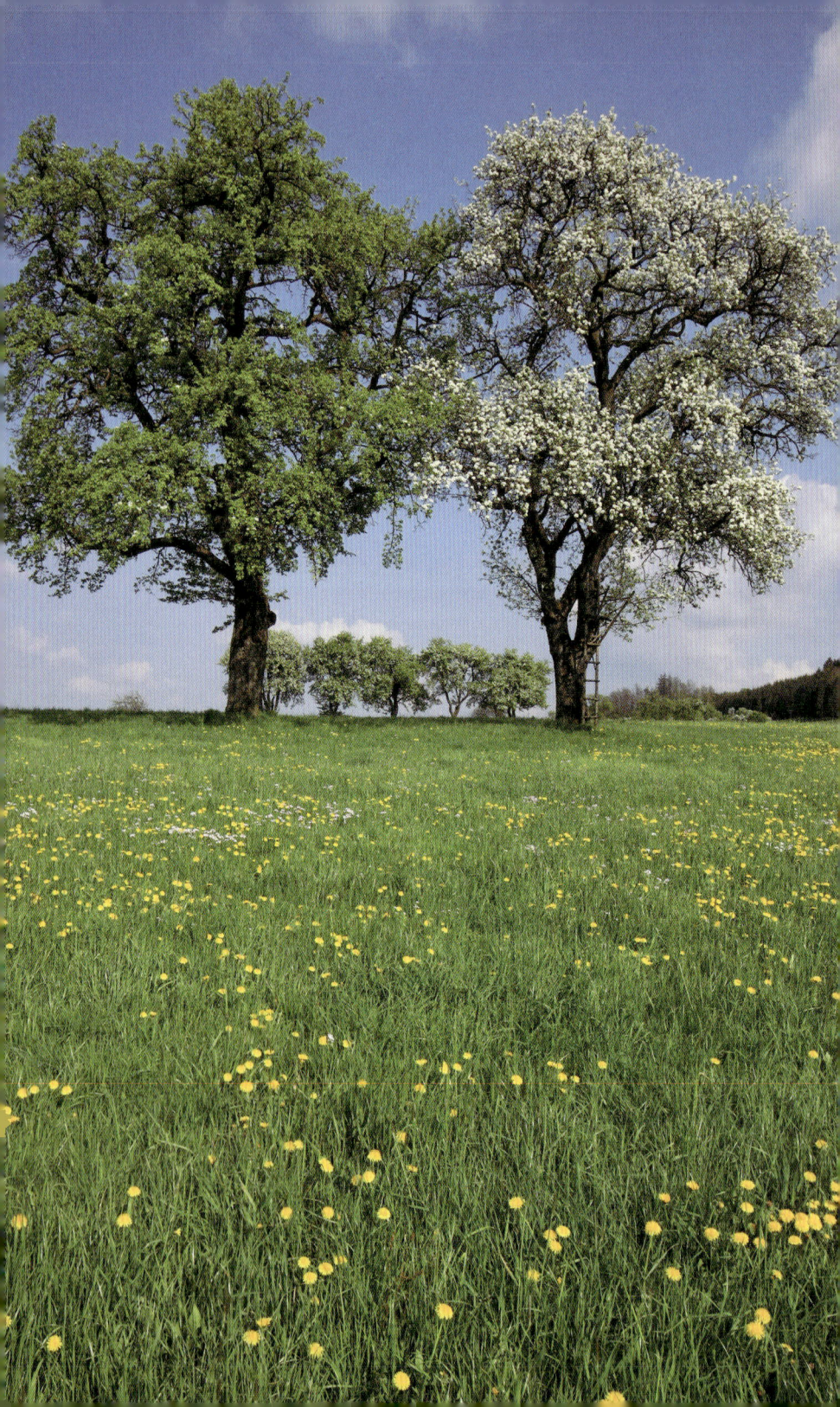

Einleitung

»Die Natur ist die beste Apotheke.«
Sebastian Kneipp

Pflanzen begleiten mich, seit ich mich erinnern kann. Obwohl wir in der Großstadt Wien lebten, fuhren meine Eltern doch bei jeder Gelegenheit mit uns in die Berge oder aufs Land. Die meiste Zeit verbrachten wir in einem stattlichen Herrenhaus im Niederösterreichischen Mostviertel, in dem schon mein Vater aufgewachsen war. Es liegt inmitten von Feldern und Wald,

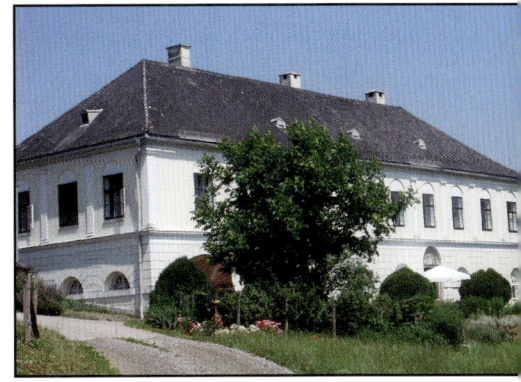

Herrenhaus im Mostviertel

neben einem großen Bauernhof. Um das Haus zu erreichen, mussten wir vom nächstgelegenen Bahnhof über den sogenannten »Lehmberg« und durch den Wald marschieren. Schon bei dieser Wanderung gab es für uns Kinder eine Menge zu entdecken. Je nach Jahreszeit kauten wir am Weg die erfrischenden, hellgrünen Blätter des Sauerklees, hielten nach Pilzen Ausschau oder stopften uns wilde Himbeeren und Brombeeren in den Mund. Besonders im Frühjahr waren wir ganz versessen auf das junge Grün. Mit meiner Großmutter sammelte ich Brennnessel, Sauerampfer, Gundelrebe, Kriechenden Günsel, Bärlauch, Wiesenschaumkraut und Taubnessel. Salate wurden mit Gänseblümchen und Veilchen garniert. Zu Ostern gab es die traditionelle Sauerampfer-

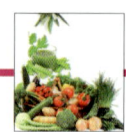

Suppe und wilden Hopfen. Die jungen Triebe vom Waldrand genossen wir blanchiert wie Spargel und mit Butterbröseln.

Das untere Stockwerk des Herrenhauses war unbewohnt und bot sich förmlich dafür an, heilsame Baumblätter und Kräuter zu trocknen. Birke, Linde, Holunder, Brennnessel, Salbei, Thymian, … Jede Pflanze hatte ihren Platz in der Hausapotheke, denn zum nächsten Arzt war es recht weit. Vor allem, wenn man kein Auto hatte. Für uns Großstadtkinder waren die langen Sommerferien in dem Herrenhaus eine paradiesische Zeit: keine Uhr, keine Zäune, kein Verkehr und rundherum Natur. Überall war Fülle spürbar, zum Beispiel wenn wir zur Kirschenzeit inmitten der rotschwarzen, prallen Früchte im Baum

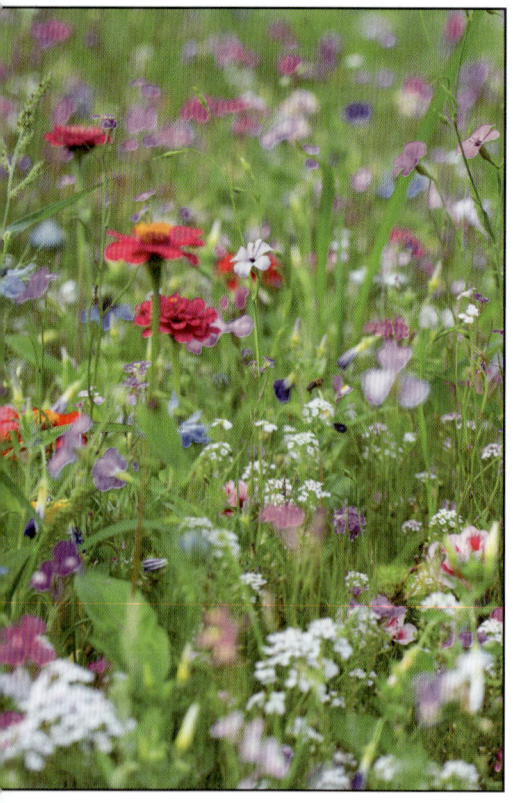

hockten. 360 Grad um uns herum baumelten sie verführerisch vor der Nase. Auch mehrere Kinder gleichzeitig konnten sich nach Herzenslust bedienen – es war genug für alle da.

Eine meiner Lieblingsbeschäftigungen war, auf den Wiesen bunte Blumen zu pflücken. Besonders die duftenden Nelken hatten es mir angetan, dazu Margeriten, Wegwarte, Kamille, Mohn, Hahnenfuß, Glocken- und Kornblumen. Doch mit den Jahren verschwanden die Blumenwiesen rund um das Haus zusehends. Die Schotterwege mit den vielen Schlaglöchern wurden begradigt und asphaltiert, die Felder großflächig zusammengelegt und Hecken entfernt. Die ganze Landschaft

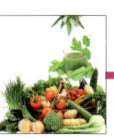

veränderte sich. Beim Pflücken der Kräuter hörten wir immer öfter die Warnung der Eltern: »Hier nicht, da wird gespritzt.« Gedüngte Felder hatten für uns Kinder freilich auch einen Vorteil: Wir fanden damals Unmengen an vier-, fünf- oder sogar siebenblättrigen Kleeblättern. Manchmal schleppten wir so dicke Sträuße nach Hause, dass wir nur die »best of« behalten durften. Den Rest bekamen die Kühe. Nach einigen Jahren normalisierte sich die Anzahl der Kleeblätter wieder, wahrscheinlich hatten die Bauern die Dosierung der neuen Kunstdünger nun besser im Griff.

Die industrialisierte Landwirtschaft war bis ins hügelige Mostviertel vorgedrungen und die Artenvielfalt verringerte sich deutlich. Ich spürte, dass sich der »Geist« der Landschaft veränderte. Es war so, als ob er sich zurückzog und das Gebrumme der Maschinen den Raum eroberte. Doch genauer konnte ich das noch nicht in Worte fassen. Gegen Ende meines Architekturstudiums fiel mir plötzlich ein Buch über *Geomantie* in die Hände und ich saugte den Inhalt förmlich auf. Es fühlte sich so an, als hätte ich etwas lange Vergessenes wiedergefunden.

Unter Geomantie (lat. »Erdschauen«) versteht man die Lehre von den feinstofflichen Kräften der Erde und wie man diese gestalten kann. Sie ist das euro-

Große Granitsteine bezeichnen oft Kraftplätze in der Landschaft.

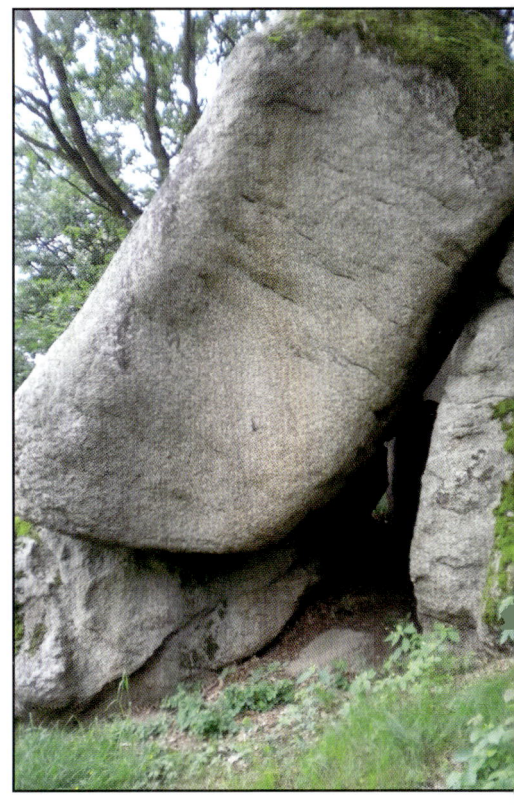

17

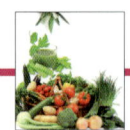

päische Pendant zum – bei uns besser bekannten – Feng Shui. Kaum hatte ich meinen Abschluss an der Uni gemacht, meldete ich mich zu einem zweijährigen Geomantie-Lehrgang an, der von den Geomantie-Pionieren **Marko Pogačnik, Stefan Brönnle** und **Johanna Markl** geleitet wurde. Nun wurden mir die Türen geöffnet für ein Wissen, das mir als dringend nötige Ergänzung zum Architekturstudium erschien.

Pogačnik führte uns in das Weltbild des mehrdimensionalen Raumes ein: Demnach ist die physische Erde, die sichtbare Landschaft, nur ein kleiner Teil der erfahrbaren Wirklichkeit. Freilich ein Teil, auf den wir uns durch die Betonung der Ratio in den letzten Jahrhunderten gesellschaftlich fokussiert haben. Daneben gibt es jedoch

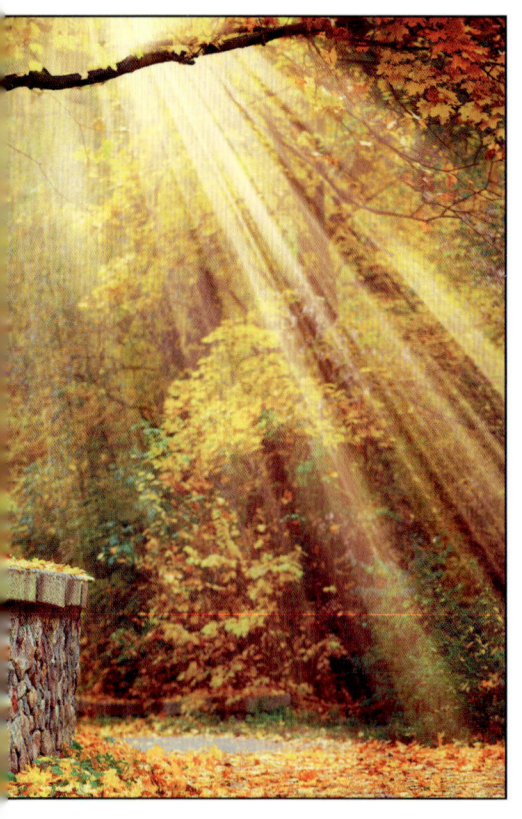

viele andere Raumdimensionen zu entdecken, die er vereinfacht in die *ätherische* Ebene (Lebenskraft), *emotionale* Ebene (Astralwelt), *mentale* Ebene (Welt der Gedanken) und *seelisch-geistige* Ebene gliederte. Jede der aufgezählten Dimensionen ist um eine Stufe feinstofflicher als die vorhergehende. Alle durchweben und durchdringen sich in unserer mehrdimensionalen Welt. Man kann sich das so wie Radiowellen vorstellen, die den Raum auf unterschiedlichen Frequenzen gleichzeitig bespielen. Um die verschiedenen Sender hören zu können, braucht es einen abgestimmten Empfänger. Dieser Empfänger ist beim Geomanten sein Bewusstsein, das sich jeweils auf die unterschiedlichen

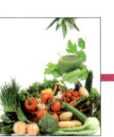

Frequenzen im Raum einstellen kann. Und genau das war die Haupt-aufgabe von uns Geomantie-Studenten: zu lernen, uns gezielt auf ein Gegenüber einstellen zu können und ein Gefühl für seine verschiedenen Felder zu bekommen. Ob das nun ein kleines Blümchen, ein großer Baum, ein Ort oder eine ganze Landschaft war. Wir verwendeten dazu allerlei Hilfsmittel (wie Rute, Pendel, …) und natürlich die verfeinerten Sinne unseres Körpers.

Wie Sie sich sicher vorstellen können, war das Schulen der mehrdimensionalen Wahrnehmung nicht immer einfach. Denn es stellte das konventionelle Weltbild auf den Kopf. Plötzlich erschien alles lebendig und beseelt – vom Gestein über die Pflanzen bis zu den Tieren. Und jedes Lebewesen war durch viele Energiefelder mit seiner Umgebung verbunden. Wir staunten nicht schlecht, als uns immer mehr bewusst wurde, dass das Gefühl der Trennung von der Natur und voneinander, das in unserer Kultur für normal und real gehalten wird, eine Illusion ist. Wir leben nicht isoliert – im Gegenteil, wir sind mit unserer Umwelt energetisch auf vielfältige Art verbunden!

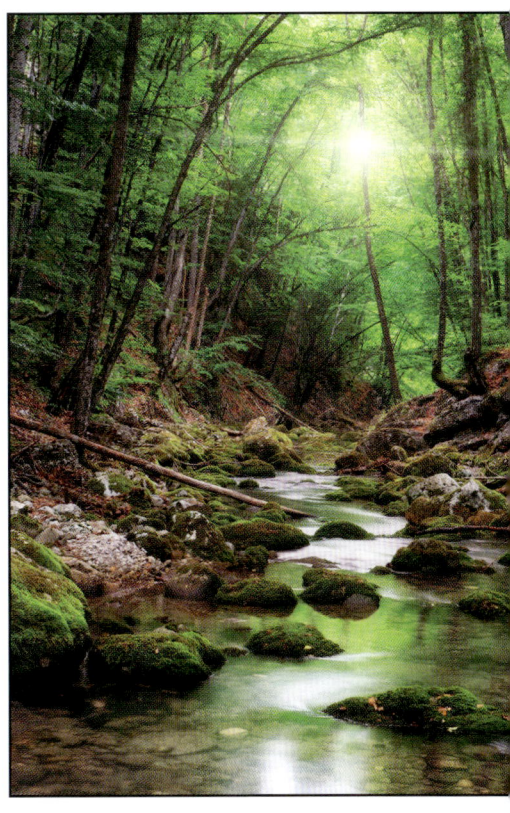

>>*Jedes Geschöpf ist mit einem anderen verbunden, und jedes Wesen wird durch ein anderes gehalten.*<<
Hildegard von Bingen

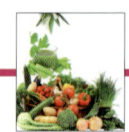

Wir übten und sammelten wertvolle Erfahrungen. Einmal hatte ich einen prägnanten Traum: Ich saß in einer Landschaft und erst bei genauerem Hinsehen merkte ich, dass alle Bäume, Sträucher und Gräser aus Legosteinen aufgebaut waren. Die ganze Landschaft um mich herum war eckig und künstlich. Das löste einen Schock aus

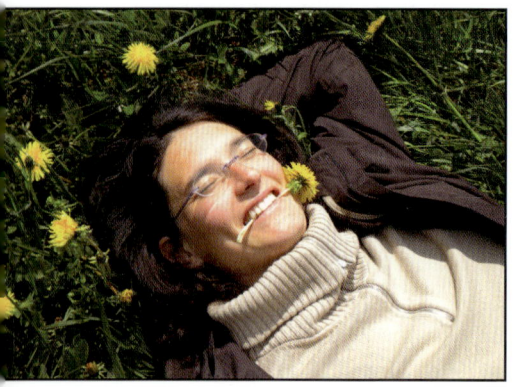

und ein Gefühl des Verloren-Seins. Doch schrittweise begann sich im Traum die Landschaft zu verändern. Die Ecken und Kanten wurden weicher und die Lebendigkeit kam zurück. Die Natur wurde wieder von Geist durchweht. Dieser Traum fasst gut zusammen, was der Kontakt mit der Geomantie bei mir bewirkte: Ich entdeckte die beseelte Natur. Der Zauber, den ich in meiner Kindheit beim Spielen im Wald erlebt hatte, kam zurück. Es gibt viele Namen für die beseelte Natur: Gnome, Elfen, Nymphen, das grüne Volk … Einzelne Pflanzen werden von kleineren *Elementarwesen* beseelt, um einen ganzen Platz kümmern sich größere *Devas* oder der *Genius Loci*. Die Entwicklung von Regionen liegt in den Händen von sogenannten *Landschaftsengeln*. Welche Worte man für die unsichtbaren Wirkkräfte gebraucht, ist nicht so wichtig. Entscheidend sind die authentische Erfahrung der Seele der Natur und das Hineinnehmen dieser Erfahrung in das menschliche Bewusstsein. Die Natur nährt sich von der Wertschätzung der Menschen, es ist ein Geben und Nehmen.

Dann ist es also kein sentimentaler »Eso-Schmus«, dass manche Menschen Bäume umarmen und mit ihren Zimmerpflanzen reden? Nun, es kommt darauf an, wie wir uns den Pflanzen nähern. Versuchen wir, die Kommunikation mit dem Kopf zu steuern? Oder werden wir innerlich still und horchen in unser Herz? In den letzten

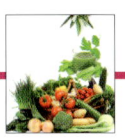

20 Jahren lernte ich, mich gezielt auf die seelische Qualität meines Gegenübers einzustimmen. Diese Fähigkeit habe ich für das vor Ihnen liegende Kartenset genutzt. Gemeinsam mit dem Naturmediziner **Michael Ehrenberger** wählten wir 40 traditionelle Heilmittel aus den verschiedenen Kontinenten der Erde aus. Es sind besondere Pflanzen, die von der Bevölkerung des jeweiligen Landes seit langer Zeit als heilig angesehen werden. Manche kommen Ihnen wahrscheinlich vertraut vor. Mit Kamillentee und Ringelblumensalbe gegen die kleinen Wehwehchen sind viele von uns aufgewachsen.*
Angelika, Mistel, Efeu und Hanf gehören zu den alten Meister-Heilern in Europa.

Doch auch die anderen Kontinente haben großartige Pflanzen zu bieten, wie den legendären afrikanischen Affenbrotbaum (Baobab), den australischen Eukalyptus oder den asiatischen Ginseng. Von manchen Pflanzen hören Sie möglicherweise zum ersten Mal: Cissus, Reishipilz, Rhodiola, ... Andere sind durch ihre geballten Inhaltsstoffe in den letzten Jahren als Superfood in Mode gekommen: Maca, Gojibeere, Acerolakirsche, ... Wieder andere haben durch ihren problematischen Anbau für Schlagzeilen gesorgt, wie die Ölpalme. Ihr Anbau geht oft auf Kosten der letzten Regenwaldbestände. Vielleicht sind Sie erstaunt, dass auch »normales« Obst den Weg ins Kartenset gefunden hat: Grapefruit, Heidelbeere, Papaya. In all diesen Pflanzen steckt besonderes Heilungspotential – auf der seelischen und auf der körperlichen Ebene.

Pflanzen sind »heil«, sie sind nicht den Weg der Abspaltung von der Natur gegangen, den der Mensch in den letzten Jahrhunderten eingeschlagen hat. Ihre Wurzeln verbinden sie stets mit der Erde und auch untereinander. Oft kann man tatsächlich nicht sagen, wo die eine Pflanze beginnt und wo die nächste. Sie sind miteinander verflochten und können auch uns wieder »Wurzeln« schenken (siehe Karte *Baobab*). Mit ihrem grünen Laub nehmen sie das Licht der

---

* mehr zu den kleinen europäischen Heilkräutern vom Wegesrand in dem Kartenset *Wildkräuter*, Pelzl/Gruber, Krummwisch 2012

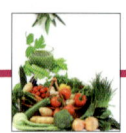

Sonne auf und produzieren daraus Traubenzucker. Sie »versüßen« uns Tieren und Menschen damit nicht nur sprichwörtlich das Leben. Der für die Photosynthese wichtige grüne Farbstoff Chlorophyll ähnelt dabei in erstaunlicher Weise dem Hämoglobin, dem roten Farbstoff in unserem Blut. Beide haben die gleiche molekulare Struktur, bloß bei den Pflanzen befindet sich in der Mitte ein Magnesium-Atom und bei uns Menschen ein Eisen-Atom. Ein kleiner, doch entscheidender Unterschied! Der Ethnobotaniker **Wolf-Dieter Storl** zitiert dazu in seinem Buch *Kräuterkunde* seinen Lehrmeister **Arthur Hermes:**

>**»Eisen zieht unser Ich in den Körper hinein und lässt uns als geistige Wesen voll inkarnieren ... Damit gibt uns das Eisen im Blut einen Bezug zu den Gesetzen des materiellen Raums und ermöglicht unsere irdische, karmische Betätigung. Ohne Eisen könnte das höhere Selbst gar nicht innerhalb der materiellen Dimensionen agieren!«**

Der Geist der Pflanzen inkarniert sich nicht in dem Maße, wie er es bei Menschen und Tieren tut. Er belebt zwar das Kraut oder den Baum, bleibt jedoch weitgehend mit dem großen Ganzen verbunden. Pflanzen leben in stiller »Meditation«, gewiegt von den ewigen kosmischen Rhythmen. Dadurch fungieren sie als Vermittler jeweils einer bestimmten göttlichen Qualität. Das konnten die Menschen früher noch spüren und ordneten Heilpflanzen jeweils einer bestimmten Gottheit zu, zum Beispiel die Kamille dem Sonnengott Baldur. Pflanzen können auch uns »Zivilisationsgeschädigte« wieder »nach Hause« bringen, in unser Herz und in unseren Körper. Sie leiten uns an, wieder zu spüren, was uns guttut (siehe Karte *Lavendel*), und jeden Tag als Wunder zu erleben (siehe Karte *Ginseng*). Wenn wir wieder lernen, die göttlichen Archetypen, die Pflanzen darstel-

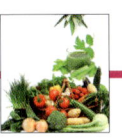

len, zu sehen und zu würdigen, werden sich diese Qualitäten auch in unserem Leben – in der sogenannten Außenwelt – verstärken. Denn worauf das Licht unseres Bewusstseins fällt, das vermehrt sich (siehe Karte *Rhodiola*).

Mit diesem Kartenset lade ich Sie dazu ein, die Persönlichkeit von 40 Meister-Heilern aus dem »grünen Volk« genauer kennenzulernen und sich mit der einen oder anderen zu befreunden. Bei Pflanzenarten ist es so wie bei menschlichen Kontakten: Wir kennen viele Leute. Doch für ein erfülltes Leben kommt es darauf an, eine Handvoll guter Freunde zu haben. Machen Sie sich die eine oder andere Meisterpflanze zu Ihrer Verbündeten, zu Ihrer Kraftpflanze. Und erleben Sie, wie der Kontakt zu Pflanzen aus Ihnen einen neuen Menschen machen kann – physisch und seelisch.

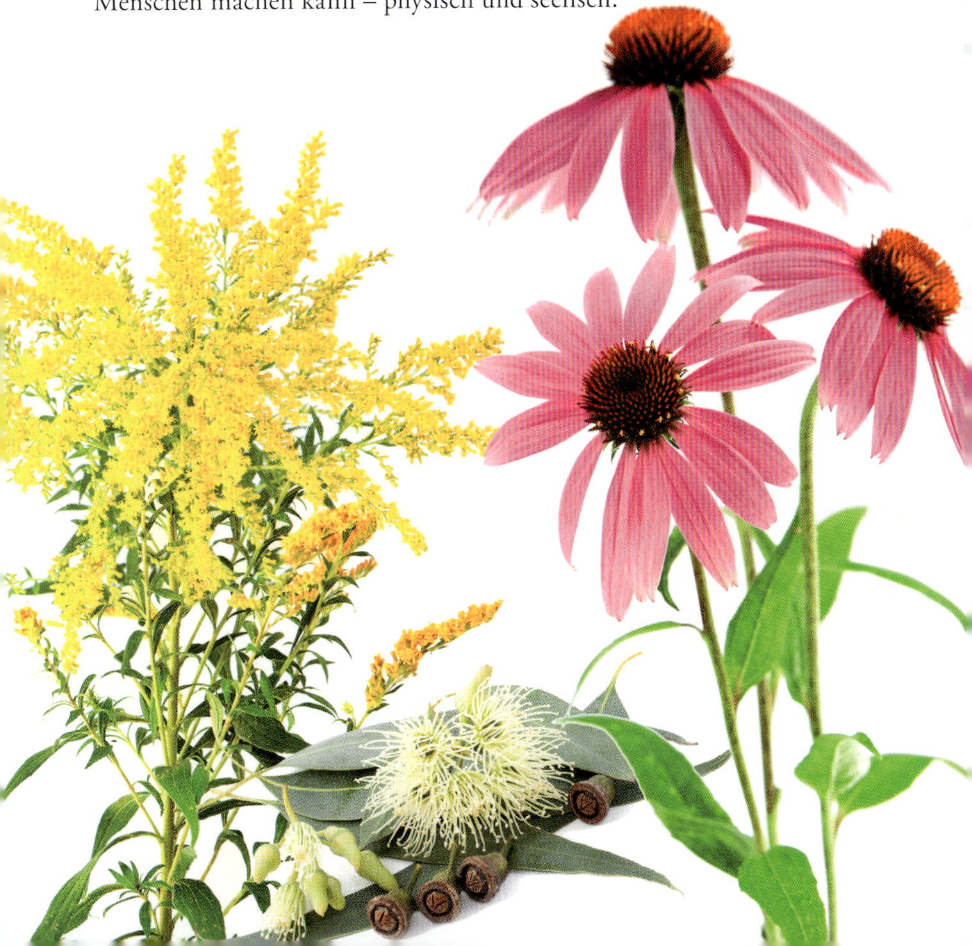

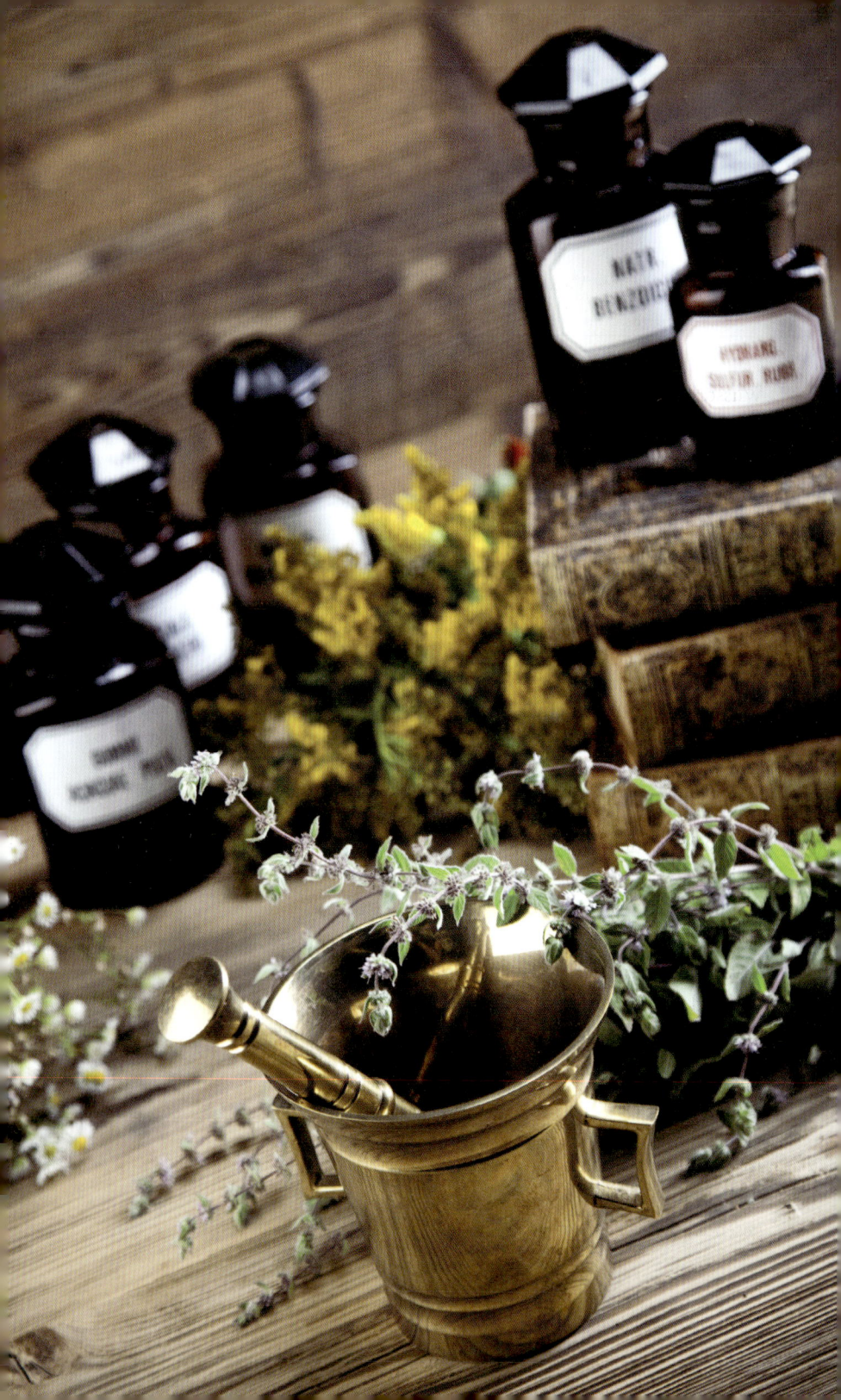

Heilen mit Pflanzen

Wussten Sie, dass die Behandlung von Krankheiten mit natürlichen Heilmitteln noch in weiten Teilen der Welt vorrangig ist? Die Weltgesundheitsorganisation (WHO) schätzt, dass nach wie vor etwa 80 % der Weltbevölkerung in ihrer grundlegenden medizinischen Betreuung auf Pflanzen zurückgreifen. Das trifft vor allem auf Länder mit geringem Einkommen zu, denn Medikamente aus Pflanzen lassen sich teilweise selbst zu Hause herstellen oder zu einem niedrigen Preis erwerben. Bei uns hat es die Kräuterheilkunde hingegen nicht immer leicht. Obwohl manche Pflanzen ihre Wirksamkeit durch lange Tradition belegen, sind die von der Gesetzgebung geforderten Nachweise im Labor teils schwer zu erbringen. Das liegt daran, dass in Pflanzen meistens ein ganzer Cocktail an Inhaltsstoffen für die heilenden Impulse zuständig ist und nicht nur eine Einzelkomponente. Viele naturwissenschaftlichen Forschungsreihen beziehen sich jedoch auf isolierte Inhaltsstoffe. Daher kommt es, dass alten und beliebten Heilpflanzen (wie Echinacea, Mistel oder Ginseng) von den zuständigen Kommissionen nur eine bescheidene medizinische Wirkung zugesprochen wird. Durch die breite Palette an Inhaltsstoffen wirken diese Pflanzen allgemein aufbauend und adaptogen. Das bedeutet, sie helfen dem Körper, sich an Stresssituationen anzupassen, und stärken das Immunsystem. Man fühlt sich irgendwie besser – ohne dass sich das gesteigerte Lebensgefühl deswegen zwangsläufig in Zahlen ausdrücken ließe.

In der traditionellen Kräuterheilkunde setzt man Pflanzen gemäß der Erfahrung früherer Generationen ein. Das Kraut wird als Ganzes gesehen, mit der Summe seiner Inhaltsstoffe, die sich oft gegenseitig

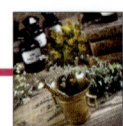

unterstützen und ergänzen. Das hat Vorteile: Manche aggressiv wirkende Substanz wird beispielsweise von einer anderen abgepuffert, so dass sie vom Körper besser vertragen wird. Oft sind die pflanzlichen Molekülkomplexe den körpereigenen Hormonen und Enzymen sehr ähnlich und können mit Leichtigkeit »einspringen«, wenn ein Stoff im Körper fehlt. Das leitet eine sanftere, nachhaltigere Heilung ein als bei der Verwendung von isolierten Wirkstoffen oder chemischen Präparaten.

Inhaltsstoffe

Jede Heilpflanze hat einen oder mehrere Hauptwirkstoffe, die ihren Charakter bestimmen. Dazu können Begleit- oder Gerüststoffe kommen. Bei Fertigarzneien werden manchmal auch nichtpflanzliche Hilfsstoffe eingemischt, um die Herstellung zu erleichtern. Die wichtigsten Wirkstoffe in Heilpflanzen sind:

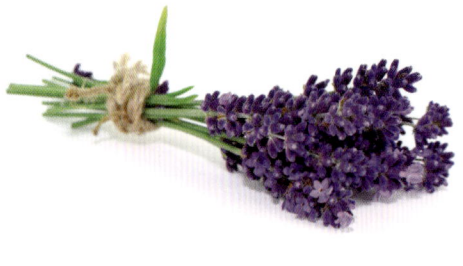

Ätherische Öle können eine Vielzahl von Heilimpulsen im Körper bewirken (Aromatherapie). In der Natur locken sie zum Beispiel durch ihren Geruch Insekten an oder schützen vor Fressfeinden. Enthalten in Lavendel, Eukalyptus, Kamille, Sternanis, ...

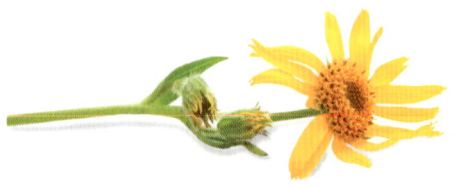

Bitterstoffe regen den Appetit an und aktivieren die Verdauungssäfte, so dass die Nahrung besser verwertet werden kann. Enthalten in Angelika, Arnika, Kurkuma, Mariendistel, Tausendgüldenkraut, ...

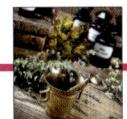

Flavonoide fasst eine große Gruppe verschiedener sekundärer Pflanzenstoffe (u. a. Farbstoffe) mit antioxidativer, krebshemmender Wirkung zusammen. Enthalten in Ginkgo, Granatapfel, Kamille, Mistel, Rhodiola, Teufelskralle, …

Gerbstoffe wirken zusammenziehend, entzündungshemmend, antibakteriell, antiviral und neutralisieren Gifte. Enthalten in Acerola, Aloe vera, Heidelbeere, Granatapfel, Lavendel, …

Saponine haben seifenähnliche Eigenschaften (lat. *sapo* = Seife) und finden sich in nährstoffreichem Gewebe, wie in Wurzeln und Samen. Enthalten in Efeu, Goldrute, Jiaogulan, Ginseng, …

Scharfstoffe wie Sulfide, Senföle und andere fördern die Magensaft- und Speichelsekretion, regen Fettverbrennung, Stoffwechsel und Darmbewegung an. Einige wirken antibiotisch. Enthalten in Ginseng, Ingwer, Kurkuma, Yams, …

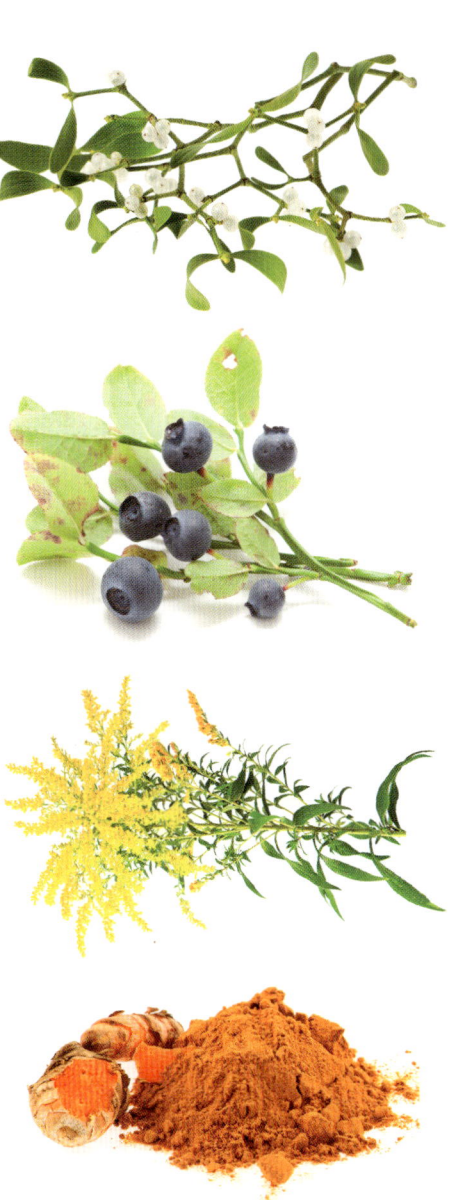

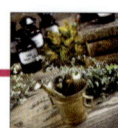

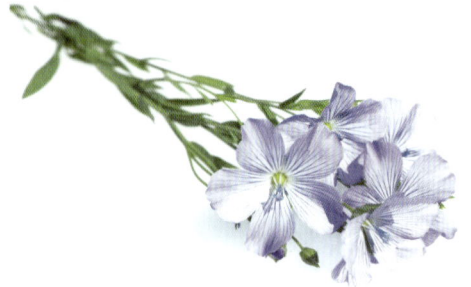

Schleimstoffe quellen bei Feuchtigkeit stark auf und bilden dadurch eine Schutzschicht über entzündete Schleimhäute. Sie helfen auch, die Verdauung zu regulieren. Enthalten in Kamille, Leinsamen, Mistel, Ringelblume, …

Der Vollständigkeit halber sei gesagt, dass bei der Zubereitung von Arzneien in naturverbundenen Kulturen der seelischen Komponente eine ebenso große Bedeutung beigemessen wird wie den physischen Inhaltsstoffen in den Pflanzen. Bereits das Ernten des Krauts oder der Wurzel durch den Medizinmann erfolgt traditionell nach bestimmten Ritualen und unter Beachtung der Himmelskonstellation. Erst durch die Kontaktaufnahme mit dem Pflanzengeist erlangt das Heilmittel seine volle Wirkkraft.

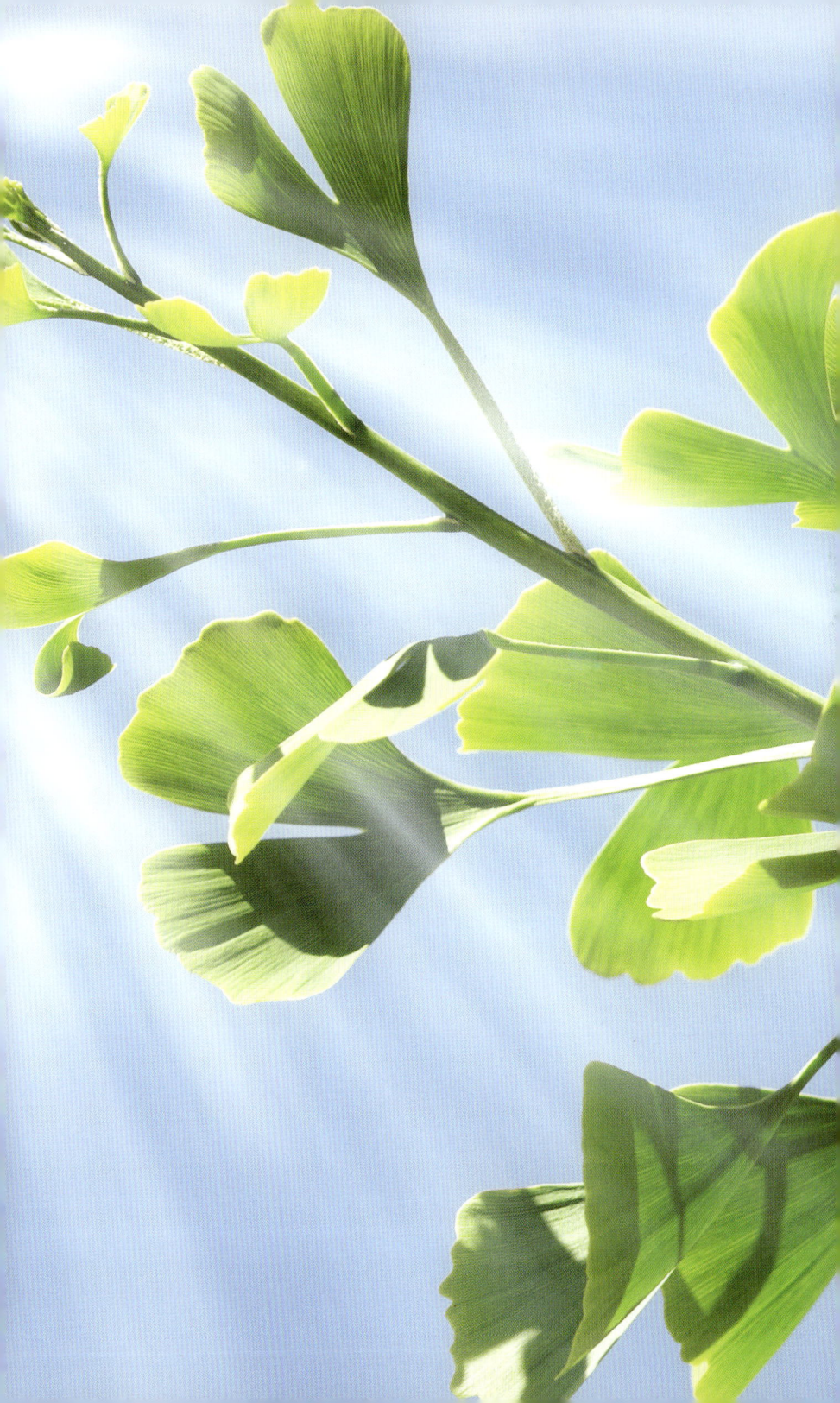

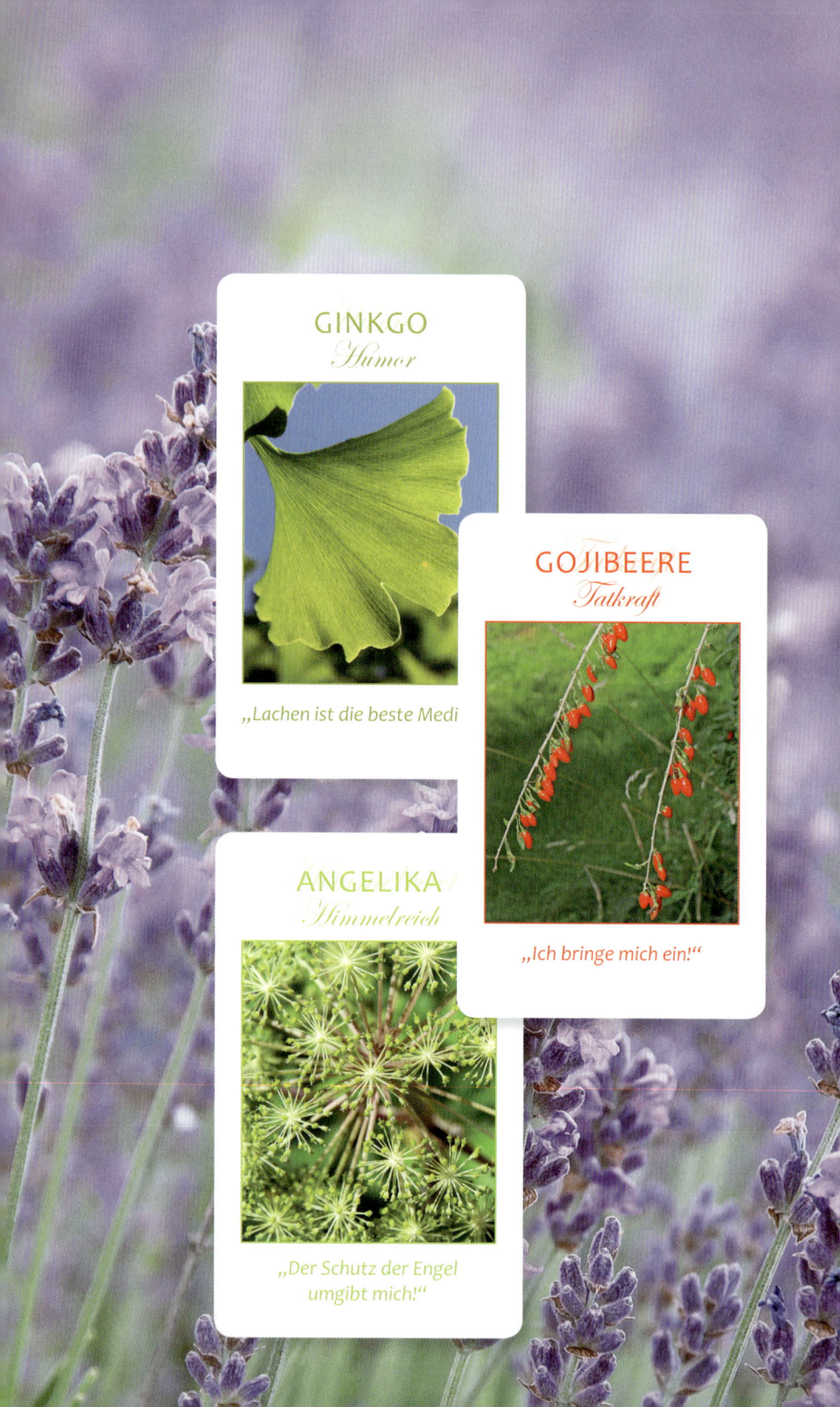

GINKGO
Humor

„Lachen ist die beste Medi

GOJIBEERE
Tatkraft

„Ich bringe mich ein!"

ANGELIKA
Himmelreich

„Der Schutz der Engel
umgibt mich!"

Zur Anwendung des Kartensets

»Die Natur muss gefühlt werden.«
Alexander von Humboldt

Ich lade Sie nun dazu ein, den verschiedenen seelischen Qualitäten in diesem Kartendeck nachzuspüren. Vielleicht hat Sie ein körperliches Problem in der Vergangenheit zu einer bestimmten Heilpflanze geführt, die in diesem Kartendeck beschrieben wird? Dann können Sie gespannt sein, welche seelische Botschaft Ihnen dazu angeboten wird. Nehmen Sie sich einen Augenblick Zeit, entspannen Sie sich und suchen Sie sich dann die zugehörige **Inspirationskarte** heraus:

✗ *Was spricht Sie bei den Texten oder bei dem Bild an?*
✗ *Vermissen Sie die beschriebene Qualität im Alltag?*
  Hätten Sie gerne mehr davon?
✗ *Oder ist dieses Thema – ganz im Gegenteil –*
  überrepräsentiert?

Wenn Ihnen die Botschaft der Karte guttut, können Sie diese als Verstärkung im Büro oder zu Hause an einem Lieblingsplatz aufstellen (zum Beispiel auf dem Schreibtisch, in der Küche oder auf dem Nachttisch). So kann die Karte Sie durch den Alltag begleiten. Ausgehend von Ihrem körperlichen Symptom haben Sie nun einen Hinweis auf ein mögliches inneres Bedürfnis erhalten. Ein verborgener seelischer Wunsch, dem Sie nachkommen können.

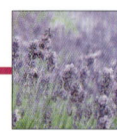

Eine weitere Möglichkeit besteht darin, sich intuitiv eine **Tageskarte** zu ziehen. Dafür legen Sie die Karten aufgefächert vor sich hin, schließen die Augen und atmen einige Male entspannt ein und aus … Fühlen Sie, wie Ihre ganze Energie zur Ruhe kommt … Dann greifen Sie intuitiv zu einer Karte. Lesen Sie den Text »mit dem Herzen« und spüren Sie dabei, welche inneren Bilder oder Körpergefühle in Ihnen aufsteigen.

- ✗ *Handelt es sich um ein emotionales Spannungsthema?*
- ✗ *Oder ist die Kartenbotschaft einfach eine Erinnerung daran, dass in diesem Lebensbereich alles wunderbar rund läuft. Auch das darf sein!*
- ✗ *Vielleicht weist die Karte auf ein Bedürfnis des physischen Körpers hin, der die Vitalstoffe dieser Pflanze brauchen könnte?*
- ✗ *Welche Assoziationen kommen Ihnen dabei ins Bewusstsein?*

Es kann auch Spaß machen, im Kreis von Freundinnen oder Kollegen Karten zu ziehen und sich gemeinsam darüber auszutauschen. Sei es in einer gemütlichen Runde oder als Teil eines bewussten Rituals (zum Übertritt in eine neue Lebensphase, an einem Jahreskreisfest, …). Der Fantasie sind keine Grenzen gesetzt. Die seelischen Botschaften der Heilpflanzen in diesem Kartendeck sind wie die bunten Farben in einem Malkasten. Keine ist besser oder schlechter als eine andere. Ein reichhaltiges Leben beinhaltet möglichst viele verschiedene Erfahrungen, nicht nur die »rosaroten«. Daher haben auch »Schattenkarten« wie Efeu und Cissus ihre Berechtigung. Sie bringen spannenden Kontrast, klare Konturen und vertiefen unsere Weltsicht.

Wenn sich eine bestimmte Pflanze bei Ihnen meldet, können Sie im jetzt folgenden Teil des Buches mehr über sie erfahren: Wo ist die Pflanze beheimatet? Welche Heilkraft stellt sie dem Menschen auf der

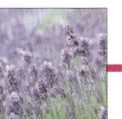

körperlichen Ebene zur Verfügung? Vielleicht möchten Sie das zugehörige Ritual ausprobieren oder auch eines der vorgeschlagenen Rezepte für die Hausapotheke oder Küche?

Ich wünsche Ihnen viel Vergnügen auf Ihrer Entdeckungsreise ins Reich der Heilpflanzen.

Ihre Julia Gruber

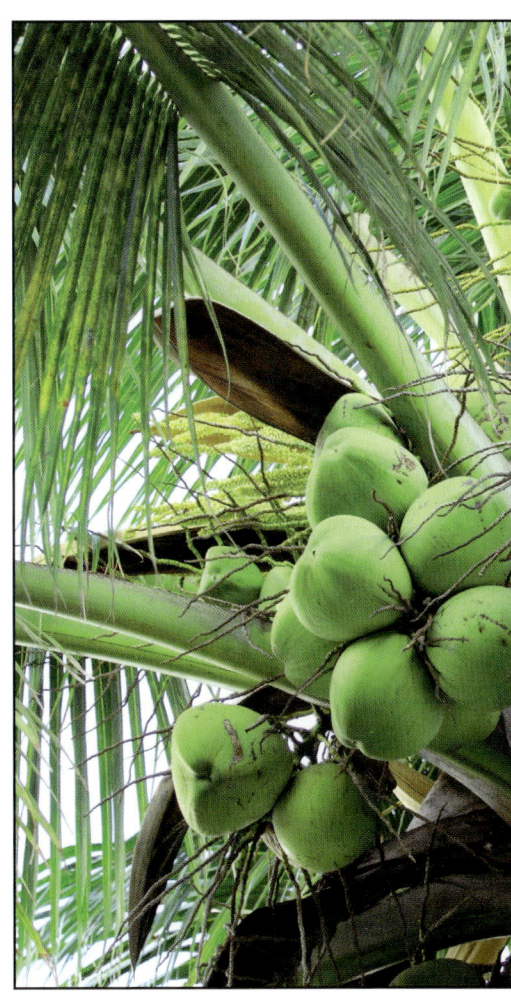

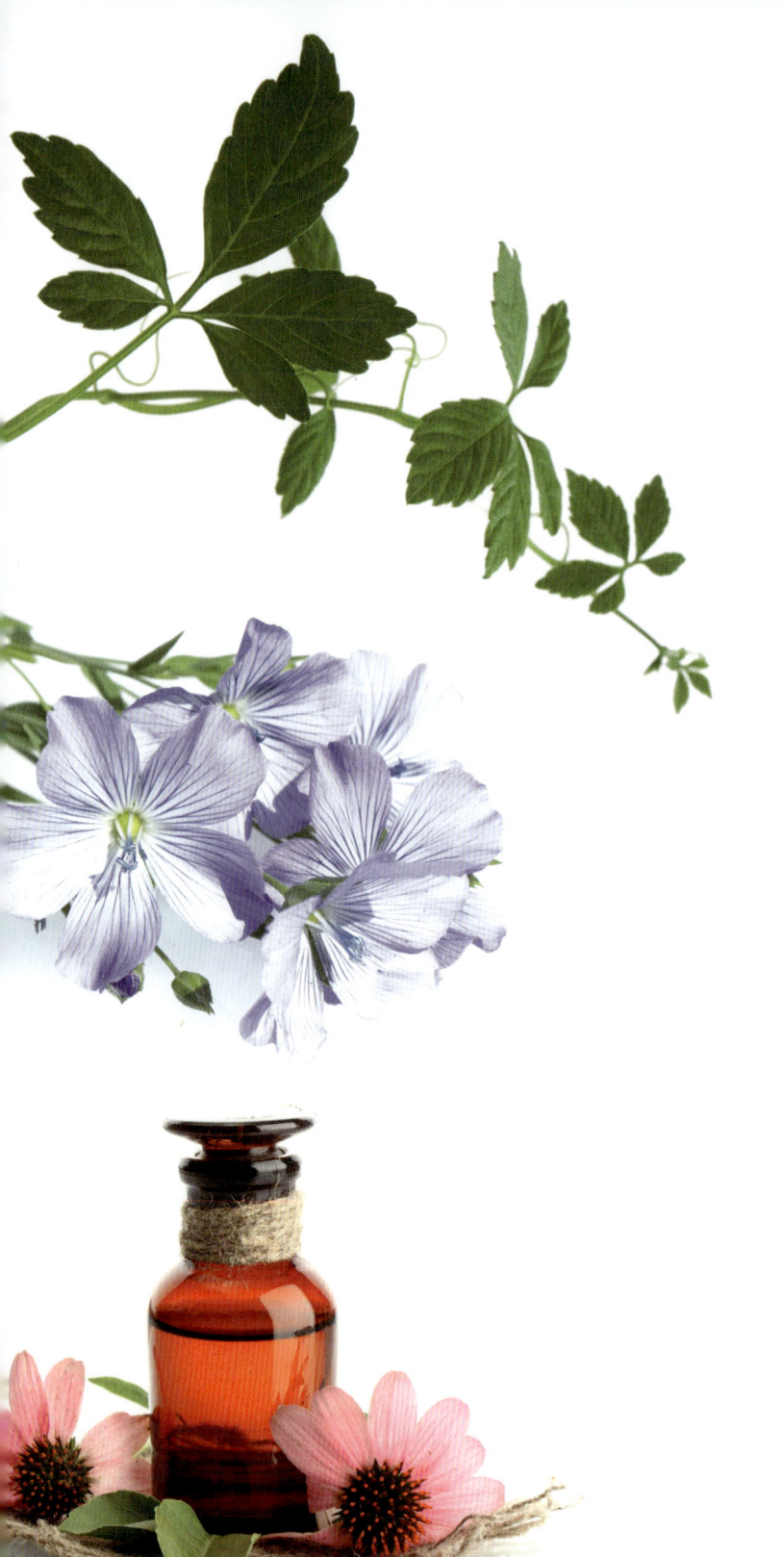

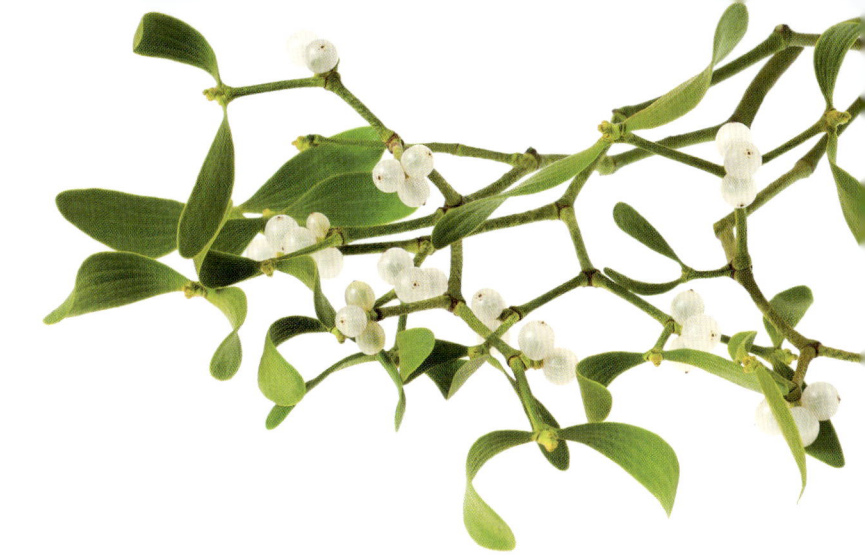

Informationen
zu den 40 Heilpflanzen

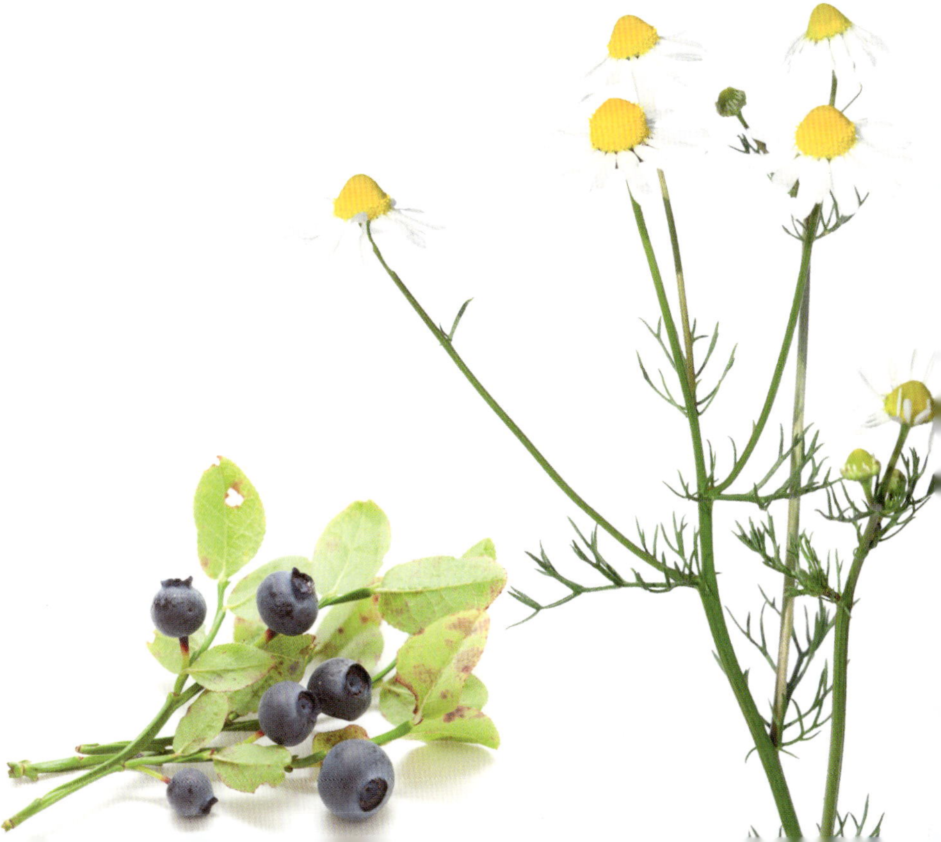

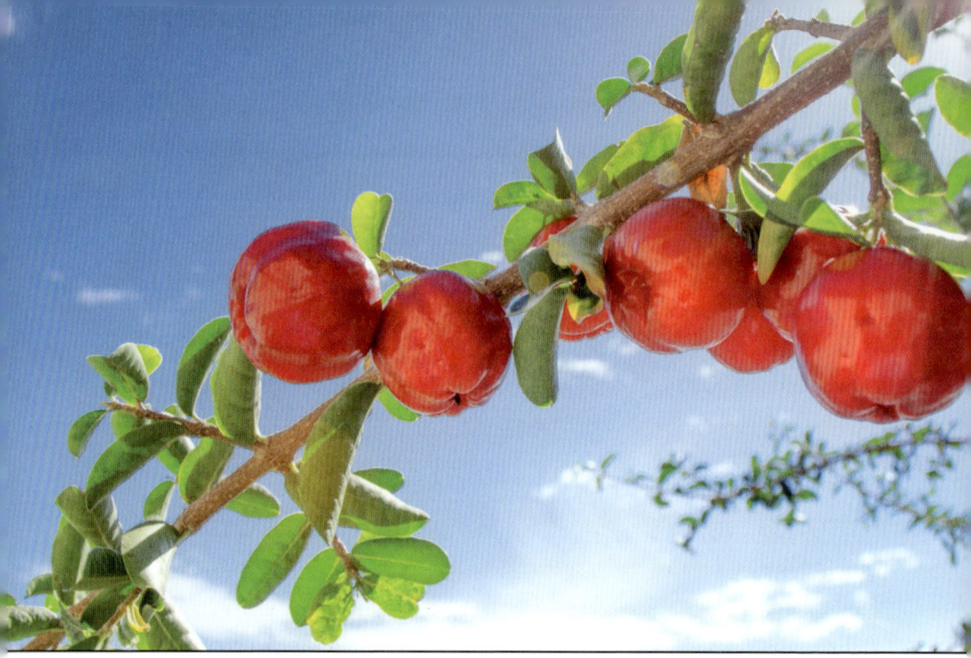

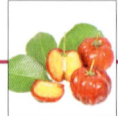

Acerola

Die Acerolakirsche (lat. *Malpighia glabra),* auch Antillen- oder Ahornkirsche genannt, gehört zur Familie der Malpighiengewächse. Mit unserer Kirsche ist sie nicht verwandt, obwohl ihre Früchte ähnlich aussehen, dafür aber mit den Lianen. Als immergrüner Strauch erreicht sie Wuchshöhen von 1–3 m. Ihre gegenständig angeordneten Blätter sind eiförmig und ledrig. Sie bildet doldenförmige Blütenstände, aus denen sich kugelförmige, etwa 1 cm große rote Steinfrüchte entwickeln. Der Acerolabusch wächst vor allem in warmen Gebieten in Zentralamerika, Texas und Brasilien. Dort kommt er sowohl in der Nähe des Meeres als auch in Höhen bis 1600 m vor.

Geschichte

Vermutlich stammt die Acerola ursprünglich von der Halbinsel Yucatán. Indigene Völker am Amazonas nannten die Frucht »azerole«, was übersetzt ungefähr »kleine, hübsche und nützliche Frucht« heißt. Sie gaben dem Busch den Beinamen »Baum der Gesundheit«. Mit den

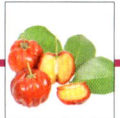

Früchten stärkten sie ihre körperliche Konstitution und Widerstands-kraft. Westliche Wissenschaftler wurden erst 1946 auf die Heilkraft des »Dschungelobstes« aufmerksam. Heute zählt das Pulver der Ace-rolakirsche wegen seiner gesunden Inhaltsstoffe als trendiges Nah-rungsergänzungsmittel und Superfood.

Körperliche Wirkung

Der Vitamin-C-Gehalt der Acerola ist einzigartig: etwa 2000 mg pro 100 g Frucht! Das ist rund dreißigmal mehr als in Orangen. Vi-tamin C unterstützt die Immunabwehr, die Bildung von Knochen, Zähnen, Blut und Gallensäure. Es ist eines der wichtigsten Anti-oxidantien im Körper und trägt zur besseren Verwertung von Eisen bei. Die Acerolakirsche liefert auch Provitamin A, Vitamin B1, B2, Niacin, Magnesium, Phosphor, Calcium und Flavonoide. Somit hat sie zellschützende Eigenschaften, wirkt entzündungshemmend und entgiftend, stärkt die Abwehrkräfte und neutralisiert freie Radikale. Müdigkeit und Erschöpfung werden reduziert. Daher empfiehlt sich Acerola unterstützend als Nahrungsergänzung bei Krebs, Gefäßer-krankungen, Diabetes, chronischen Entzündungen und Erkrankun-gen des Immunsystems.

Hausapotheke und Rezepte

Der gepresste Saft der Früchte wird zumeist getrocknet als Pulver oder in Tablettenform verkauft. Da das Vitamin C im Acerolapulver in na-türlich gebundener Form vorkommt, kann es vom Körper nachweis-lich besser aufgenommen werden als künstlich isolierte Ascorbinsäure. Überschüssiges Vitamin C wird vom Körper einfach ausgeschieden. Hinweis für Allergiker: Es kann zu einer Kreuzallergie mit Naturlatex kommen.

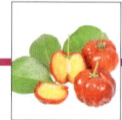

Anti-Aging-Smoothie

1 Tasse Himbeeren, 1 Banane und 1 TL Acerolapulver mit etwas Wasser in den Mixer geben und glatt pürieren. Nach Geschmack mit etwas Birkenzucker oder Agavensirup süßen. Deckt den Tagesbedarf an Vitamin C und beugt der Zellalterung vor.

Dschungelobst-Würfel

Je 100 g getrocknete Feigen und Datteln in Wasser einweichen. Nach 1 Stunde abgießen und mit 3 EL Acerolapulver, 100 g Cashewkernen und etwas geriebener Zitronenschale (ungespritzt!) verfeinern. Die Mischung mit dem Stabmixer pürieren. Daraus Würfel formen und in Kokosraspeln oder Kakao wälzen. Kühl lagern.

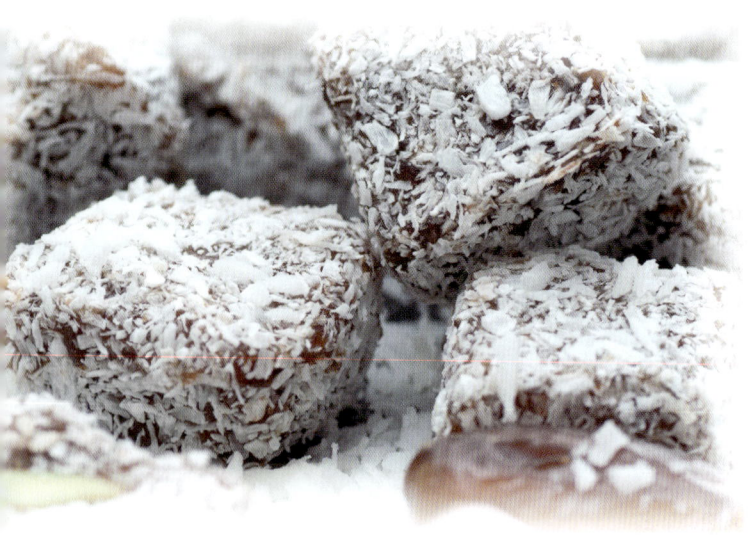

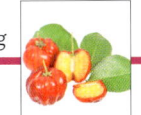

Seelische Wirkung

Engelsflügel: **»Dein Herz sei leicht und dein Geist frei!«**

So wie die Frucht als Kraft von außen den ganzen Körper vitalisiert und in Schwung bringt, so gibt Acerola auch seelisch Auftrieb. Für den Alltag mit seinen Herausforderungen steht mehr Energie zur Verfügung.

Ritual: die Welt umarmen

Suche einen erhöhten Platz mit Aussicht in deiner Umgebung auf, zum Beispiel einen Felsen in der Natur. Gehe die letzten Meter bis zu dem Ort in Schweigen. Wenn du oben bist, finde einen guten Stand. Dann breite langsam die Arme aus und stelle dir dabei vor, wie dein Herz weiter und weiter wird. So groß, als ob die ganze Welt in ihm Platz hätte. Bleibe einige Atemzüge in dieser Herzöffnung. Dann lege die Hände auf den Unterbauch und kehre ganz in deinen Körper zurück.

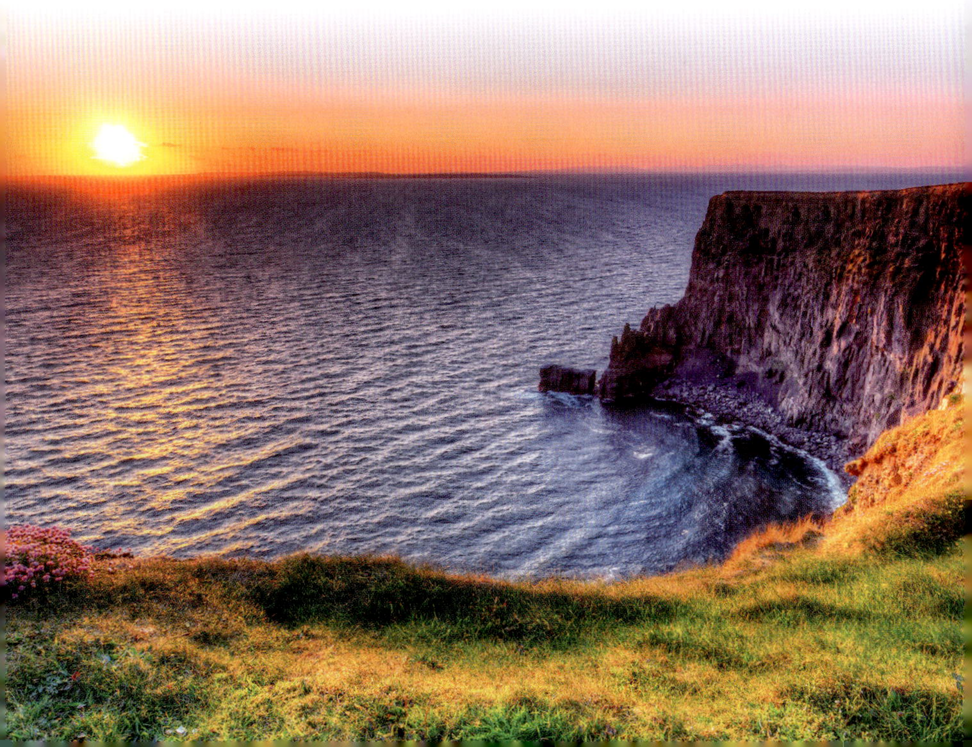

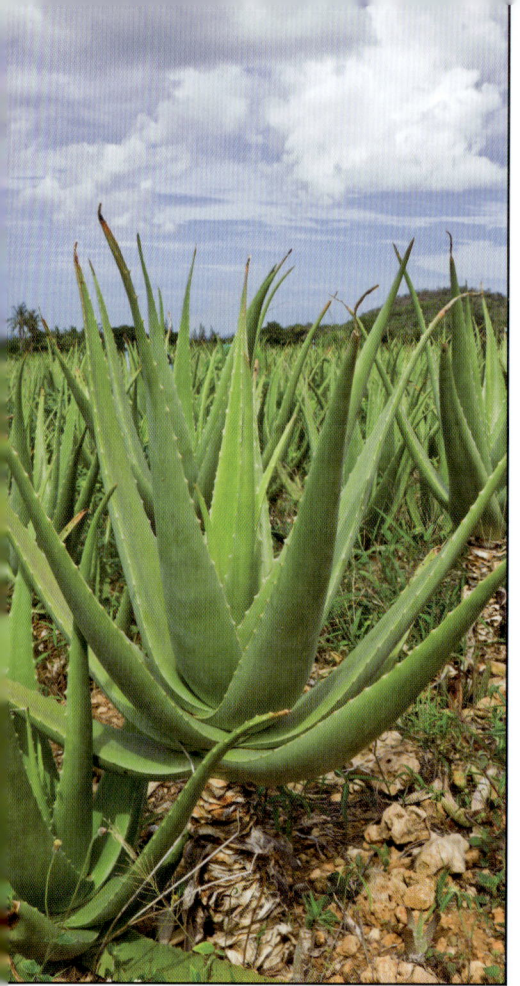

Aloe vera

Die Echte Aloe (lat. *Aloe vera*) oder Wüstenlilie gehört zur Familie der Grasbaumgewächse. Um den kurzen Stamm bildet sie eine Rosette von glatten, graugrünen und dickfleischigen Blättern aus, an deren Rändern spitze Zähne sitzen. Der Blütenstand ist gelblich, kerzenförmig und 50 – 90 cm lang. Sie ist hervorragend an trockene Standorte angepasst, da sie eine große Menge Wasser speichern kann. Nach dem Regen können die Pflanzen um bis zu 130 % anschwellen. Genauso wie andere Sukkulenten ist sie in der Lage, sich bei zugefügten Schnitten selbst zu heilen. Die Wunde schrumpft und wird durch das innere Gel wasserdicht versiegelt. Die Aloe vera wird auch gerne als Zimmerpflanze gehalten.

Geschichte

Vor etwa 5000 Jahren wurden in Ägypten die ersten Aufzeichnungen zur Heilkraft der Aloe vera angefertigt. Die sagenumwobenen Königinnen Cleopatra und Nofretete sollen sie als Schönheitsmittel verwendet haben. Auch in der Bibel (z. B. Johannes 19,39) wird sie erwähnt: als Mittel zur Einbalsamierung der Toten. Alexander der Große und Kolumbus führten sie bei ihren Feldzügen und Erobe-

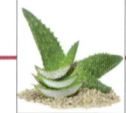

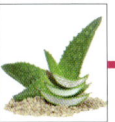

rungsreisen als »Erste-Hilfe-Pflanze« mit sich. In Indien und vielen Ländern Mittelamerikas gehört Aloe vera seit vielen Jahrhunderten zur Hausapotheke. Die Maya-Indianer gaben ihr den Namen »Quelle der Jugend«, im Himalaya heißt sie »Kumari« (lebende Göttin), in Mexiko »Sáila« (die Wissende). Die Aloe vera erfährt derzeit eine richtige Renaissance.

Körperliche Wirkung

Das Aloe-vera-Gel wird aus dem fleischigen Inneren der geschälten Blätter entnommen. Es ist für seine entzündungshemmenden, wundheilenden und immunsteigernden Eigenschaften bekannt. Seit alters wird es bei Brandwunden, Abschürfungen und gegen Narbenbildung eingesetzt. Auch bei Akne, Schuppenflechte und Neurodermitis wirkt es lindernd. Aus der Blattrinde der Pflanze kann ein bitter schmeckendes, gelbliches Harz extrahiert werden, welches den stark abführenden Wirkstoff Aloin enthält. Es dient zur kurzfristigen Behandlung von Verstopfung. In der TCM wird der Aloe eine kühlende und entstauende Wirkung zugesprochen. Sie soll die Hitze in der Leber klären.

Hausapotheke und Rezepte

Um an frisches Gel zu gelangen, müssen Sie entweder ein Blatt einer Aloe-Zimmerpflanze opfern oder frische Ware aus dem Internet bestellen (im Kühlschrank mehrere Wochen haltbar). In Apotheken gibt es auch Aloe-vera-Gel zu kaufen (Zusatzstoffe beachten!). Zur Gewinnung von frischem Gel ein etwa 2 cm dickes Blattstück abschneiden und schälen, dann das gelbliche Aloin auf ein Küchenpapier abtropfen lassen oder abstreifen. Jetzt das Blatt längs teilen, so dass das klare, innere Gel freigelegt wird. Nun kann das Gel wie mit einem Schwämmchen auf den entsprechenden Hautstellen aufgetragen werden. Anschließend eintrocknen lassen.

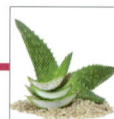

Erste-Hilfe-Mittel

Aloe-vera-Gel wirkt desinfizierend bei kleineren Wunden und Abschürfungen. Auch bei Krampfadern und nach dem Rasieren kann es lokal angewendet werden. Es befeuchtet und kühlt die Haut bei Sonnenbrand. Zur Gewinnung des Gels siehe Absatz oben.

Gesichtswasser gegen Pickel

80 ml destilliertes Wasser mit 6 EL reinem Aloe-vera-Gel gut vermischen. In eine Glasflasche füllen, verschließen und 2 Tage ziehen lassen, dabei mehrmals schütteln. Im Kühlschrank etwa 1 Monat haltbar.

Aloe als Stärkungsmittel

Aloe-vera-Gel können Sie ebenfalls essen, zum Beispiel in etwas Joghurt verrührt oder in einem Smoothie. Je frischer das Blatt, umso größer die Heilwirkung. Auch hier wirkt es reizlindernd, zum Beispiel bei einem nervösen Magen, Darm oder bei Sodbrennen. Achtung: Nicht innerlich anwenden in der Schwangerschaft, Stillzeit, bei Nierenerkrankungen oder Hämorrhoiden.

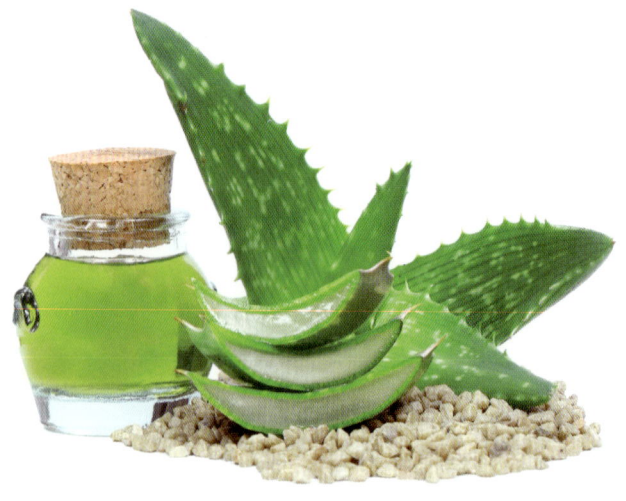

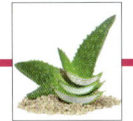

Seelische Wirkung

Lebenskraft tanken: **»Ich nehme eine Pause vom Alltag!«**

Aloe vera erinnert daran, ein Gleichgewicht zwischen Arbeit und Erholung herzustellen. Ist die Balance bereits überschritten, bietet sie Erste-Hilfe an.

Ritual: »Date« mit mir selbst

Trage dir ein Rendezvous mit dir selbst in deinen Terminkalender ein. Nimm dir dazu eine Stunde Zeit ohne Verpflichtungen, um dann spontan das zu machen, wonach dir der Sinn steht. Einzige Bedingung: Es soll keinen praktischen Zweck erfüllen (kein Staubsaugen …).

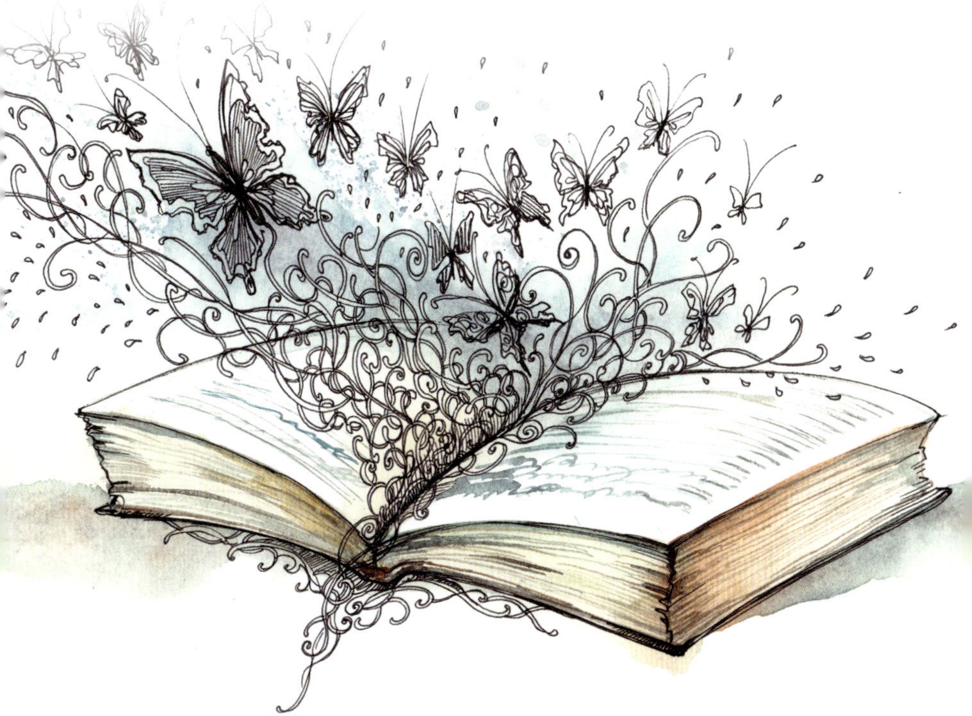

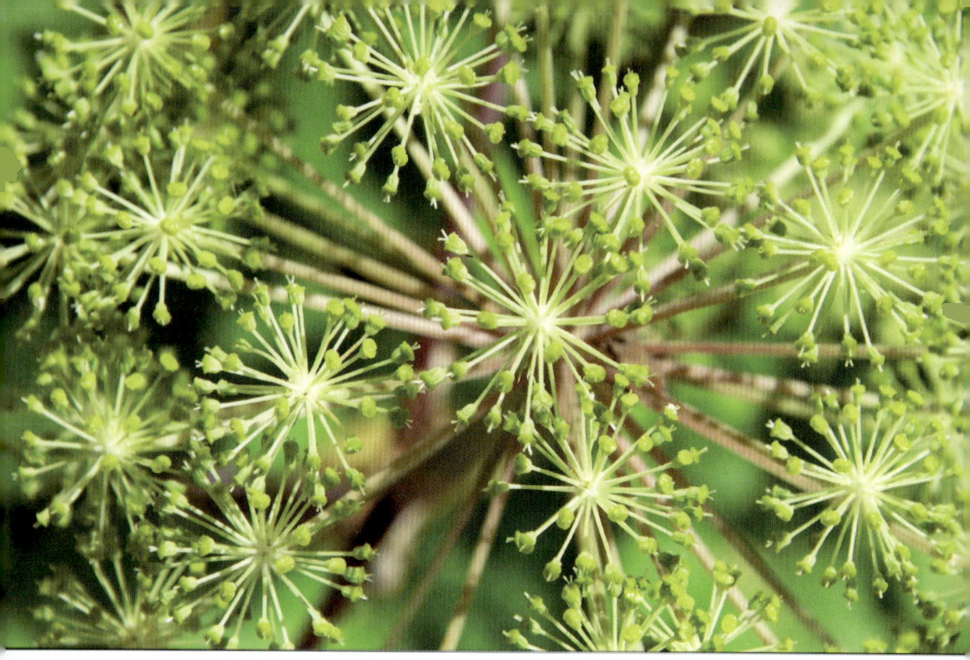

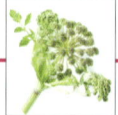

Angelika

Angelika (lat. *Angelica archangelica),* auch Echte Engelwurz genannt, gehört zur Familie der Doldenblütler, ebenso wie Kümmel, Anis und Liebstöckel. Im ersten Jahr bildet sie eine dicke Pfahlwurzel aus. Im zweiten Jahr wächst ein bis zu 2,5 m hoher Stängel. Er ist rund, innen markig-hohl und riecht würzig. Die Laubblätter sind zwei- bis dreifach gefiedert, die blühenden Dolden grünlich und halbkugel-förmig. Wenn die Pflanze blüht, verliert die Wurzel ihre Heilkraft. Angelika kommt im Norden Europas, Asiens und Amerikas auf feuchten, nährstoffreichen Böden in 100 bis 200 Arten vor.

Geschichte

Angelika wurde früher als Geschenk Gottes angesehen. Einer Le-gende nach soll sie der Erzengel Raphael einst einem frommen Ein-siedler gezeigt haben. In der Volksmedizin Nordeuropas wird die Engelwurz seit Jahrtausenden eingesetzt, teilweise sogar als Gemüse gegessen. Einige Indianerstämme Nordamerikas kultivierten sie in

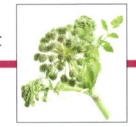

ihren Gärten und kauten die Wurzel bei Erkältungen und Magen-
verstimmungen. Sie hängten sie sich zudem als Talisman gegen Dämonen um. Im Mittelalter kaute man Angelika gegen die Pest oder
räucherte sie, um die Ansteckungsgefahr zu verringern. Sie wurde
Bestandteil vieler klösterlicher Heilmittel, zum Beispiel der berühmten Chartreuse-Kräuterliköre. Auch in Indien und China galt sie als
Universalheilmittel. Aus den hohlen Stängeln der Pflanze stellen die
indigenen Völker Lapplands das sogenannte »fadno« her, ein traditionelles Blasinstrument.

Körperliche Wirkung

Medizinisch wirksam ist die ganze Pflanze, doch die zweijährigen
Wurzelstöcke haben die meiste Heilkraft. Angelika löst Krämpfe im
Magen-Darm-Trakt und fördert die Verdauungssäfte. Sie wird bei
Erkrankungen der Atemwege, bei Herz-Kreislauf- und Nierenleiden
empfohlen. Als populäres Stärkungsmittel ist sie in vielen bekann-
ten Arzneien enthalten. Inhaltsstoffe sind ätherische Öle, Gerb- und
Bitterstoffe, Harze und Cumarin. Das ätherische Öl wird in der
Volksmedizin auch »Öl der Engel« genannt und hilft bei Schlaflosig-
keit (innerlich) und Rheuma (äußerlich). In der TCM wird Angelika
eine tonisierende Wirkung auf die Milz zugeschrieben. Sie vertreibt
Feuchtigkeit, Wind und Kälte und wärmt die Verdauungsorgane,
Lunge und Gebärmutter.

Hausapotheke und Rezepte

Vorsicht bei Wildsammlungen: Es besteht Verwechslungsgefahr mit
dem giftigen Gefleckten Schierling! Durch enthaltene Furanocuma-
rine kann Angelika die Empfindlichkeit für Sonnenlicht erhöhen.
Nicht in der Schwangerschaft oder bei Magen-Darm-Geschwüren
anwenden.

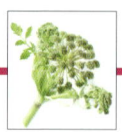

Bauchwehtee

½ TL getrocknete, zerkleinerte Wurzel in ¼ l kaltem Wasser aufsetzen, kurz aufkochen und 5 Min. abgedeckt ziehen lassen. Bei Bedarf täglich 1–2 Tassen trinken. Sehr wirkungsvoll zur Stärkung der Verdauungsfunktion ist auch ein kalter Ansatz am Vorabend, am Morgen einfach abseihen und leicht erwärmt schluckweise trinken.

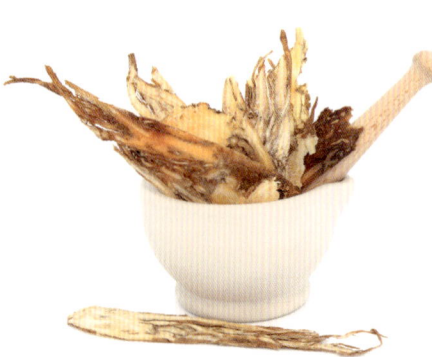

Angelika-Likör

Zerdrücken Sie diverse Samen in einem Mörser: 60 g Angelika, 8 g Anis, 8 g Fenchel und 6 g Koriander. In 0,5 l Branntwein (40 %) für 8 Tage ansetzen und immer wieder schütteln. 500 g Zucker in 1 l Wasser auflösen und zugeben. Einen weiteren Tag stehen lassen, dann durch ein Tuch abseihen und in eine dunkle Glasflasche abfüllen. Hilft gegen Blähungen und regt die Verdauung an. Nicht für Kinder und Alkoholkranke geeignet.

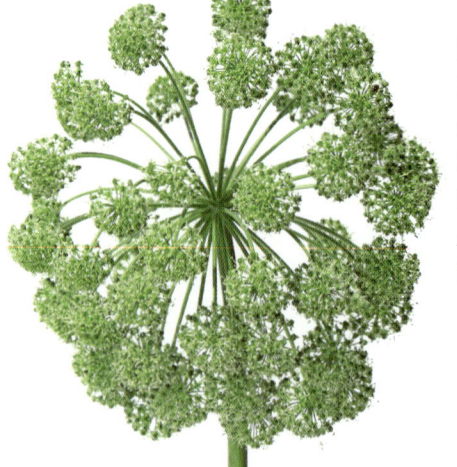

Riechöl bei Reiseübelkeit

1 Tropfen des ätherischen Öls zwischen den Händen verreiben und den Duft einatmen. Beruhigt den Magen. In der Duftlampe hilft das Öl bei Angstzuständen und in der winterlichen Erkältungszeit.

Angelica archangelica   46

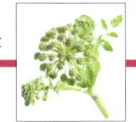

Seelische Wirkung

Himmelreich: »*Der Schutz der Engel umgibt mich!*«

In vielen Kulturen wird Angelika als mächtige Schutzkraft gesehen, die Licht und Sonne in die Seele bringt und böse Geister vertreibt. Im Chinesischen ist sie als Dang-gui benannt, als jene, welche die richtige Ordnung wieder herstellt.

Ritual: Friedenskerze

Setze dich entspannt hin und entzünde vor dir eine schöne Kerze. Beobachte den flackernden Lichtschein und nimm wahr, wie dieser immer größer wird. Bis er dich schließlich sanft einhüllt. Spüre die Wärme und Lebendigkeit, die dir die Flamme gewährt. Spüre deinen Schutzraum.

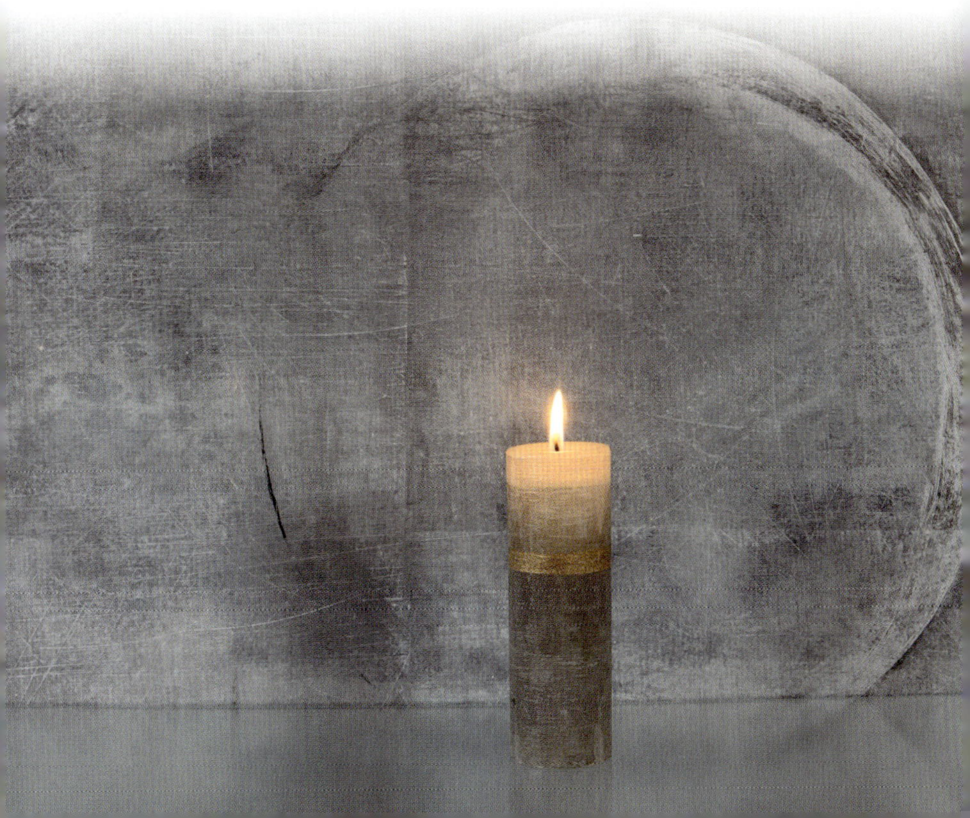

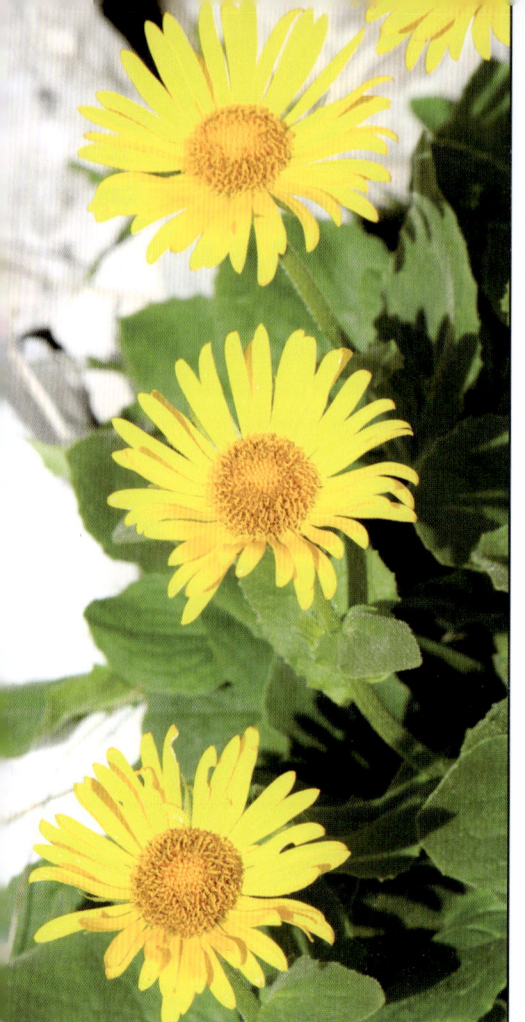

Arnika

Die Echte Arnika (lat. *Arnica montana),* auch Bergwohlverleih genannt, gehört zur Familie der Korbblütler. Sie ist eine ausdauernde krautige Pflanze von 20–60 cm Höhe, die vorwiegend in den Bergen wächst. Sie bildet orangegelbe, einzeln stehende Blüten mit aromatischem Duft. Die längsnervigen Blätter stehen sich paarweise gegenüber. Bei uns gilt Arnika als beinahe ausgestorben. Für den pharmazeutischen Bedarf wird zumeist die amerikanische Wiesenarnika angebaut *(Arnica chamissonis),* die eine ähnliche Heilkraft besitzt, und – anders als die nahe Verwandte – auf kalkhaltigen Böden wächst.

Geschichte

Arnika ist im Alpenraum als alte Heil- und Schutzpflanze bekannt. Bei den Germanen war sie der Göttin Freya gewidmet und sollte schlechtes Wetter und Dämonen vertreiben. Dazu schnitt man sie möglichst am Johannistag (24. Juni), so sollte sie die meiste Kraft mitbringen. Bei drohendem Gewitter und Hagel wurde Arnika geräuchert, unter die Dächer gelegt oder in die Korngaben auf den Feldern gesteckt. Überliefert ist dazu der Zauberspruch »Steck Arnika an, steck Arnika an, dass sich das Wetter scheiden kann.«

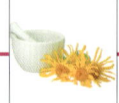

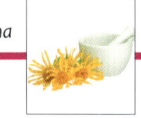

Körperliche Wirkung

Arnika wirkt entzündungshemmend, antibakteriell und blutstillend. Außerdem regt sie den Kreislauf an, lindert Krämpfe und Schmerz. Sie wird bei vielerlei Verletzungen eingesetzt, zum Beispiel bei Hautentzündungen, Insektenbissen, Venenschwäche und überall, wo es Gewalteinwirkung gegeben hat, wie Schnitt- und Stoßwunden, Verstauchungen und Prellungen. Auch bei Entzündungen von Zahnfleisch und Rachen, Husten und Erkältungen wirkt sie lindernd. Weitere traditionelle Einsatzgebiete sind Herz-Kreislaufbeschwerden, Magenkrämpfe und Rheuma. Innerlich wird sie vom Laien am besten in homöopathischer Potenzierung angewendet oder in Form von wirkstoffkonstanten Fertigpräparaten. Sie besitzt viele ätherische Öle, Bitterstoffe, Flavonoide (u. a. Helenalin) und Procyanidine. Die TCM spricht den Blüten eine neutrale thermische Wirkung zu und eine heilende Wirkung auf Herz und Lunge beziehungsweise bei Vergiftungen.

Hausapotheke und Rezepte

Arnika ist giftig und steht unter Naturschutz. Das Sammeln ist daher nicht erlaubt, das Wiederansiedeln in der eigenen Umgebung (möglichst auf sandigem, ungedüngtem Boden) wird jedoch empfohlen. Medizinisch verwendet werden vorwiegend die Zungenblüten, aber auch die Wurzel. Vorsicht – manche Menschen reagieren allergisch auf Arnika, das Helenalin scheint der Auslöser zu sein.* Bei zu starker Konzentration kann sie die Haut reizen. Nicht für Kleinkinder und in der Schwangerschaft geeignet sowie bei offenen Wunden.

---

* Irion, Roland: Helenalin. Pflanzliches Typ IV-Kontaktallergen. In: *Alles zur Allergologie.* Lorch 2004

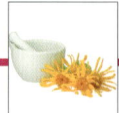

Arnikaschnaps zur Weiterverwendung

Die frischen Blüten werden in einem gut schließenden Schraubglas mit so viel Obstschnaps (40 %) übergossen, dass sie gut bedeckt sind. 3 Wochen auf einen warmen Platz in die Sonne stellen, immer wieder schütteln, dann abseihen und in eine Flasche füllen.

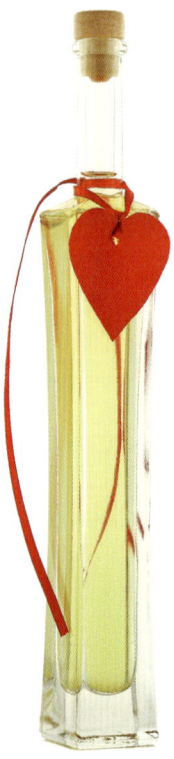

Gurgellösung

Bei Halsentzündungen in 50 ml Wasser 5 Tropfen Arnikaschnaps geben oder einen Aufguss aus den getrockneten Blüten herstellen. Dazu 1 gehäuften TL mit ¼ l kochendem Wasser übergießen und nach 10 Min. abseihen. Nach dem Gurgeln unbedingt ausspucken!

Wundreinigung

Zur Desinfizierung 1 TL Arnikaschnaps mit 1 EL abgekochtem, handwarmem Wasser verdünnen und über die Wunde rinnen lassen.

Einreibungen

Den Arnikaschnaps 1 : 3 mit Wasser verdünnen und 2 – 3 x täglich die schmerzenden Stellen einreiben. Da Arnika die Haut austrocknet, diese am besten danach mit Ringelblumenöl pflegen. Alternativ zu Einreibungen helfen auch Kompressen mit dem verdünnten Schnaps oder mit dem Aufguss.

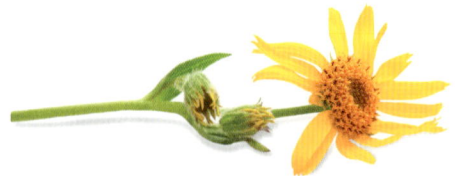

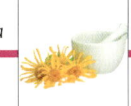

Seelische Wirkung

Widerstandskraft: *»In meinem Inneren bin ich robust und unbe-siegbar!«*

Arnika stärkt die Resilienz, das »Aufrichtevermögen«, die Fähigkeit sich nach traumatischen Erlebnissen wieder zu regenerieren. Verletzungen – seien sie nun seelischer oder körperlicher Natur – verheilen besser.

Ritual: Zellregeneration

Suche dir einen ruhigen Ort und spüre in deinen Körper hinein. Mache dir bewusst, dass dein Körper sich ständig erneuert. Millionen an Zellen sterben ab und werden mit Hilfe der Resilienz deines Körpers in perfekter Ordnung wieder frisch aufgebaut. Fühle diese immense Kraft der Erneuerung in dir pulsieren.

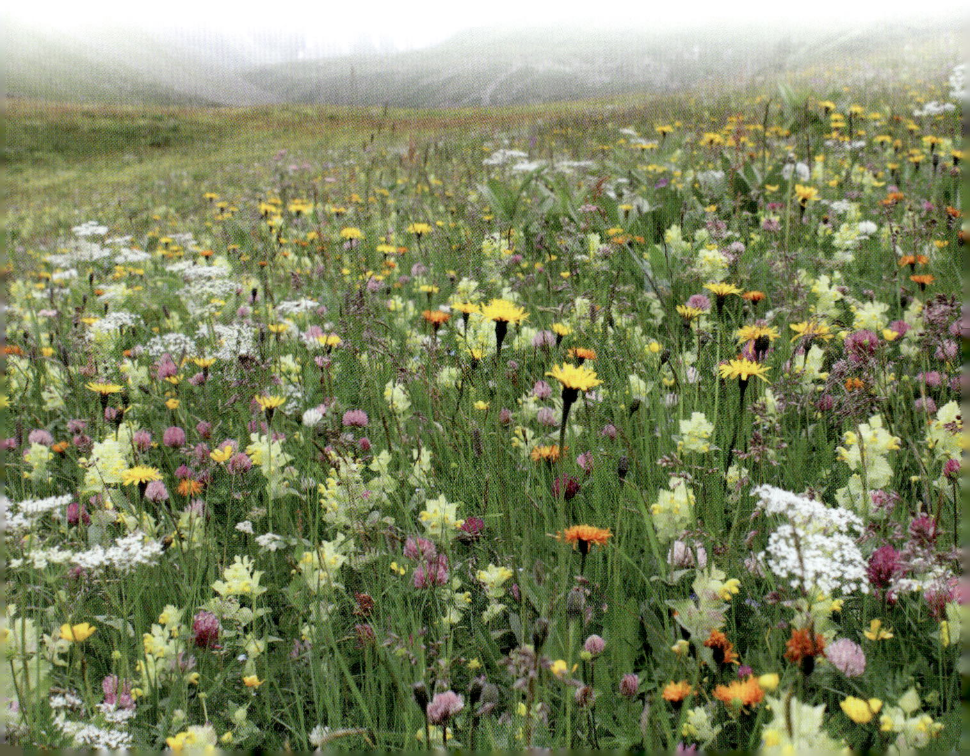

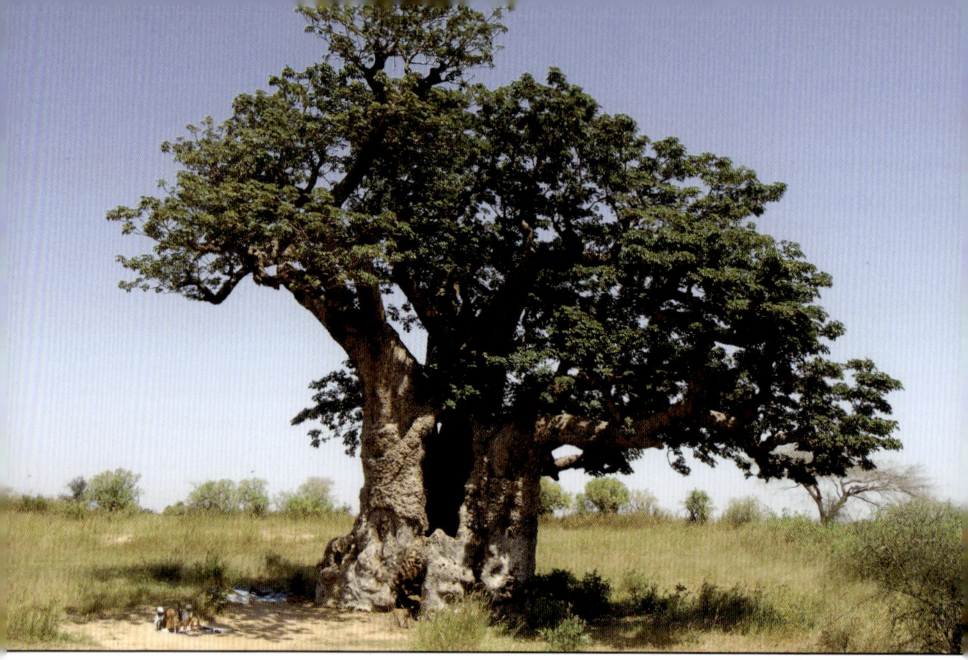

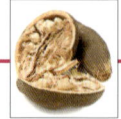

Baobab

Der Baobab oder Afrikanische Affenbrotbaum (lat. *Adansonia digitata*) gehört zur Familie der Malvengewächse und ist in der trockenen Baumsavanne südlich der afrikanischen Sahara heimisch. Er hat eine auffällige Wuchsform mit einem kurzen, extrem dicken Stamm (Durchmesser bis zu 12 m). In der Regenzeit kann der Affenbrotbaum bis zu 5000 Liter Wasser aufnehmen, dadurch verdickt sich sein Stamm sichtbar um mehrere Zentimeter. Aufgrund seiner relativ dicken Rinde kann er kleinere Buschbrände unversehrt überstehen. In langen Trockenperioden wirft er alle Blätter ab, um sich vor übermäßiger Verdunstung zu schützen. Dann erinnert seine kahle Krone an ein Wurzelwerk, das in den Himmel ragt. Er ist erst mit 270 Jahren ausgewachsen und soll bis zu 2000 Jahre alt werden.

Geschichte

Von jeher spielt der Baobab im gesellschaftlichen Leben Afrikas eine zentrale Rolle. Unter seiner Krone finden Märkte und Versammlun-

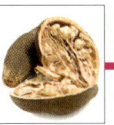

gen aller Art statt. Außerdem gilt er als Sitz von Göttern und Geistern. Seine Früchte und Samen dienen Menschen und Tieren als Nahrung. Durch Anschneiden der Rinde kann Wasser gewonnen werden. Höhlungen seines Stammes verwendete man traditionell als Getreide- und Wasserspeicher, etwas größere sogar als Gefängnis. Aus den Bastfasern werden Körbe, Papier, Matten, Schnüre, Baumaterial und Kleidung hergestellt. Nahezu jeder Teil des Affenbrotbaums findet in der afrikanischen Volksmedizin Verwendung.

Körperliche Wirkung

Der Baobab trägt seinen Spitznamen »Apothekenbaum« und »Baum des Lebens« zu Recht. Früchte, Blätter und Samen werden in der Volksmedizin gegen vielerlei Krankheiten eingesetzt, zum Beispiel bei Infektionen, Magen-Darm-Entzündungen, Koliken, Leberinfektionen und Malaria. Seine besondere Fähigkeit, Wasser zu speichern, bringt er auch als Arzneimittel für den menschlichen Körper ein. So kann er bei Durchfall, Verstopfung, Schwellungen und Fieber helfen. Das Fruchtfleisch ist sehr reich an Vitamin C (sechsmal mehr als in Orangen), Vitamin B, Eisen, Calcium und Kalium. Es wirkt antibakteriell und basisch. Durch seinen hohen Gehalt an Ballaststoffen (über 44 %) soll es die Darmgesundheit fördern und Gifte binden. Die Samen des Baobabs sind reich an Palmitinsäure und werden in Feuchtigkeit spendenden Cremes gegen Sonnenbrand und bei trockener Haut verwendet.

Hausapotheke und Rezepte

Die Blätter des Baobab-Baumes werden von Einheimischen als Gemüse wie Spinat zubereitet. Das Fruchtfleisch kann zu Bier vergoren werden. Aus den Samen presst man Öl oder röstet sie als Gewürz. In Europa wird Baobab gerne als Fruchtpulver in Säfte oder Cremes eingerührt. Es soll bei bestehender Fruktose-Unverträglichkeit gut bekömmlich sein, auch für Kinder und Schwangere.

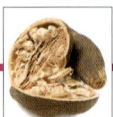

Fieber-Saft

2 EL reines Baobabpulver in verdünnten Apfel- oder Traubensaft einrühren. Versorgt den Körper mit Vitamin C und hilft, Fieber zu senken. Bei Bedarf 2 – 3 x tgl. anwenden.

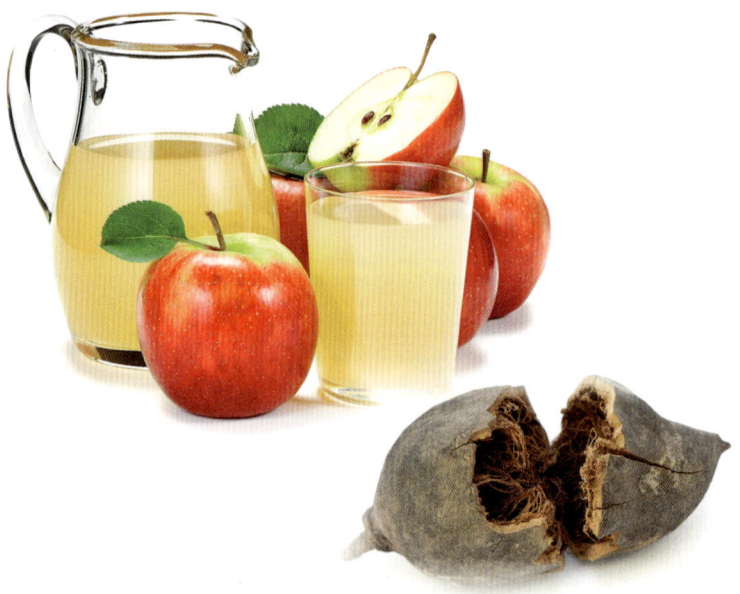

»Gute-Verdauung«-Müsli

In einer Schale 2 EL reines Baobabpulver, 1 klein geschnittene Birne,
2 EL Tsampa (geröstetes Gerstenmehl), ein paar gehackte Walnüsse
und etwas (Soja-) Joghurt vermischen. Bei Bedarf mit Honig/Agaven-
sirup süßen und mit etwas Zimt bestreuen. Baobabpulver wirkt regulierend bei Durchfall und Verstopfung.

Vitaminkick für Kinder

1 geschälte Banane, 4 entkernte Pfirsiche, 2 EL Baobabpulver, etwas
Zimt sowie Orangensaft oder Wasser nach Belieben in den Mixer geben und zu einem cremigen Smoothie pürieren. In Gläser füllen und
mit Früchten bunt dekorieren.

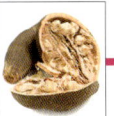

Seelische Wirkung

Clan-Bewusstsein: *»Hier bin ich verwurzelt!«*

In Afrika stellt der Baobab-Baum vielerorts das Zentrum des dörflichen Lebens dar und erinnert die Menschen an ihre Identität. Sein mächtiger Stamm kann nicht nur viel Wasser, sondern auch die Geschichten und Gefühle des Volkes speichern.

Ritual: Clan-Baum zeichnen

Sammle in der Natur einige trockene Baumblätter und ein Stück Rinde. Wieder zu Hause klebe die Rinde mittig auf einen großen Bogen Papier und die gesammelten Blätter ringsherum. Dann schreibe zu jedem Blatt den Namen eines Menschen, der in deinem Leben wichtig ist. Fülle den Raum zwischen den Blättern mit Erlebnissen, die du mit diesen Menschen teilst.

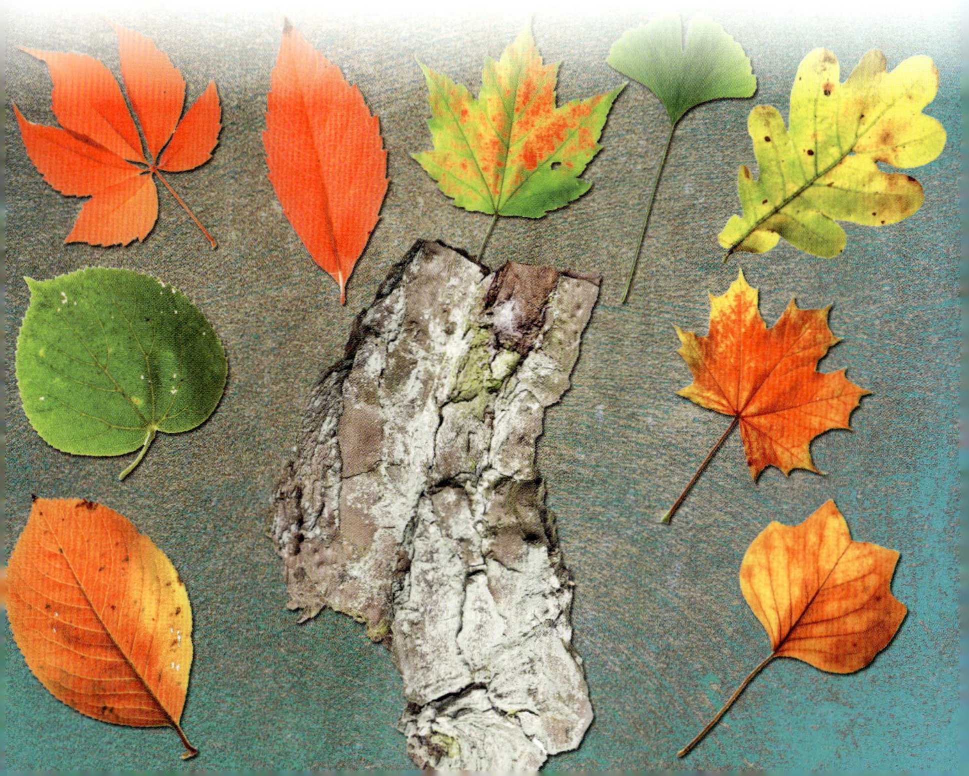

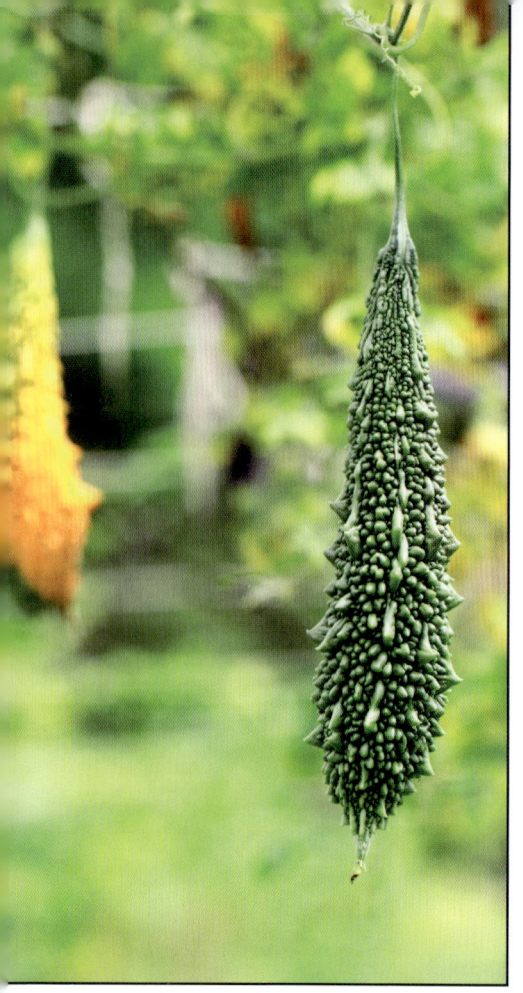

Bittermelone

Die Bittermelone oder -gurke, auch Balsambirne genannt (lat. *Momordica charantia)*, gehört zu den Kürbisgewächsen und ist eine schlanke, einjährige Kletterpflanze. Ihre Ranken sind behaart und werden bis zu 5 m lang. Die Blätter wachsen wechselständig und sehen dem hiesigen Weinlaub ähnlich. Es bilden sich gelbe, einzeln stehende Blüten, aus denen sich in der Folge gurkenähnliche, warzige Früchte entwickeln. Sie sind anfangs grün, im reifen Zustand orangefarbig und etwa 5 cm groß. Im Inneren befinden sich Samen, die von klebrigem rotem Fruchtfleisch umgeben sind.

Geschichte

Ursprünglich war die Bittermelone in Indien und China beheimatet, verbreitete sich später aber auch in der Karibik, Afrika und Amerika. Traditionell gilt sie als Garant für ein langes Leben. Noch heute wird sie täglich in Gemüseeintöpfen verkocht oder in der indigenen Medizin als Heilmittel verwendet. In Indien stellt man aus der gesamten Pflanze Salben gegen Hautkrankheiten her, in Brasilien Wickel gegen Geschwüre. In Ghana wird das Öl der Samen bei Haarverlust und als Aphrodisiakum eingesetzt sowie bei Altersdiabetes, Fieber und Magengeschwüren.

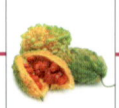

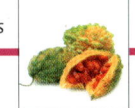

Körperliche Wirkung

Bittermelone hilft beim Abnehmen, da sie den Fettstoffwechsel ankurbelt. Sie soll auch das viszerale Fett (Bauchfett) abgreifen, das zwischen den Organen versteckt ist und das ansonsten nur durch Sport abgebaut werden kann. Bittermelonen enthalten Charantin, insulinähnliche Proteine, Vitamin A und C, Calcium, Riboflavin und Carotin. Die Früchte haben eine blutzuckerregulierende Wirkung und Linolensäuren in den Samen können Krebszellen dezimieren. Aber Achtung: Bei schweren Erkrankungen immer eine Fachperson zu Rate ziehen! Der frische Fruchtsaft wirkt entzündungshemmend. Homöopathen empfehlen Bittermelone (Colocynthis) bei Ischiasbeschwerden sowie bei Bauchschmerzen, die durch Wut und Erregung hervorgerufen wurden.*

Hausapotheke und Rezepte

In Europa ist die Bittermelone als Heilmittel zumeist in Kapselform im Einsatz. Praktisch für GärtnerInnen: Neuerdings gibt es in großen Gartencentern auch Samen und Pflänzchen der Bittermelone für den Selbstanbau zu erwerben.

Bittermelonentee

1 EL Tee (aus getrockneten Früchten und Samen) mit 1 l Wasser aufbrühen, 5 Min. ziehen lassen und über den Tag verteilt nach den Mahlzeiten trinken. Aktiviert den Stoffwechsel und verringert die Insulinausschüttung. Eventuell mit einem Spritzer Zitrone oder einem Blättchen Pfefferminz verfeinern. Als Kur 8 Wochen anwenden. Nicht geeignet für Schwangerschaft und Stillzeit und Kinder oder bei einer Allergie gegen Kürbisgewächse.

* http://www.homoeopathie-homoeopathisch.de/homoeopathische-mittel/Colocynthis.shtml

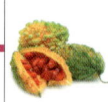
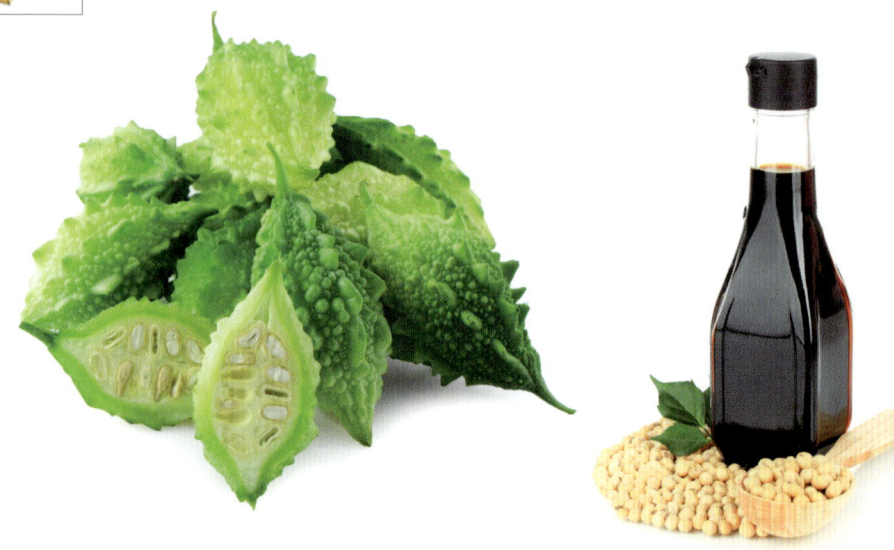

Frittierte Bittermelone

Die noch grünen, unreifen Bittermelonen waschen (nicht schälen), längs halbieren, Enden abschneiden, sorgfältig von Kernen befreien, ausschaben und in dünne Scheiben schneiden. Um den bitteren Geschmack zu reduzieren, das Gemüse einsalzen, ½ Stunde ziehen lassen und den Saft auspressen. Dann die Scheiben in Öl knusprig frittieren. Mit Salz und Zitronensaft oder Sojasauce servieren. Auch dieses Rezept sollten Schwangere und Kinder nicht ausprobieren.

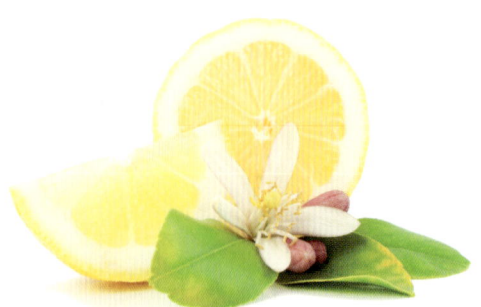

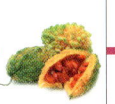

Seelische Wirkung

Putztruppe: **»Wir reinigen und entschlacken dich!«**

Bittermelone fungiert auf seelischer wie auf physischer Ebene als »Saubermacher«. Alter Ballast kann abgegeben werden, das erleichtert und verjüngt.

Ritual: energetischer Hausputz

Schnappe dir Staubsauger und Putzmaterial und reinige dein Heim zunächst von allem materiellen Ballast. Dann organisiere dir getrockneten Salbei oder Beifuß, Räucherschale und Kohle. Zünde die Räucherkohle in der Schale an, lege die Kräuter darauf und gehe damit durch dein Haus. Lass den reinigenden Rauch besonders in die dunklen Ecken ziehen und stell dir dabei vor, wie dein Heim mit jedem Schritt heller und freundlicher wird. Dann die Räume gut durchlüften.

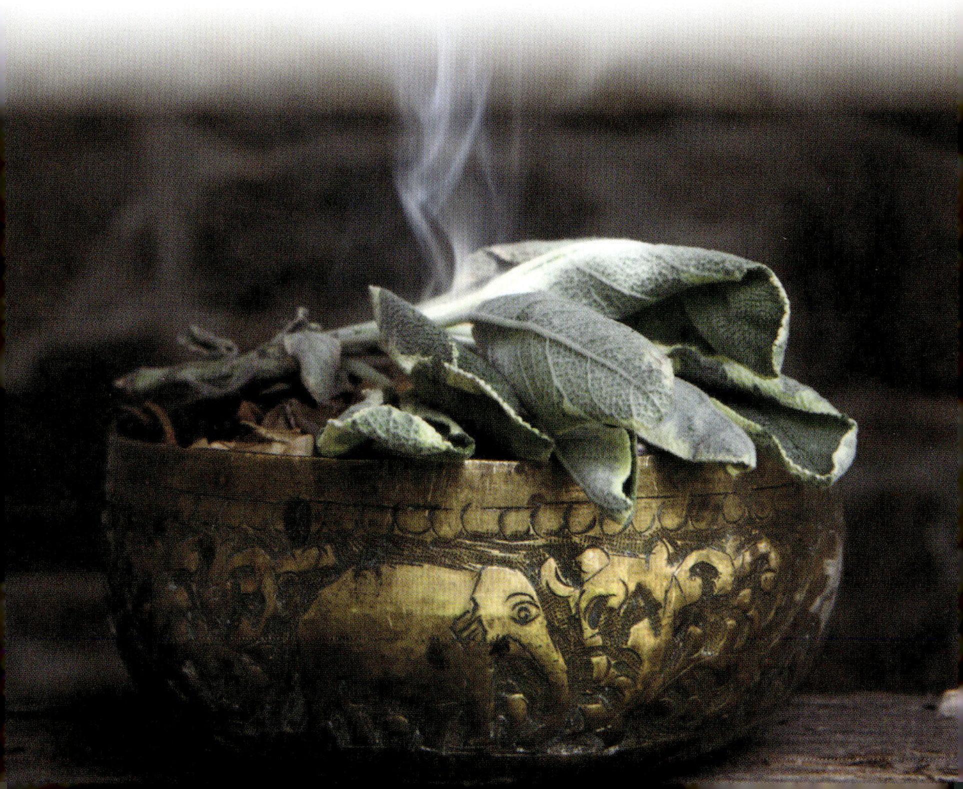

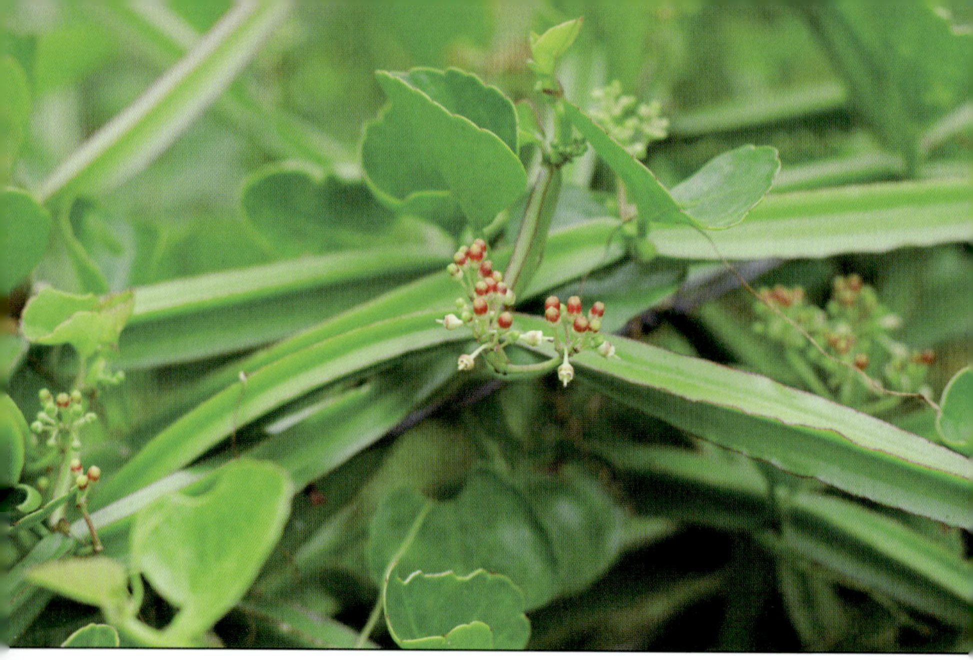

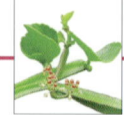

Cissus

Cissus quadrangularis, auch Klimme oder Teufels Rückgrat genannt, gehört zur Familie der Weinrebengewächse. Sein Aussehen lässt das nicht ahnen, denn seine Ranken wirken wie dickfleischige Blätter von Sukkulenten. Sein Name leitet sich vom griechischen Wort für Efeu *(Kissos)* ab. Er wächst kletternd und »klimmend« an Hängen, Bäumen oder anderen Stützen hoch und wirkt dabei wie eine Liane oder gibt sich seiner Schwerkraft über Felswände hängend hin. Seine Ranken können dabei zu einer Länge von 3–4 m wachsen. Sie sind im Querschnitt charakteristisch vierkantig, wie sein Beiname verrät, mit wenigen herzförmigen Blättern. Aus den doldigen weiß-gelblichen Blütenständen entwickeln sich eiförmige rote Beeren, die je ein bis zwei Samen enthalten. Hauptsächlich in den Tropen wachsen die ungefähr 350 verschiedenen Cissus-Arten.

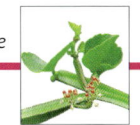

Geschichte

Cissus stammt ursprünglich wahrscheinlich aus Indien oder Sri Lanka. Schon früh wurde beobachtet, dass seine Ranken auch dem menschlichen Körper wieder Stabilität verleihen können. Im Ayurveda ist er als Asthisamharaka bekannt und wird traditionell zur Knochenheilung verwendet (innerlich und äußerlich) sowie bei Hautkrankheiten, Asthma und Tuberkulose. Cissus quadrangularis gehört zu den invasiven Pflanzen und kann heute ebenso in Afrika, Brasilien und in den USA gefunden werden.

Körperliche Wirkung

Moderne Studien bestätigen, dass Cissus die Heilungszeit von Knochenbrüchen tatsächlich um 30 % verkürzen kann. Er stimuliert die für die Knochenheilung verantwortlichen Fibroblasten, Chondroblasten und Osteoblasten. Auch Sehnen, Bänder, Gelenke und Bindegewebe sollen davon profitieren. Gemeinsam mit Phytohormonen (zum Beispiel aus Granatapfel, Rotklee oder Yams) verbessert er die allgemeine Knochendichte, was für Menschen mit Osteoporose oder auch verschiedene Krebsarten Hoffnung bringen kann. Neben viel Carotin, Vitamin C und Calcium enthält die Pflanze Phytosterole. Außerdem geht man davon aus, dass Cissus vor freien Radikalen schützt, Schmerzen lindert, bei Hautkrankheiten hilft und Herzrhythmusstörungen bessert.

Hausapotheke und Rezepte

In Indien werden die zerdrückten Stängel der Pflanze als Umschlag zur Heilung von Gelenk- und Knochenverletzungen aufgelegt. Zusätzlich isst man sie auch in Ghee (Butterschmalz) gedünstet. In unseren Breiten ist Cissus am einfachsten als Pulver in Kapselform verfügbar (Dosierung je nach Hersteller).

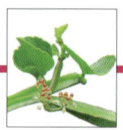
Cissus als Zimmerpflanze

Cissus braucht viel Licht und wenig Feuchtigkeit, damit er gut gedeihen kann. Pflanzen Sie sich Cissus in Ihrem Wohnbereich an, um
mit den »Brüchen« in Ihrem Lebens entspannter umgehen zu können.
Die Pflanze kann im Frühjahr durch 7 – 15 cm lange Kopfstecklinge
vermehrt werden.

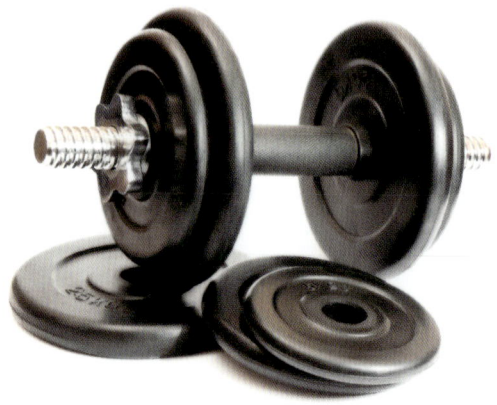

Cissus und Sport

Seit einiger Zeit haben die Athleten und Fitness-Experten Cissus quadrangularis für ihre Ziele entdeckt. Sie schwören darauf, dass die be-
anspruchten Bänder, Sehnen und Gelenke durch die Einnahme von
Cissus deutlich schneller regenerieren. Passgenau vermindert anschei-
nend das Vorkommen des Steroids Cortisol den Muskel- und Gewebe-
abbau in Trainings- und Verletzungspausen. Ein Grund, weshalb
auch immer mehr Nahrungsergänzungsmittel mit anaboler Wirkung
Zusätze von Cissus enthalten. Er wird ebenso gerne bei Übergewicht
zur Gewichtskontrolle (Kampfsportarten, Bodybuilding) eingesetzt.
Die gute Verfügbarkeit macht Cissus für Sportler aller Disziplinen at-
traktiv. Man ist offensichtlich der Meinung, dass Cissus quadrangularis den herkömmlichen Gelenkpräparaten deutlich überlegen ist und
darüber hinaus Eigenschaften besitzt, die andere nicht haben.

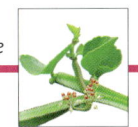

Seelische Wirkung

Exitus: *»Ich beende es jetzt!«*

Cissus bringt Standfestigkeit, auch auf der seelischen Ebene. Er schenkt uns das »Rückgrat«, belastende Situationen zu beenden, selbst wenn wir dabei als Schuldige dastehen sollten.

Ritual: Grenze ziehen

Stehe mit beiden Beinen fest auf dem Boden. Hebe nun langsam deine Arme über den Kopf und spüre dabei, wie die Kraft der Erde durch deine Fußsohlen aufsteigt und deinen ganzen Körper bis zu den Armen ausfüllt. Wenn dein Kraftfeld maximal aufgeladen ist, führe in einer plötzlichen Bewegung beide Arme Richtung Boden, als ob du damit Fesseln durchschlägst. Begleite dies mit einem lauten »Ha!«. Danach lege deine Hände auf den Unterbauch und atme einige Male tief und entspannt. Wiederhole die Übung noch zweimal.

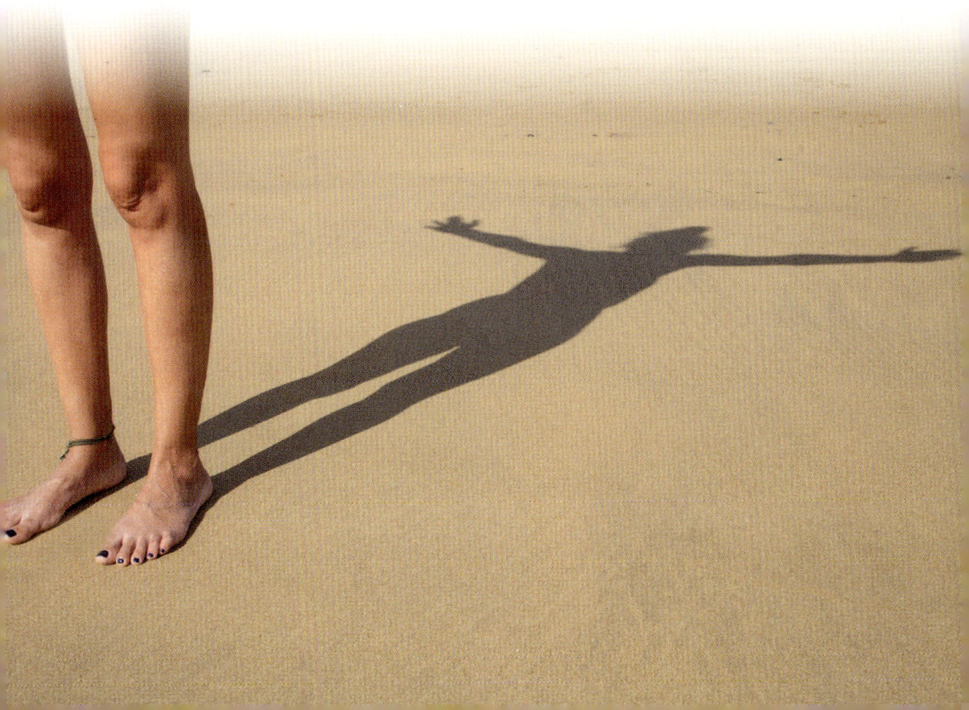

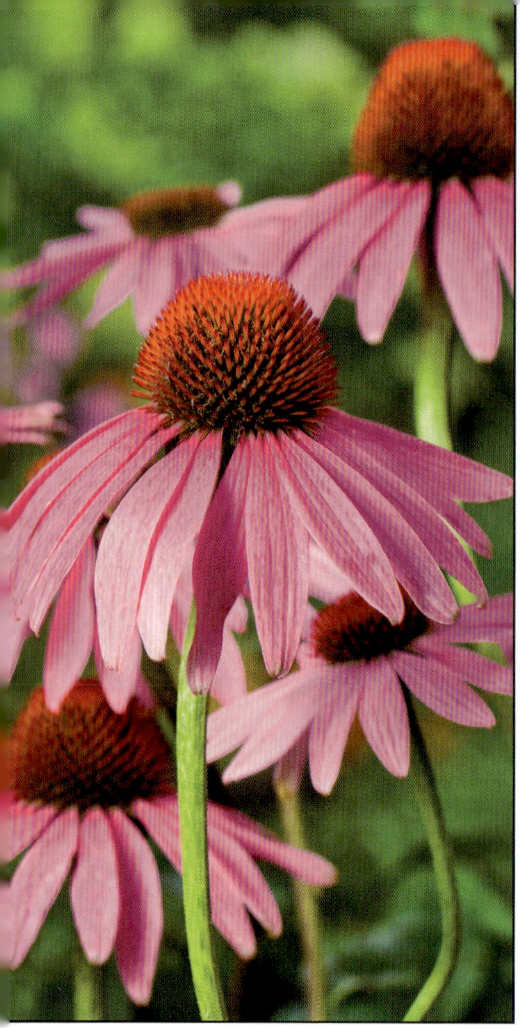

Echinacea

Der Purpur-Sonnenhut (lat. *Echinacea purpurea*) gehört zur Familie der Korbblütler und ist eine mehrjährige krautige Pflanze, die bis zu 120 cm hoch wird. Die Blätter sind borstig behaart. Seine Blüten stehen endständig auf relativ langen Stielen und besitzen einen kegelförmig aufgewölbten Blütenboden. Neben den kleinen Röhrenblüten wachsen steife, lange Spreublätter, die an die Stacheln eines Igels erinnern (altgriech. *echínos* = Seeigel). Der Blütenboden wird von purpurfarbenen Randblüten eingefasst. Für medizinische Zwecke werden drei Sonnenhutarten verwendet und zwar die Wurzel des Schmalblättrigen und Blassen Sonnenhuts *(E. angustifolia* und *pallida)* sowie das Kraut des Roten Sonnenhuts *(E. purpurea).*

Geschichte

Der Purpur-Sonnenhut stammt ursprünglich aus Nordamerika und gedeiht dort in lichten Wäldern, Prärien und in der Nähe von Wasserwegen. Er wurde von den Indianern als traditionelles Heilmittel bei eiternden Wunden, Mandelentzündung und Schlangenbissen eingesetzt. Seine Blätter kann man auch essen. Im 20. Jahrhundert

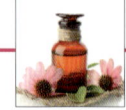

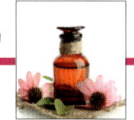

wurde die Pflanze in Europa populär und zählt heute zu den wichtigsten Arzneimitteln für die Selbstmedikation bei beginnender Erkältung.

Körperliche Wirkung

Durch seine entzündungshemmenden, antiviralen und immunstimulierenden Eigenschaften unterstützt der Sonnenhut bei grippalen Infekten (vor allem *E. pallida)*, bei Infekten der oberen Atemwege und der ableitenden Harnwege sowie bei schlecht heilenden Wunden (vor allem *E. purpurea)*. Die Pflanze enthält eine Reihe von antioxidativen Inhaltsstoffen, die freie Radikale abfangen und die Abwehrkräfte stärken (zum Beispiel Cichoriensäure). Der Sonnenhut soll auch gegen Viren und Pilze wirken. Traditionell gibt es bei Erkältungen die besten Erfolge bei möglichst frühzeitiger Anwendung, sobald sich die ersten Krankheitszeichen bemerkbar machen. Es existieren allerdings auch wissenschaftliche Studien, die dem Sonnenhut keinerlei Wirkung bei Infekten bescheinigen. Wie so oft in Bezug auf traditionelle Heilpflanzen ist also jeder selbst aufgefordert, sich eine eigene Meinung zu bilden. Aus der Sicht der TCM stärkt er unter anderem das Milz-Qi.

Hausapotheke und Rezepte

Mittlerweile wächst Echinacea häufig als Zierpflanze in unseren Gärten. Am Markt sind verschiedenste Produkte von ihr erhältlich: Presssaft, alkoholische Auszüge aus den frischen Pflanzenteilen, homöopathische Potenzen und Urtinkturen. Zur Immunstärkung gilt als Erfahrungswert: 6–9 ml Presssaft über den Tag verteilt einnehmen. Vorsicht bei Autoimmunerkrankungen, nach Organtransplantationen, in der Schwangerschaft, Stillzeit und bei einer Allergie gegen Korbblütler. Nicht dauerhaft anwenden (1–2 Wochen), weil sonst die körpereigene Immunabwehr geschwächt wird.

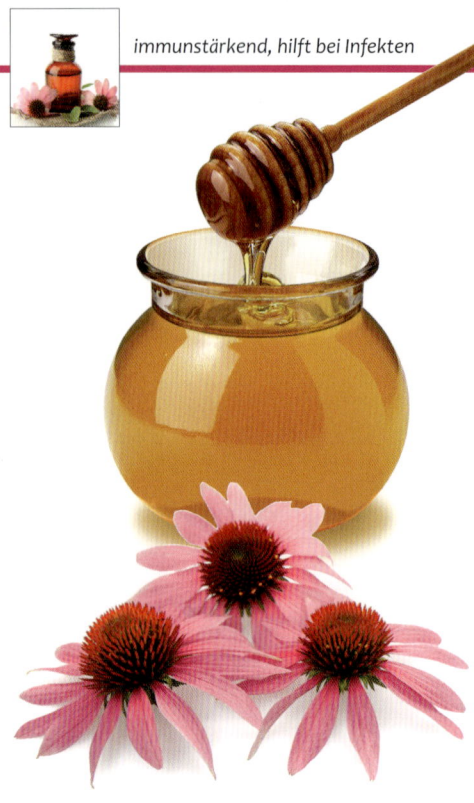

Echinacea-Honig

Bei Schönwetter einige blühende Pflanzen ernten. (Diese sollten älter als 1 Jahr sein.) Blütenblätter abzupfen. Dann die Blütenböden, Stängel und Blätter sehr klein schneiden und damit ein Schraubglas zu drei Vierteln füllen. Mit flüssigem Honig auffüllen, gut verschließen und 1 Monat im Halbschatten ziehen lassen. Immer wieder schwenken, danach abseihen. Kühl gelagert 1 Jahr haltbar. Zur Immunsteigerung täglich ½ TL (Kinder) bis 1 EL (Erwachsene) einnehmen.

Tee bei Infekten

1 TL getrocknetes Kraut des Sonnenhuts mit 1 Tasse heißem Wasser aufgießen, 5 – 10 Min. ziehen lassen und abseihen. 3 x tgl. zwischen den Mahlzeiten trinken (max. 2 Wochen).

Hilfe bei Schürfwunden

1 TL guten Honig mit 20 – 30 Tropfen reinem Echinacea-Presssaft (alkoholfrei) vermischen und mit Wattestäbchen oder Mullbinde auf die Wunde aufbringen. Desinfiziert und regt die Wundheilung an.

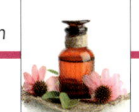

Seelische Wirkung

Durchblick: *»Ich erkenne den wahren Sachverhalt!«*

Echinacea stärkt die seelischen Abwehrkräfte gegen verführerische, doch leere Versprechungen. Es wird sonnenklar, ob eine Beziehung oder geschäftliche Verbindung fair ist oder nicht.

Ritual: Blick mit dem Herzen

Wenn ein Gespräch langwierig wird oder stagniert, verlagere deine Aufmerksamkeit vom Kopf in deine Brust und versuche die Worte des anderen mit leerem Verstand und weitem Herzen aufzunehmen. Was meint dein Gesprächspartner wirklich, was schwingt mit? Vielleicht formt sich dazu in deinem Inneren ein symbolisches Bild? Lass dir dabei auch von deinem Bauchgefühl helfen.

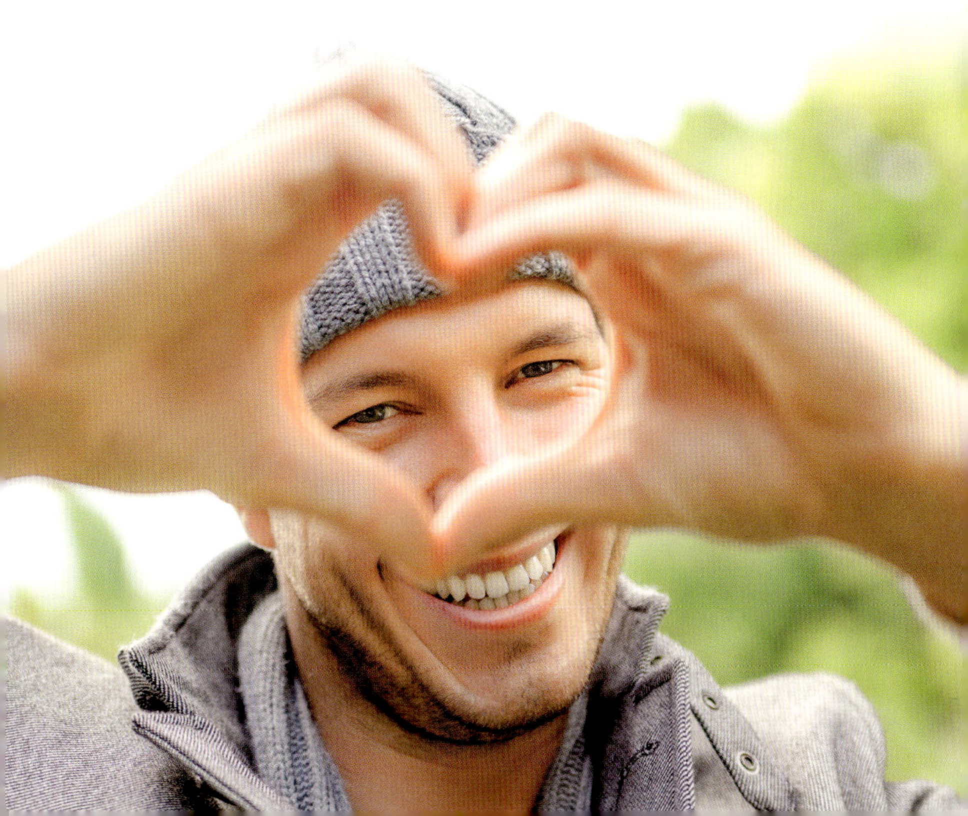

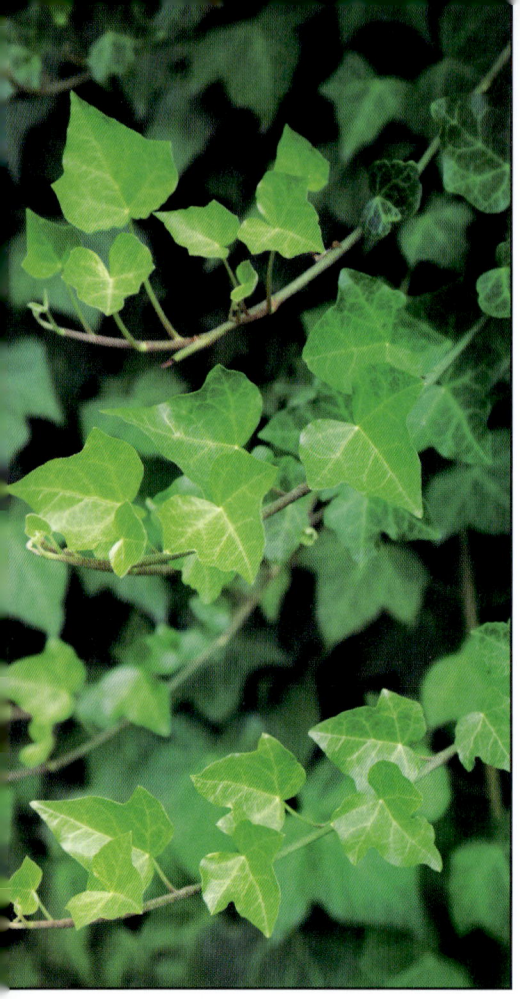

Efeu

Der Name des Gewöhnlichen Efeus (lat. *Hedera helix*) leitet sich von den Worten »festsitzen« und »windend« ab. Efeu gehört wie der Ginseng zur Familie der Araliengewächse (Efeugewächse) und ist eine immergrüne, ausdauernde Pflanze. Er existiert in 400 Arten. Efeu kann sowohl den Boden flächendeckend überwuchern als auch an Mauern, Bäumen oder Zäunen bis zu einer Höhe von 20 – 30 m emporklettern. Bei der jungen Pflanze sind die Blätter drei- bis fünffach gelappt. Nach einigen Jahren wachsen die Blätter in Birnenform. Es bildet sich ein verholzter Stamm mit bis zu 30 cm Stärke. An den freistehenden Trieben entwickeln sich im Spätsommer kugelförmige Blüten, aus denen später runde schwarze Früchte wachsen. Efeu kann das stattliche Alter von 450 Jahren erreichen.

Geschichte

Die Heimat des Efeus ist Europa, wo er bevorzugt Ruinen, Steinbrüche und Waldbäume überwuchert. Weil er sich an seine Trägerpflanze anschmiegt und sie nicht mehr loslässt, galt er schon im Altertum als Sinnbild für ewige Treue. Brautpaare erhielten traditionell einen Kranz aus seinen Blättern. Efeu wurde auch als Symbol für das ewi-

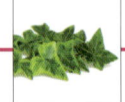

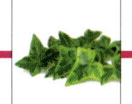

ge Leben gesehen und gerne als Schmuck auf Gräber gepflanzt. Die alten Ägypter, Griechen und Römer weihten ihn dem Gott des Weines. Bei ihren ausgedehnten Gelagen trugen sie Kränze aus Efeublättern, um die im Rausch erhitzten Köpfe zu kühlen. Im Zuge der Kolonialisierung wurde der Efeu von Europa aus in andere gemäßigt warme Gebiete in Nordamerika, Australien und Neuseeland verschleppt. Dort gilt er heute als invasive Pflanze und wird teils heftig bekämpft. Sein Verkauf ist in Oregon sogar bei Strafe verboten.

Körperliche Wirkung

Efeublätter enthalten Saponine, Flavonoide und Polyacetylene (Falcarinol). Diese Inhaltsstoffe helfen bei Husten, den Schleim in den Bronchien zu lösen und Krämpfe zu stillen. Sie lassen das Gewebe abschwellen, wirken entzündungshemmend und lindern Reizhusten. In der Homöopathie wird Efeu (Hedera) auch als Mittel gegen Schilddrüsenüberfunktion eingesetzt. Interessant ist, dass eine Begrünung des Hauses mit Efeu an manchen Orten in den Alpen als gesundheitsförderlich galt. Denn man machte die Erfahrung, dass Bewohner von umrankten Häusern seltener an Kropferkrankungen durch Jodmangel litten. Efeu ist auch ein traditionelles Mittel gegen Warzen, Hühneraugen und Zellulitis, hierbei kommen seine hautreizenden Eigenschaften positiv zum Einsatz. In der TCM wird er verwendet, um toxische Leberhitze zu kühlen.

Hausapotheke und Rezepte

Sämtliche Teile des Efeus sind giftig! Beim Pflücken können durch den austretenden Saft Hautausschläge hervorgerufen werden (kein Kinderspielzeug, beim Schneiden von Efeu besser Handschuhe tragen). Für Tee erntet man im Frühling die Blätter und trocknet sie. Um einen Auszug herzustellen, werden die Inhaltsstoffe der frischen Blätter mit Alkohol extrahiert. In der Apotheke gibt es allerdings

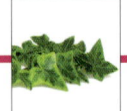
auch alkoholfreie Trockenextrakte zu kaufen. Vor der Einnahme von Efeupräparaten keine hustenstillenden Säfte trinken, da diese der auswurffördernden Wirkung entgegenwirken.

Efeu als Zierpflanze

Im modernen Gartenbau wird Efeu als Sichtschutz, Hausbegrünung und Bodendecker für Schattenbereiche geschätzt. Wer sich den kleinblättrigen Efeu besorgt, muss ihn weniger im Zaum halten. Er lässt sich auch gut als Zimmerpflanze kultivieren.

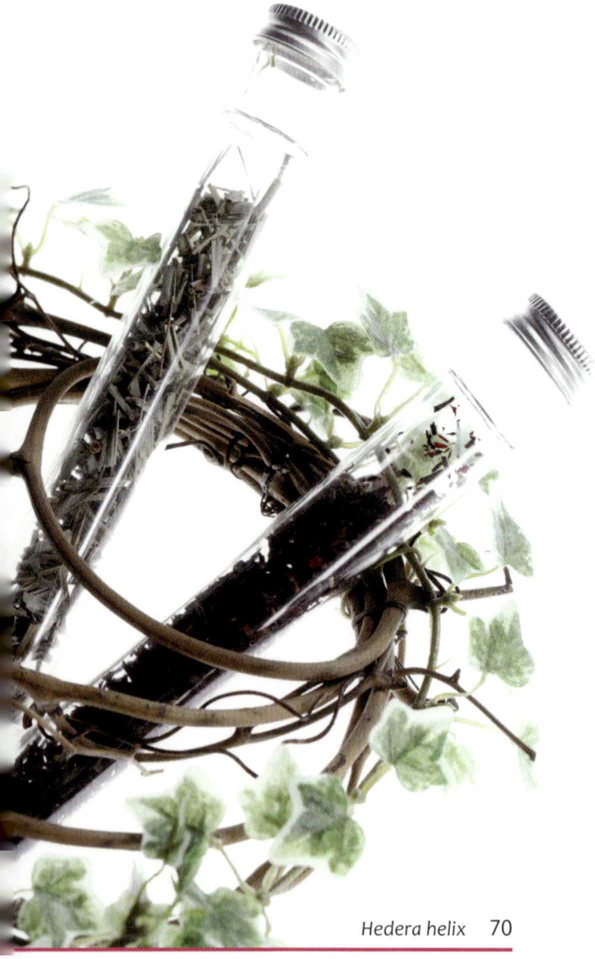

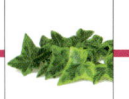

Seelische Wirkung

Vergänglichkeit: **»Meine Seele ist unsterblich!«**

Efeu gilt traditionell als Symbol für ewiges Leben. Er schenkt einen entspannten Zugang zum Tod, denn er lässt spüren, dass wir mehr sind als bloß der materielle Körper.

Ritual: Leben im Jetzt

Besuche einen Friedhof in deiner Nähe. Wenn du durch das Tor gehst, nimm bewusst Abstand von deinem Alltag und tauche ein in ein Gefühl der Zeit- und Raumlosigkeit, ins ewige Jetzt. Spüre die Gleichzeitigkeit von allem, was war, was ist und was jemals sein wird. Alles ist eins – und alles führt in den Augenblick. Im Augenblick gibt es keinen Tod … Gib dir ein paar Minuten, dann trete wieder bewusst durch das Tor zurück in deine Alltagswelt.

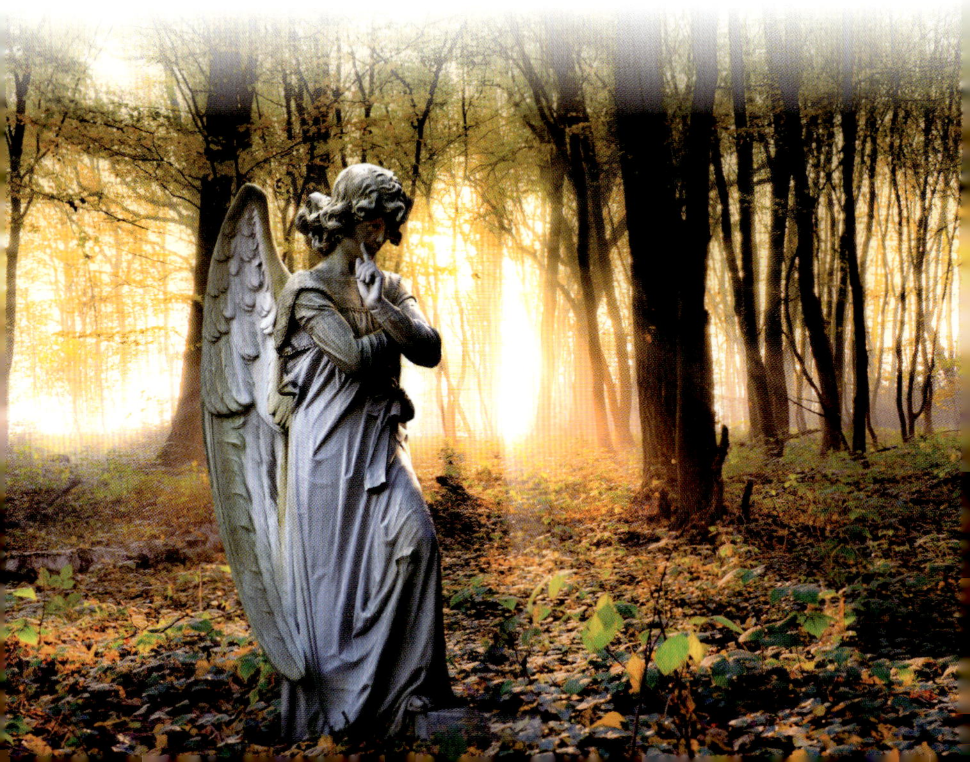

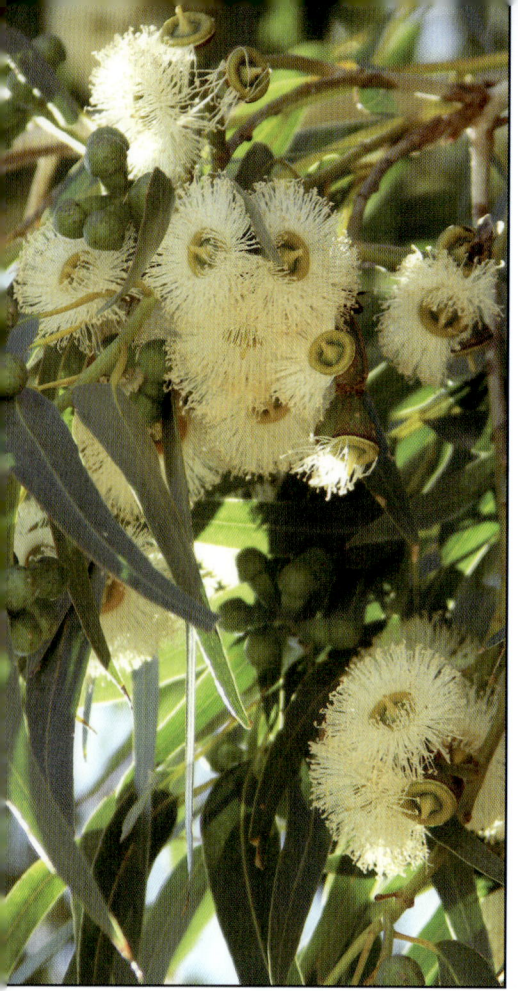

Eukalyptus

Eukalyptus (lat. *Eucalyptus),* auch Blaugummibaum genannt, gehört zur Familie der Myrtengewächse und tritt in über 600 Arten auf. Sein Name leitet sich von den altgriechischen Wörtern für »schön« und »versteckt« ab, da der Blütenkelch im Knospenstadium die Fruchtblätter verbirgt. Zumeist handelt es sich um immergrüne Bäume, die sehr groß werden können. Der Rieseneukalyptus auf Tasmanien hält mit seinen 97 m den Weltrekord als höchster Laubbaum. Eukalyptus ist ein wahrer Überlebenskünstler, der mit einer kargen Landschaft und großer Hitze zurechtkommen kann. Durch sein stattliches Wurzelwerk erreicht er auch tiefliegende Wasseradern. Früher wurde er bevorzugt in Gebieten mit Malaria angebaut, um diese trockenzulegen. Sein Name »Fieberbaum« kündet davon. Gleichzeitig wirkt das aromatische Öl seiner Blätter fiebersenkend im menschlichen Körper.

Geschichte

Ausgehend von Australien, Tasmanien und Indonesien findet man den Eukalyptus heute in vielen subtropischen Gegenden. Er wird vor allem wegen seiner Schnellwüchsigkeit, seiner guten Holzqualität und den ätherischen Ölen geschätzt. Leider fördern gerade diese hoch-

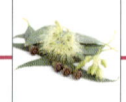

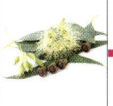

brennbaren Öle die Gefahr von Waldbränden. In Australien macht er 70 % des ganzen Baumbestands aus und seine aromatischen Blätter sind die wichtigste Futterpflanze für die Koalas. Sein Öl war für die Aborigines ein Allheilmittel. Das Holz wurde für Möbel und zum Bau der traditionellen Didgeridoos (Blasinstrumente) verwendet. In Mexiko wird die Rinde gekaut, um das Zahnfleisch zu stärken.

Körperliche Wirkung

Das ätherische Öl des Eukalyptusblattes enthält die Substanz Cineol, die festsitzenden Schleim aus den Bronchien und Nasennebenhöhlen lösen kann. Gleichzeitig wird das Abhusten erleichtert. Das Öl wirkt keimtötend, harntreibend, entkrampfend und hat auf die Haut und Schleimhaut einen kühlenden Effekt. Da das Durchatmen erleichtert wird, können die Körperzellen besser mit Sauerstoff versorgt werden. Eukalyptus ist ein gutes Mittel bei allen Erkältungskrankheiten der Luftwege. Das Öl wird auch äußerlich als Einreibung bei rheumatischen Beschwerden eingesetzt. Es fördert die Durchblutung und wirkt desinfizierend. Bei Spannungskopfschmerzen hilft eine alkoholische Mischung aus Eukalyptus- und Pfefferminzöl. Blattextrakte sollen außerdem harntreibend wirken, den Blutzucker senken und Würmer aus dem Darm vertreiben. In der Bienenpflege wird das Öl gegen Milbenbefall verwendet.

Hausapotheke und Rezepte

Eukalyptus findet in Form von Bädern, Hustenbonbons, Inhalations- und Einreibemitteln Verwendung. Das Öl sparsam dosieren, da hohe Mengen toxisch wirken! Nicht geeignet für Kleinkinder und Asthmatiker (kann Atemnot auslösen), für Epileptiker, bei Magenentzündungen oder hohem Blutdruck. Eukalyptus kann die Wirkung homöopathischer Medikamente vermindern. Vorsicht bei Einnahme in der Schwangerschaft.

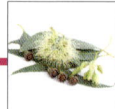

Balsam bei Erkältungen

20 g Olivenöl, 4 g Sheabutter und 4 g Bienenwachs (Linsenform) im Wasserbad unter Rühren schmelzen lassen (bei ca. 70 °C). Dann abkühlen lassen und währenddessen 2 ml reine ätherische Öle zufügen. Es empfiehlt sich eine Ölmischung aus Eukalyptus, Rosmarin, Salbei, Fichtennadeln und Thymian, im Verhältnis je nach persönlicher Vorliebe. Bei Atemwegserkrankungen Brust und Rücken mit dem Erkältungsbalsam einreiben. Kühl und dunkel aufbewahren.

Klärender Raumduft

6 – 8 Tropfen reines ätherisches Eukalyptusöl in eine mit Wasser befüllte Duftlampe geben. Wirkt desinfizierend bei Erkältungskrankheiten. Wenn Sie gleichzeitig Ihre geistige Schaffenskraft erhöhen wollen, ein Gemisch von Eukalyptusöl mit Grapefruitöl (1 : 1) in die Duftlampe geben.

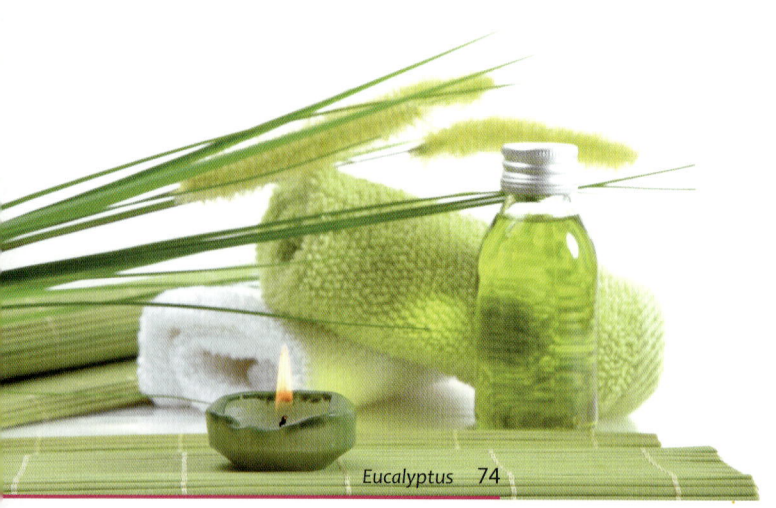

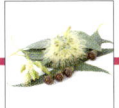

Seelische Wirkung

Friedensbringer: *»Ich sehe das Gute in dir!«*

Eukalyptus reinigt den Kopf von belastenden Erinnerungen, wer wann wem etwas angetan hat. Das schafft Raum zum Durchatmen.

Ritual: Verzeihen

Gehe zu einer Brücke und nimm am Weg einen Stock oder ein Blatt mit. Denke nun an etwas, das dir von einem anderen angetan wurde, und verbinde den alten Schmerz mit dem ausgewählten Gegenstand. Wenn du diesen nun von der Brücke ins Wasser wirfst, trennst du dich gleichzeitig von allen Gedanken, die du jemals zu dieser Situation hattest. Du lässt alle Vorstellungen und Meinungen los und vertraust sie dem Wasser an. Spüre, wie der Bach oder Fluss unter dir durchströmt und alles mitnimmt, was dich mit dem belastenden Erlebnis verbindet, … Bleib noch eine Zeit mit der Aufmerksamkeit bei deinem reinen, friedlichen Herzen.

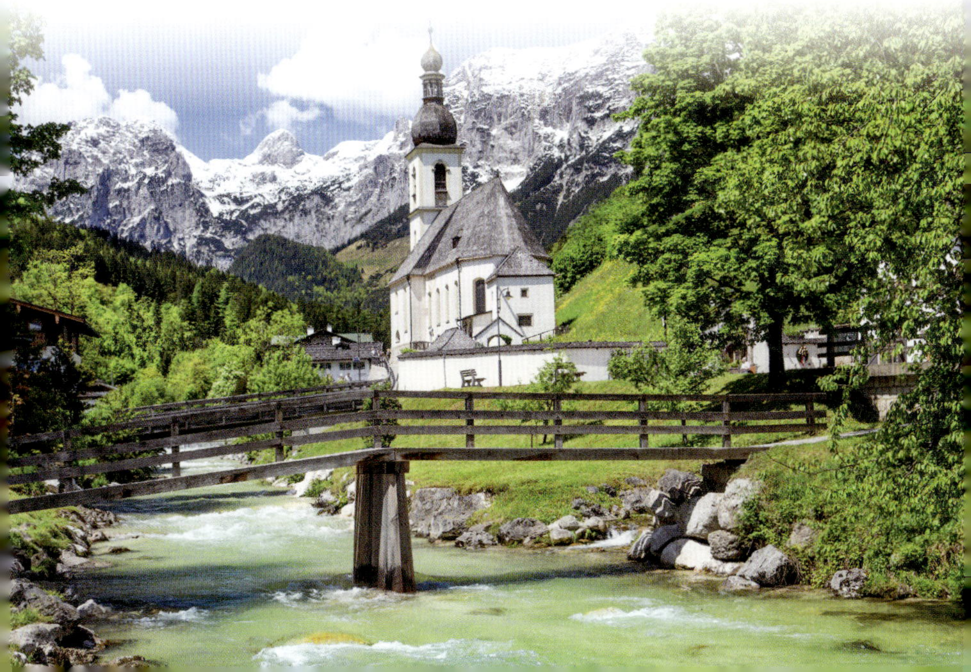

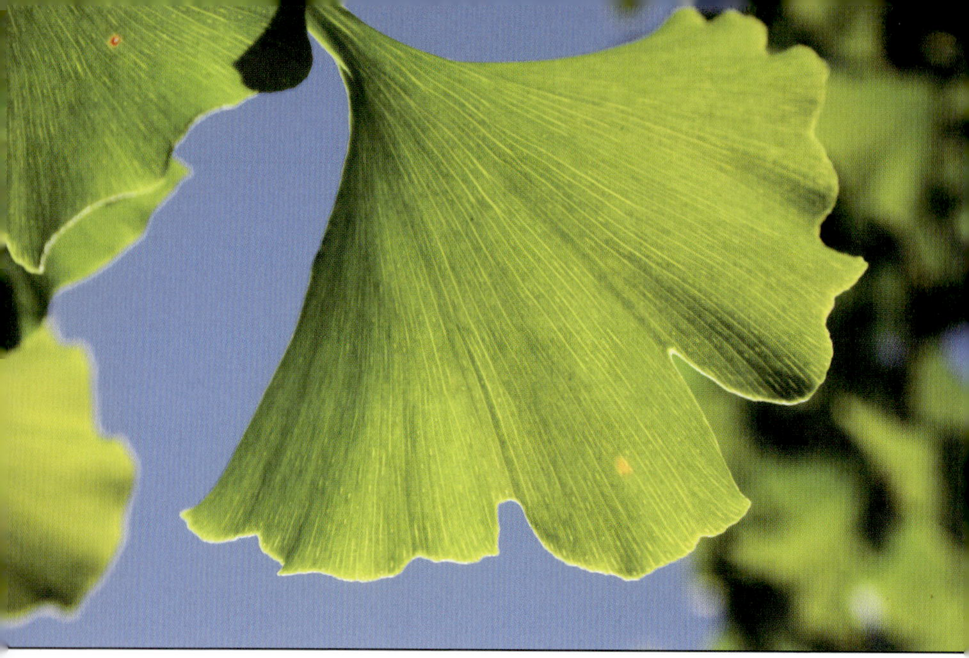

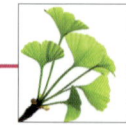

Ginkgo

Ginkgo (lat. *Ginkgo biloba)* gehört zur Familie der Ginkgogewächse und ist ein sommergrüner Baum. Er kann bis zu 40 m hoch und über 1000 Jahre alt werden. Seine Blätter sind ledrig und haben eine charakteristische zweigeteilte Fächerform. Sie wuchsen einst aus Nadeln zusammen, ein einzigartiges Phänomen in der Pflanzenwelt. Es gibt Bäume mit männlichen oder weiblichen Blüten, wobei die weiblichen weniger beliebt sind, da sie ranzig riechende Samen ausbilden. Heute wird Ginkgo gerne in Großstädten angepflanzt (wie Berlin oder New York), denn er ist nicht nur gegen Schädlinge resistent, sondern auch gegen die Umweltschadstoffe unserer modernen Gesellschaft. Beim Atombombenabwurf über Hiroshima 1945 sollen vier Ginkgobäume überlebt haben. Seine Anpassungsfähigkeit und lange Vergangenheit machen ihn zu einem Baum der Hoffnung und der Unbesiegbarkeit, zum »globalen Weltenbaum«.

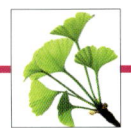

Geschichte

Ginkgo, in China auch Tempel- oder Wunderbaum genannt, wird als »lebendes Fossil« bezeichnet. Die Ursprünge des Ginkgos reichen 300 Millionen Jahre zurück, noch vor die Zeit der Saurier. Seine Vorfahren sollen die Erde einst großflächig besiedelt haben, doch nur in Ostasien überlebte der Ginkgo biloba die Eiszeit. Durch seine spezielle Blattform hatte er eine besondere Bedeutung für die chinesische Kunst, Kultur und Heilkunde. Er wurde als lebensverlängernd angesehen und seine Blätter galten sogar eine Zeit lang als Zahlungsmittel.

In chinesischen und japanischen Tempelanlagen finden sich noch heute einzelne riesige Ginkgobäume, unter deren Kronen Frauen um Nachwuchs bitten oder um genügend Muttermilch. Erst im 18. Jahrhundert kam der Ginkgo nach Europa.

Körperliche Bedeutung

Durch die enthaltenen Flavonoide (Quercetin, Kaempferol u. a.) und seine ätherischen Öle wirken die Blätter des Ginkgos gefäßerweiternd und fördern die Fließeigenschaft des Blutes. Durch die bessere Durchblutung können sich Gedächtnis und Lernvermögen steigern, gefäßbedingte Seh- und Hörstörungen sollen gemildert werden.

Neben Durchblutungsstörungen wird Ginkgo bei Demenz, Konzentrationsschwäche, Schwindel, Tinnitus und bei Hyperaktivität eingesetzt sowie zur Vorbeugung von Schlaganfällen. Außerdem gilt Ginkgo als schmerzstillend. Allgemein stellte man eine größere Belastbarkeit in Stresssituationen fest. In der TCM gilt Ginkgo als süß, bitter und zusammenziehend. Er stärkt das Qi, nährt das Blut und befeuchtet das Lungen-Yin.

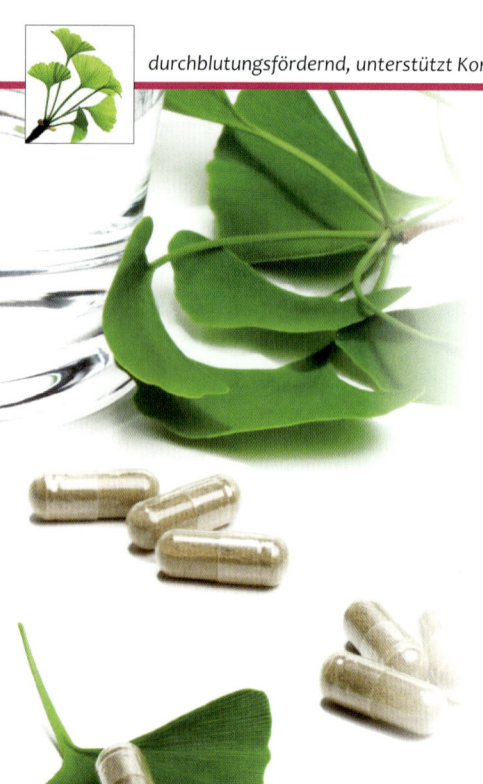

Hausapotheke und Rezepte

Vor allem die Blätter finden Anwendung in der Medizin. Sie werden im Spätsommer geerntet, getrocknet, gemahlen und in einem mehrstufigen Verfahren extrahiert, um unerwünschte Säuren zu entfernen. Dann wird das Material zum Beispiel zu Tabletten gepresst oder kommt in Form von homöopathischen Präparaten auf den Markt. Die Verwendung als Tee ist weniger empfehlenswert, da die enthaltenen Ginkgolsäuren Übelkeit hervorrufen können. Die Dosierung von Ginkgo-Präparaten sprechen Sie am besten mit einem Arzt ab. Vorsicht bei gleichzeitiger Einnahme von Blutverdünnungsmedikamenten.

Die geschälten Samen werden in Japan auch geröstet und als Spezialität bei besonderen Anlässen gegessen. Darüber hinaus kommt Ginkgo in Kosmetikprodukten zum Einsatz, zum Beispiel in durchblutungsfördernden Haarwuchsmitteln, Anti-Falten-Cremes und Seifen.

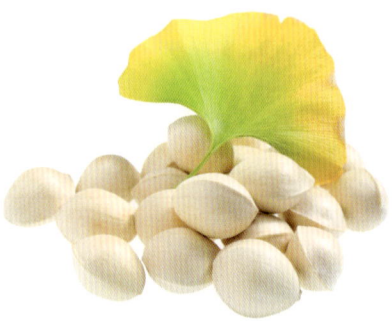

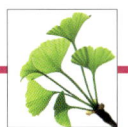

Seelische Wirkung

Humor: *»Lachen ist die beste Medizin!«*

So wie es der Ginkgobaum in der Außenwelt geschafft hat, über Millionen von Jahren zu überleben und mit schwierigen Umständen zurechtzukommen, kann sich auch die menschliche Seele mit Humor über viele Widrigkeiten hinwegsetzen.

Ritual: Lachen als Seelenbalsam

Besuche ein Lachyoga-Seminar oder versuche folgendes Experiment mit einem Freund oder einer Freundin: Schaut euch in die Augen und verzieht das Gesicht zu den verwegensten Grimassen. Einzige Bedingung: Es darf nicht gelacht werden!

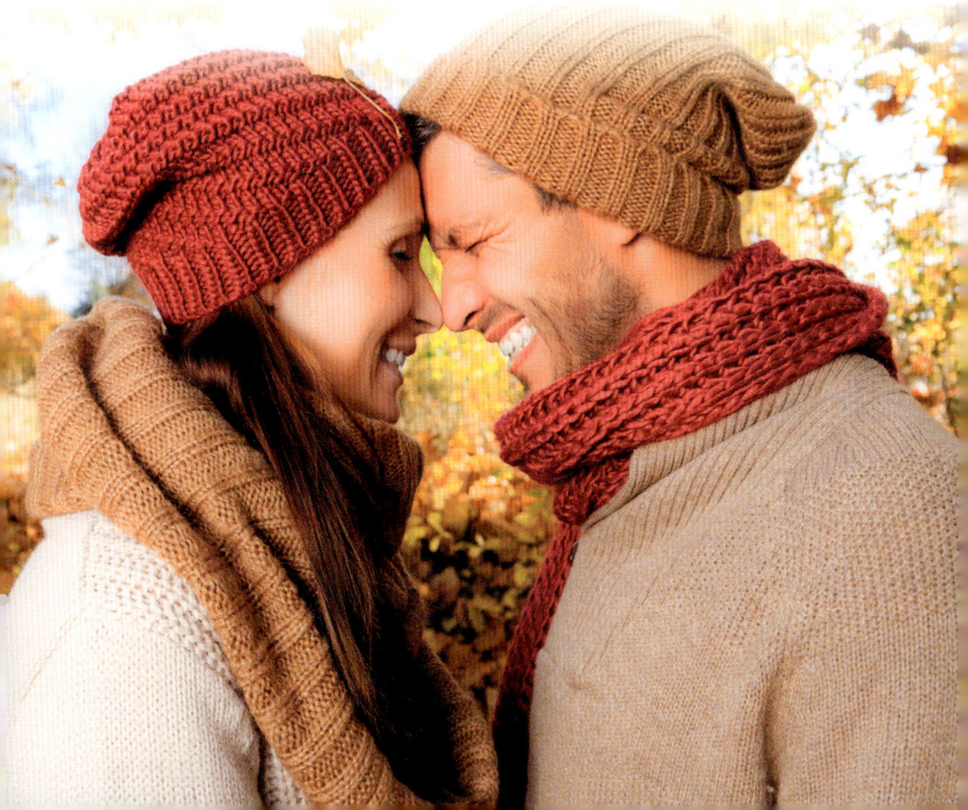

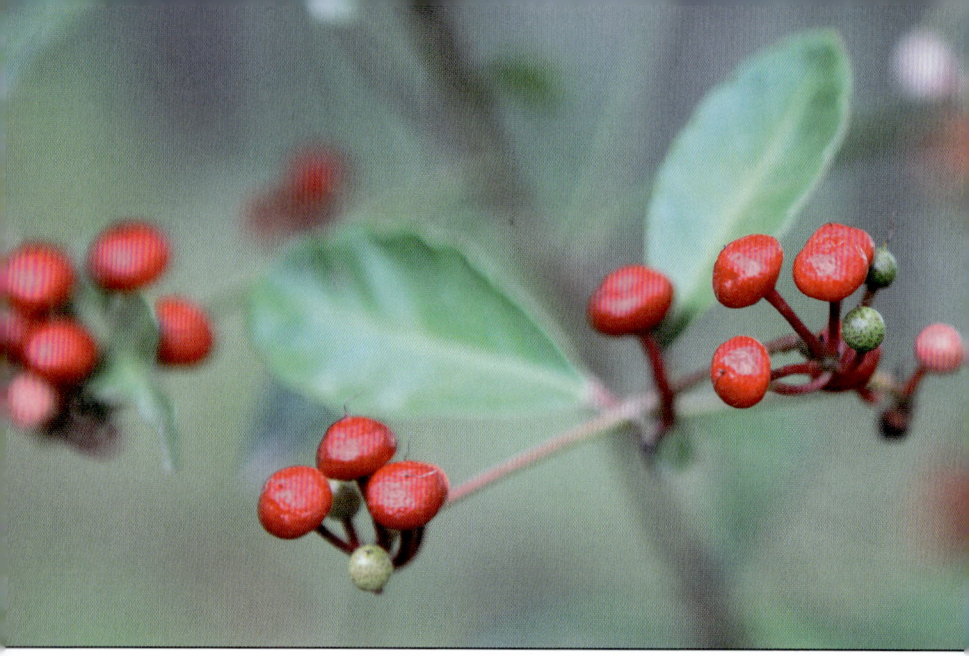

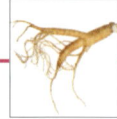

Ginseng

Ginseng (lat. *Panax ginseng*) gehört zur Familie der Efeugewächse und wird bis zu 40 cm hoch. Die medizinisch interessante Wurzel ist pfahlförmig, verzweigt und sieht in etwa wie ein kleiner Mensch aus. Sein Name heißt übersetzt aus dem Chinesischen »Menschenwurzel«. Mit dieser Wurzel überdauert der mehrjährige Ginseng den Winter. Im Frühjahr wächst daraus ein einzelner Spross mit drei bis sechs mehrfingerigen Blättern. Am Ende trägt er rosenähnliche Blüten, aus denen sich rote Steinfrüchte mit je zwei Samen entwickeln.

Geschichte

Ginseng kommt ursprünglich wahrscheinlich aus Nordkorea, wird jedoch schon seit mindestens 4000 Jahren in China und Japan zu Heilzwecken verwendet. Er gilt dort als heilig und als Allheilmittel. Angeblich wartete man früher beim wilden Ginseng bis zu 200 Jahre auf die Entfaltung seiner vollen Heilkraft, bevor man mit der Ernte begann. Weil er so langsam wächst und schwer anzubauen ist, war er

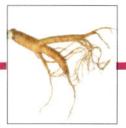

früher Kaisern und Würdenträgern vorbehalten. Man wog die Knolle in Gold auf. Erst im 17. Jahrhundert brachten holländische Seefahrer den Ginseng nach Europa. Die Heilpflanze ist sehr begehrt und heute in freier Natur kaum mehr zu finden. Die Zucht gestaltet sich als schwierig, denn Ginseng braucht schattige Beete und entwickelt seine Heilwirkung erst ab einem Alter von sechs Jahren. Ältere, große Wurzeln können sehr teuer sein. Außer in China wird er in Russland, Korea, Japan, Deutschland (Niedersachsen, Brandenburg) und in den USA angebaut.

Körperliche Wirkung

Ginseng beruhigt das zentrale Nervensystem, stärkt die Abwehrkräfte und belebt Körper und Geist. Er soll helfen, Konzentrationsschwächen oder ein Leistungstief zu vermindern (zum Beispiel beim Sport). Er macht wach, hebt die Stimmung und verkürzt die Rekonvaleszenzzeit nach einer Krankheit. Die enthaltenen Vitalstoffe Vitamin B1, B2, Panaxsäure, Glykoside, ätherische Öle und Schwefel wirken als Anti-Aging-Mittel und stärken das gesamte Körpersystem. Ginseng ist daher kein Medikament im herkömmlichen Sinne. Er wirkt nicht gezielt gegen eine bestimmte Krankheit, sondern ganzheitlich und wird gerne begleitend zu anderen Therapien (beispielsweise bei Krebs) eingesetzt. Er stärkt die Widerstandskraft gegen Stress, Gifte, radioaktive Strahlung und Krankheitserreger aller Art. Zudem verbessert er die Durchblutung, die Sauerstoffaufnahme, reguliert den Insulinhaushalt und aktiviert die Libido.

Hausapotheke und Rezepte

Die Wurzeln werden pulverisiert oder zu Tee verarbeitet. In Europa kommen vor allem Fertigprodukte zum Einsatz. Hier gilt es auf die Inhaltsstoffe zu achten, denn manche Präparate (vor allem günstige Nahrungsergänzungsmittel) kommen unterdosiert in den Handel

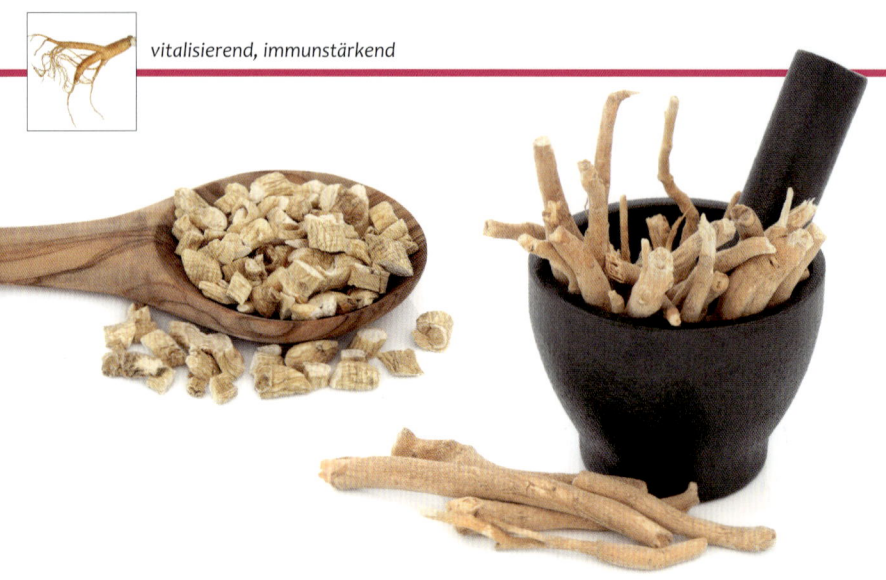

und können dann nicht die Versprechen des Ginsengs halten. Ein empfohlener Erfahrungswert liegt bei 1–2 g (bis zu 3 g) der getrockneten Wurzel oder 200–600 mg bei einem Extrakt pro Tag. Eine Wirkung zeigt sich meist erst nach einer Einnahme von 3–4 Wochen.

In Deutschland wird gemäß DAB (Deutsches Arzneibuch) nur die Weiße Ginsengwurzel verwendet, die zunächst mit Schwefeldioxid gebleicht und anschließend in der Sonne getrocknet wird. Die Rote Ginsengwurzel erfährt eine Behandlung mit Wasserdampf, wodurch sie sich rot färbt und hart, trocken und dadurch länger haltbar wird. Ginseng immer kühl und fest verschlossen aufbewahren.

Achtung: Ginseng kann den Blutzuckerspiegel zu weit senken. Die Wechselwirkung mit Medikamenten für Blutgerinnung oder Diabetes beachten und einen zeitlichen Mindestabstand zu Operationen von einer Woche einhalten. Die Wirkung koffeinhaltiger Getränke, von Östrogenen und Kortison kann durch Ginseng verstärkt werden.

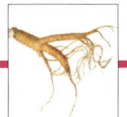

Seelische Wirkung

Verjüngung: **»Das Leben ist voller Wunder!«**

Die »Menschenwurzel« Ginseng regt dazu an, das Leben mit den Augen eines Kindes zu sehen: unvoreingenommen, neugierig, spontan und voller Tatendrang.

Ritual: die Welt neu entdecken

Gehe hinaus in die Natur und finde intuitiv einen Gegenstand (Blatt, Halm, Stein, …), der dich heute besonders anspricht. Nimm ihn in deine Hand und betrachte ihn ganz sorgfältig. Entdecke seine Form, Farbe, alle Details. Lass ihn ganz direkt zu deiner Seele sprechen, ohne dass sich dabei deine Aufmerksamkeit beurteilenden Gedanken zuwendet.

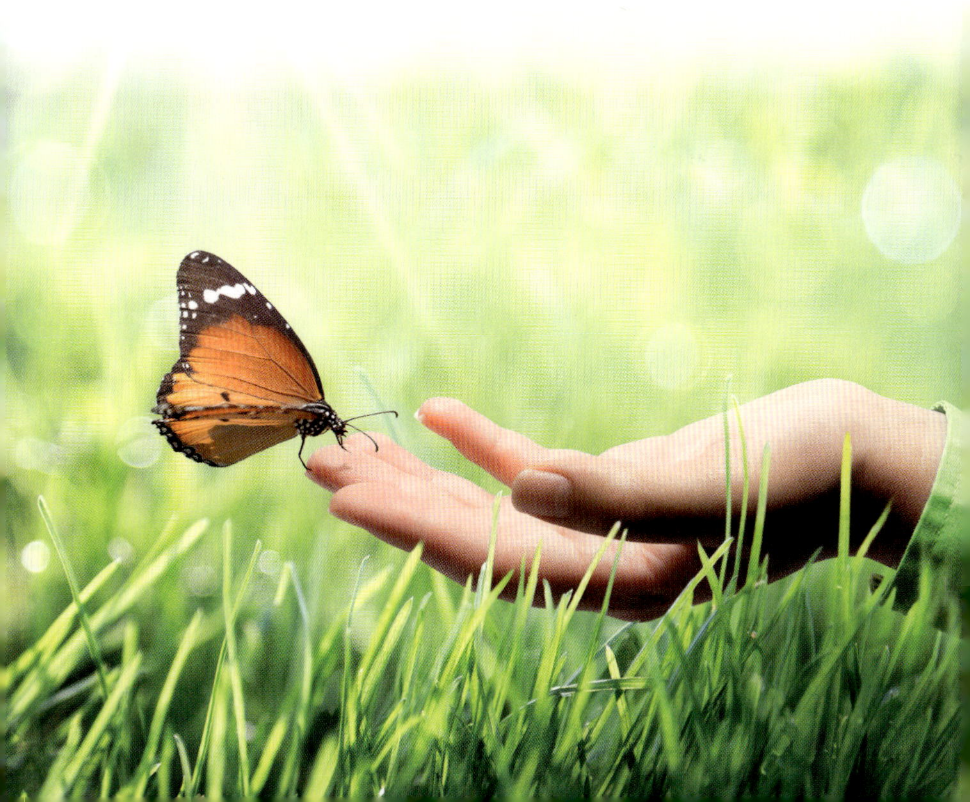

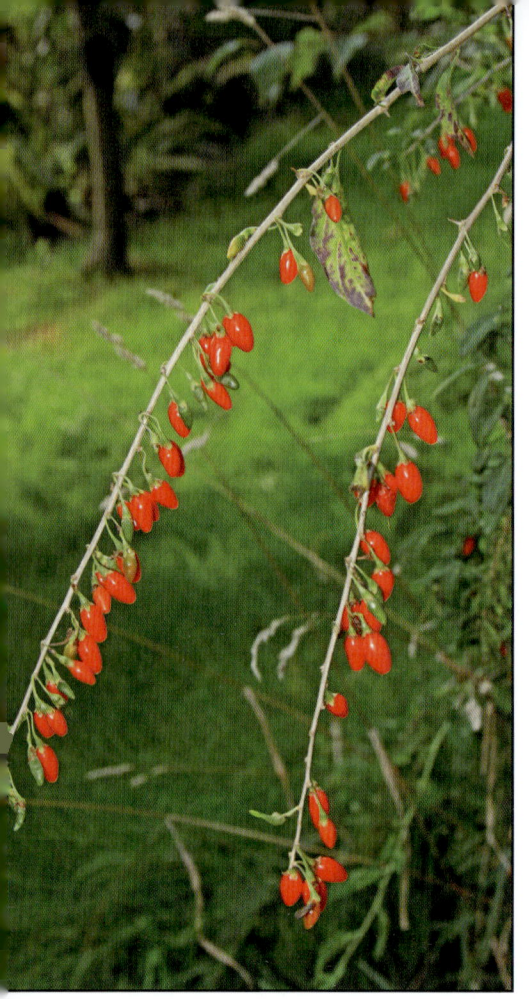

Gojibeere

Die Gojibeere, auch Chinesische Wolfsbeere, Teufels- oder Hexenzwirn genannt, ist die Frucht des Gemeinen Bocksdorns (lat. *Lycium barbarum)*. Der sommergrüne Strauch gehört zur Familie der Nachtschattengewächse und ist winterhart. Er wird 2–4 m hoch und trägt auf seinen dornigen Ästen längliche, graugrüne Blätter und lila-farbige, trichterförmige Blüten. Die Verbreitung erfolgt durch seine Wurzeln sowie durch Stecklingsbildung herabhängender Zweige und durch Samen.

Geschichte

Die Gojibeere kommt ursprünglich aus China, Tibet und der Mongolei. In antiken chinesischen Schriften wird sie als »Frucht des Wohlbefindens« gefeiert und soll ein langes Leben verleihen. Die Beeren sind traditioneller Bestandteil der chinesischen Küche und der Medizin, zum Beispiel bei Augenproblemen, hohem Blutdruck und -zucker. Mittlerweile findet man den Gemeinen Bocksdorn als Kulturpflanze in ganz Asien, Europa, Nordamerika, Nordafrika und Australien. Oftmals dient er zur Bepflanzung von Grünstreifen an Autobahnen oder als Erosionsschutz für Böschungen.

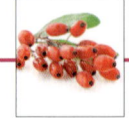

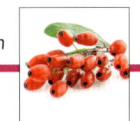

Körperliche Wirkung

Die Gojibeere enthält eine unglaublich hohe Konzentration an Vitalstoffen mit stark antioxidativer Wirkung: Carotinoide, eine Vorstufe des Vitamin C, Vitamin B1, B2, B3, Calcium, Kalium, Phosphor, Magnesium sowie 21 Spurenelemente (u. a. Eisen, Kupfer, Selen, Mangan und Zink). Ihr Gehalt an Antioxidantien übertrifft den der Cranberry um das 20-Fache. Daher wird die Gojibeere bei uns als Superfood, als Anti-Aging-Mittel und als Hilfe zur Zellregeneration gepriesen (zum Beispiel in der Krebsvorsorge). Ihre entzündungshemmenden, antibakteriellen Eigenschaften haben einen positiven Effekt auf die Funktion von Leber, Verdauung und Gedächtnis. Sie senken auch den Blutfettspiegel, beugen Infektionen vor, helfen bei Prostataerkrankungen und Arteriosklerose. Gemäß der TCM erhöhen Gojibeeren das Yin von Leber und Nieren.

Hausapotheke und Rezepte

Empfohlen wird täglich eine Handvoll (20 – 30 g) Gojibeeren zu konsumieren, ob in Müsli, Salat oder einfach so geknabbert. Sie können sie auch in Wasser ziehen lassen (3 – 4 Stunden) und dieses dann als erfrischenden Drink genießen (die eingeweichten Früchte ebenfalls verzehren). Gojibeeren bekommen Sie getrocknet oder in Pulverform im Fachhandel. Achten Sie auf die Bezugsquelle (Pestizidbelastung)! Die Blätter von Jungpflanzen werden traditionell auch als Blattgemüse gegessen.

Gojibeere im Garten

Wer nicht auf teure Importprodukte angewiesen sein will, kann sich den Strauch im eigenen Garten anbauen. Dieser ist anspruchslos, bevorzugt aber Sonne. Die reifen Beeren gleich frisch verzehren, Saft daraus pressen, trocknen oder einfrieren.

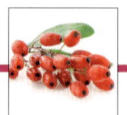

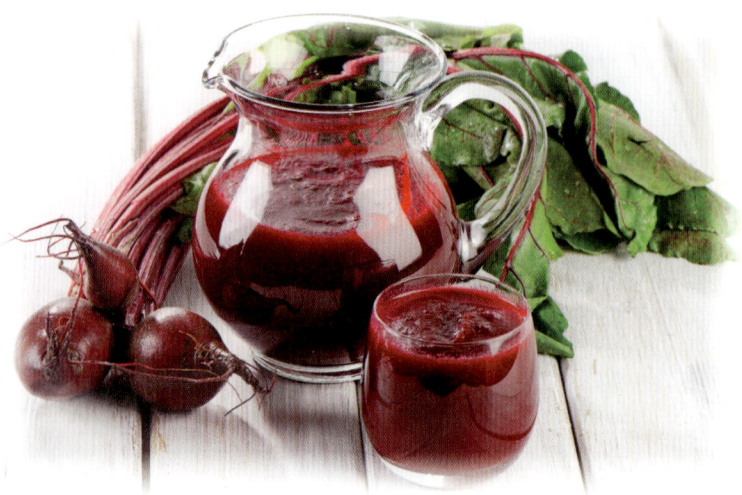

Spinat mit Gojibeeren

1 kleine Handvoll getrocknete Gojibeeren für 20 Min. in Wasser einweichen. 1 Zwiebel fein schneiden und mit etwas Öl goldbraun dünsten. Nach Geschmack auch einige Pinienkerne mitrösten. Dann 300 g frischen Spinat in die Pfanne geben und zusammenfallen lassen. Vor dem Servieren die Gojibeeren hinzufügen und alles mit Salz und Pfeffer abschmecken.

Detox-Smoothie

1 Handvoll getrocknete Gojibeeren waschen und mit 1 Feige in einem Glas Wasser einweichen (20 Min.). Dann mit den Blättern einer Roten Bete (ohne Stiele), ½ geschälten und entkernten Zuckermelone, 1 Handvoll Heidelbeeren und 1 geschälten Zitrone in den Hochleistungsmixer geben. 45 Sekunden fein pürieren und schluckweise genießen.

Tipp: Passen Sie den Smoothie der Jahreszeit an: im Winter Endiviensalat statt den Rote-Bete-Blättern verwenden und 2 Birnen statt der Melone.

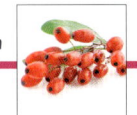

Seelische Wirkung

Tatkraft: *»Ich bringe mich ein!«*

Gojibeeren helfen auch auf der seelischen Ebene, Lethargie zu überwinden. Sie bringen Vitalität und Lust aufs Leben zurück.

Ritual: Muntermacher

Setze dich gemütlich hin. Stecke dir einige Gojibeeren (oder anderes ungezuckertes Trockenobst) in den Mund. Schließe die Augen und vermahle die Früchte gründlich mit deinen Zähnen zu feinem Brei. Nimm dabei jede Geschmacksnuance wahr. Spüre die geballte Kraft, die im Obst steckt und wie diese nach und nach von deinem Körper aufgenommen wird. Beginne nun, deine Arme und Beine in alle Richtungen zu strecken, zu dehnen und zu aktivieren.

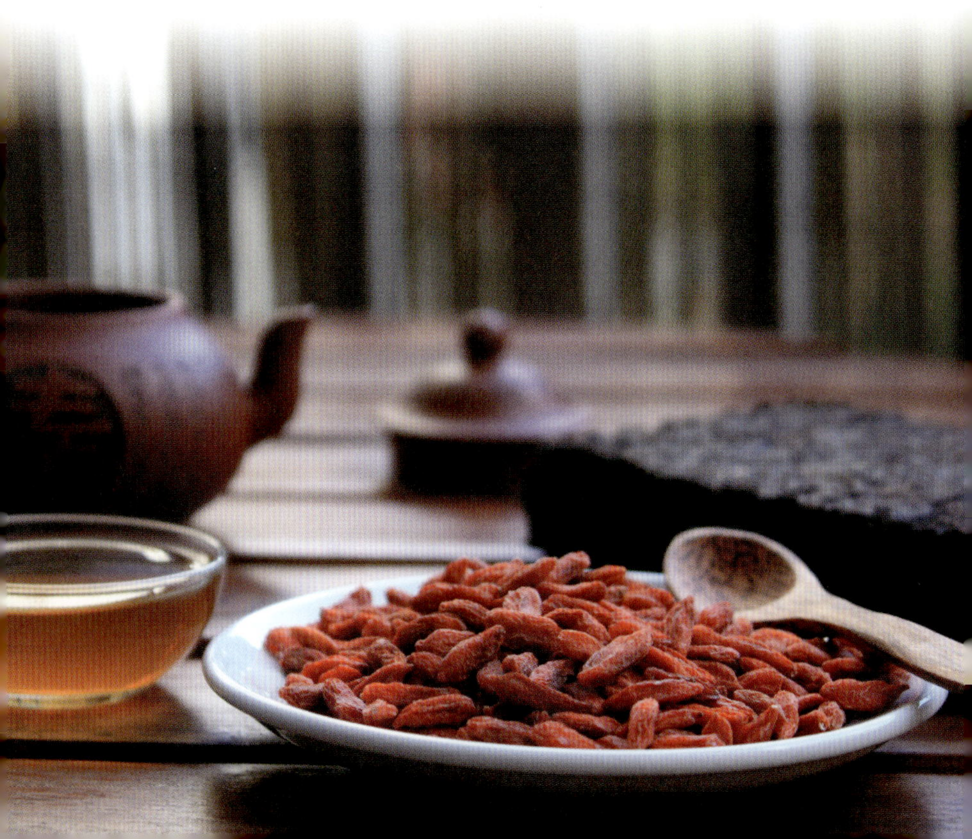

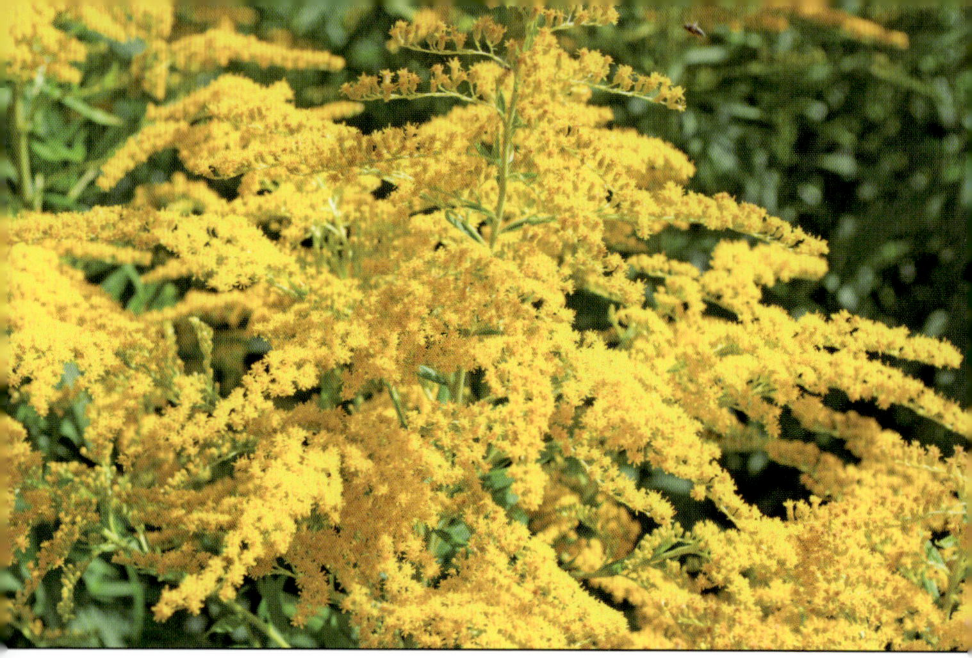

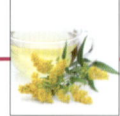

Goldrute

Die Goldrute (lat. *Solidago*) gehört zur Familie der Korbblütler und ist eine ausdauernde, krautige Pflanze von 0,3 – 2 m Wuchshöhe. Ihr Name leitet sich von *solido* = lat. »fest machen, verstärken« ab. Auf dem aufrechten Stängel leuchten in Goldgelb viele körbchenförmige Teilblütenstände. Die Pflanze breitet sich über Rhizome aus und über Samen, die vom Winde verweht werden. Sie existiert in etwa 100 Arten hauptsächlich in Nordamerika, einige Arten auch in Eurasien und Südamerika. In Mitteleuropa ist die Gewöhnliche Goldrute (*S. virgaurea*) beheimatet. Sie ist deutlich kleiner als andere Arten, hat wechselständige Laubblätter und lockere Blütenstände. Achtung: Nicht mit dem Fuchs-Greiskraut verwechseln.

Geschichte

Die Goldrute wurde von den amerikanischen Indianern »Sonnenmedizin« genannt und war ein altes Allheilmittel. Sie wurde bei Fieber, Verstauchungen, Wunden, Verbrennungen, Insektenstichen

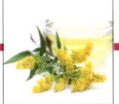

und Nierenleiden eingesetzt sowie im emotionalen Bereich bei aufgestauten Gefühlen. In Europa haben sich neben der einheimischen Gewöhnlichen Goldrute vor etwa 250 Jahren die Kanadische Goldrute *(S. canadensis)* und die Riesen-Goldrute *(S. gigantea)* als Neophyten eingebürgert. Sie gedeihen üppig auf Weiden und entlang von Bächen und Straßen. Verschiedene Schmetterlingslarven nutzen sie als Wirtspflanze. Die Goldrute wurde schon in der Antike und bei den alten Germanen als Wundheilmittel eingesetzt. Seit dem Mittelalter gilt sie als beliebtes Blasen- und Nierenmittel. (Gemäß Signaturenlehre ähnelt ihre Blütenfarbe einem gesunden Harnstrahl.) Die enthaltenen gelben Farbstoffe nutzte man früher zum Färben von Wolle.

Körperliche Wirkung

Die Goldrute enthält Saponine, Phenolglykoside, ätherische Öle, Flavonoide und andere. Aufgrund ihrer harntreibenden Wirkung wird sie zum »Durchspülen« entzündeter Harnwege verwendet sowie bei Harnsteinen und diversen Blasenleiden. Die Goldrute wirkt entzündungshemmend, schwach krampflösend und erhöht die Gefäßresistenz. Bei chronischem Schnupfen oder Heuschnupfen sollen die Schleimhäute abschwellen. Im Gegensatz zur Kanadischen Goldrute enthält die europäische Form mehr Phenolglykoside. Diese lindern Schmerzen und vertreiben Pilze aus dem Darm, zum Beispiel bei Candidabelastung. Die Kanadische Goldrute hat dafür einen höheren Flavonoid-Gehalt aufzuweisen, der das Wachstum von Tumoren hemmen soll.

Hausapotheke und Rezepte

Die Goldrute hat den Ruf, bei häufigem Umgang eine Kontaktallergie auszulösen. Dass sie auch für Heuschnupfen verantwortlich ist, scheint unwahrscheinlich, da ihre Pollen schwer und klebrig sind und dadurch vom Wind nicht weit getragen werden.

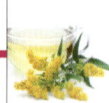

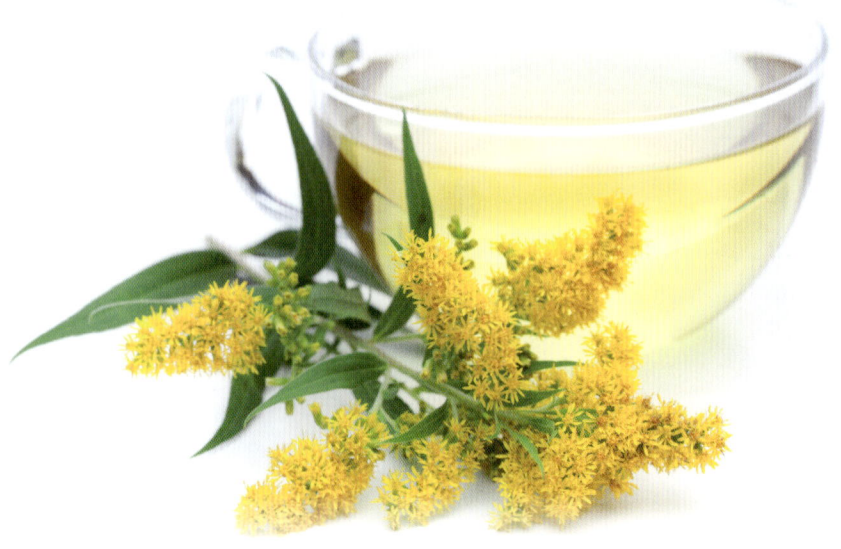

Tee bei Nierenproblemen

Aus den getrockneten Blüten und Blättern der Gewöhnlichen oder Kanadischen Goldrute wird ein Kaltwasserauszug zubereitet. Dazu 1–2 EL des Krauts in 1 Tasse kaltem Wasser 10 Stunden ziehen lassen. Täglich mehrere Tassen trinken.

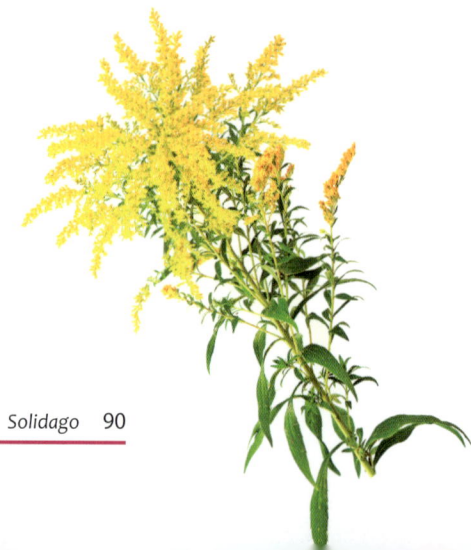

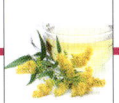

Seelische Wirkung

Ekstase: »*Ich gebe mich dem Strömen und Fließen hin!*«

Goldrute hilft loszulassen und dem Energiefluss im Körper zu folgen. Damit löst sie auch krampfhafte Vorstellungen zur Sexualität auf, die zu Unterleibsproblemen führen können.

Ritual: intuitives Tanzen

Lege dir rhythmische Musik auf und erlaube deinem Körper, sanft mitzuschwingen. Nimm die inneren Impulse in deinen Armen, Beinen und in deinem Becken wahr. Dein Körper weiß von selbst, wie er sich bewegen möchte. Lass die Energie einfach fließen, egal ob dein Tanz nun zart oder wild und feurig wird. Folge der Intelligenz deines Körpers und beobachte, wie deine Gedanken dabei immer mehr zur Ruhe kommen.

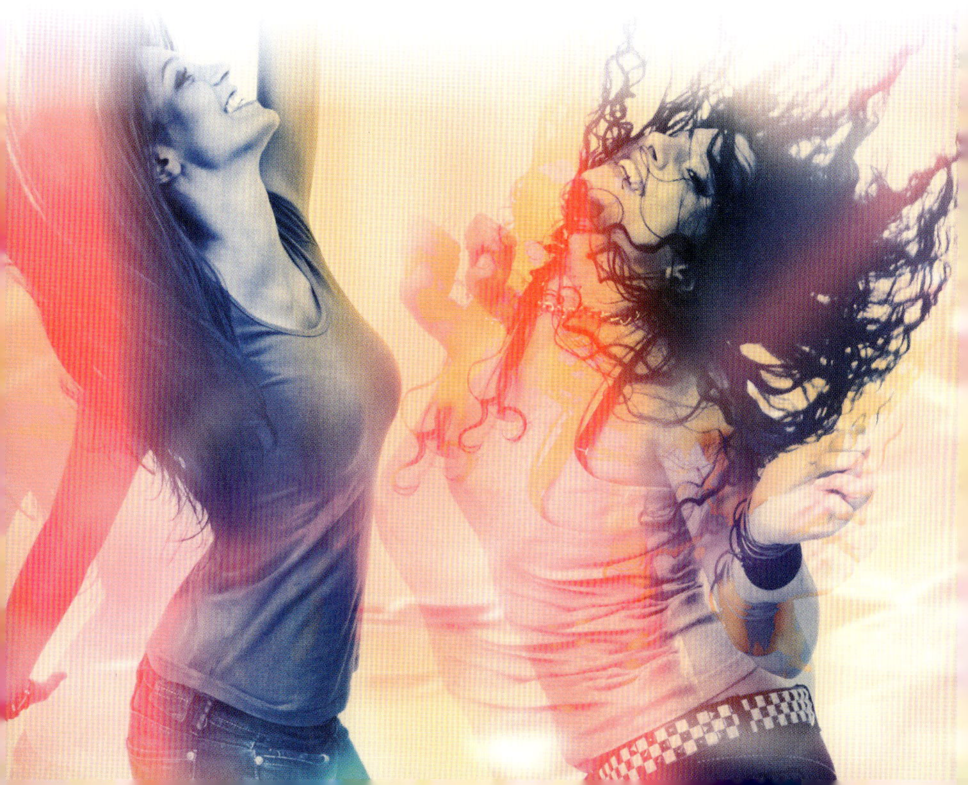

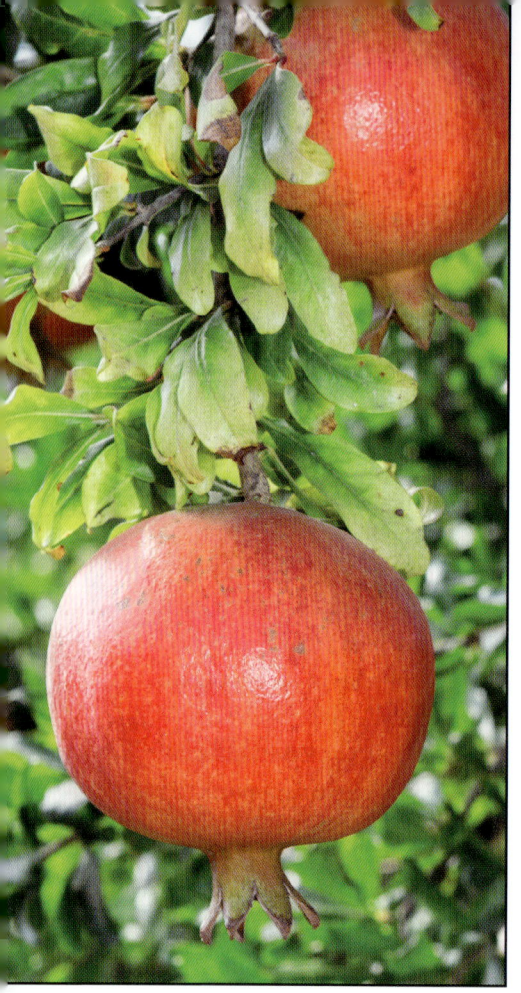

Granatapfel

Granatapfel (lat. *Punica granatum)* oder Grenadine gehört zur Familie der Weiderichgewächse und ist ein sommergrüner, kleinerer Baum oder Strauch. Er hat kleine harte Blätter und prachtvolle rote Trichterblüten. Seine apfelgroßen roten Früchte besitzen eine ledrige Schale. Innen sind sie von unzähligen Wänden durchzogen. In den unregelmäßigen Kammern befinden sich viele saftige Samen (in einer Frucht sind es ca. 400), von denen sich auch sein Name (lat. *granatus* = körnig, *puniceus* = purpurrot) ableitet. Der Granatapfelbaum kann mehrere hundert Jahre alt werden.

Geschichte

Der Granatapfel kommt aus Zentralasien und hat dort die orientalische Mystik und Kultur vielfältig inspiriert. Im antiken Ägypten war er Bestandteil von Grabbeigaben, im alten Griechenland weihte man ihn den Göttern der Unterwelt. Er symbolisiert Macht (Reichsapfel), Blut und Tod. Seine feurig-rote Blüte steht auch für leidenschaftliche Liebe. Die vielen roten Kerne des »Apfels« sind ein Zeichen für Fruchtbarkeit und ein traditionelles Aphrodisiakum. Im Gegensatz dazu wurde die Rinde des Baumes als Abtreibungsmittel eingesetzt. Im christlichen Umfeld gilt er als Paradiesapfel der Eva und Symbol

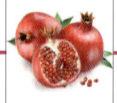

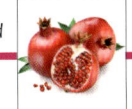

der gebärenden Jungfrau Maria. Er ist sowohl Namensgeber für den gleichnamigen Edelstein als auch für die Handgranate. Früher wurden aus dem Granatapfel Farbtöne zum Färben von Wolle gewonnen: gelb, braun, schwarz und blau (Wurzel und Eisenbeize). Aus der Wildform sind zahlreiche schmackhafte Züchtungen hervorgegangen, die hauptsächlich im Mittelmeerraum kommerziell angebaut werden, aber auch in Asien, Australien und Südafrika.

Körperliche Wirkung

Durch die Vielzahl an Vitalstoffen (sekundäre Pflanzenstoffe, Bitterstoffe, Vitamin C, B1, B2, Kalium, Calcium, Eisen und andere) wird dem Granatapfel eine hohe antioxidative Wirkung zugesprochen. So soll er freie Radikale im Körper unschädlich machen, kranke Zellen in ihrem Wachstum (zum Beispiel bei Lungen- oder Hautkrebs) hemmen und den ganzen Körper erneuern. Er hilft bei Arteriosklerose, Bluthochdruck, Diabetes, Osteoporose und Arthritis. Seine positiven Wirkungen auf den Körper scheinen wahrlich vielfältig, unter anderem mildert er Wechseljahresbeschwerden durch seinen natürlichen Östrogengehalt. Auch degenerative Alterserkrankungen und Herz-Kreislaufprobleme kann er lindern.

Abkochungen der Rinde sollen gegen Würmer helfen, bei Zahnfleischproblemen, Hämorrhoiden und Durchfall (Gerbstoffe). Die Baumrinde und die gerbstoff- und alkaloidreichen Fruchtschalen des Granatapfels werden allerdings nur noch selten genutzt.

Hausapotheke und Rezepte

Die antioxidative Wirkung ist beim direkten Genuss der Frucht oder des ausgepressten Saftes am höchsten. Verzehrempfehlung: 200 ml Fruchtsaft täglich außerhalb der Mahlzeiten trinken (nicht gleichzeitig mit Milch). Neben dem Saft sind Kapseln und Extrakte im Handel erhältlich. Achten Sie beim Kauf eines Produkts auf den hohen Gehalt

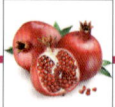

an Polyphenolen und die schonende Herstellung. Granatapfelextrakte sind wegen ihrer Anti-Aging-Wirkung auch Bestandteil von Hautpflegeartikeln.

Erfrischende Granatapfel-Limonade

Einen großen Krug zu einem Drittel mit Eiswürfeln füllen. 1 Granatapfel und 1 Zitrone auspressen und mit einigen Zweigen Minze dazu geben. Nach Geschmack mit etwas Honig oder Agavendicksaft süßen und durchrühren. Kurz ziehen lassen, dann mit Mineralwasser aufgießen und servieren.

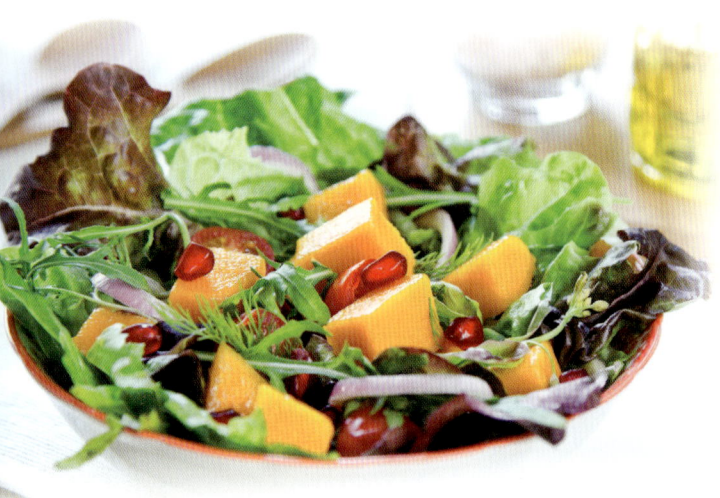

Salatschüssel mit Granatapfel und Mango

2 Handvoll Salatblätter waschen und nach Belieben mit Wildkräutern ergänzen (zum Beispiel Blätter von Löwenzahn, Bärlauch, Vogelmiere, Gänseblumenblüten). Mango schälen, entkernen und würfelig schneiden. Gemeinsam in einer Schüssel anrichten, frische Granatapfelkerne darüber streuen und mit ein paar Spritzern Balsamico-Essig, Olivenöl und etwas Salz abschmecken.

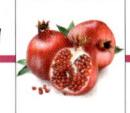

Rosa Taboulé

1 kleine Tasse Couscous mit der 1,5-fachen Menge kochendem Wasser aufgießen und 10 Min. abgedeckt ziehen lassen. Dann den Deckel entfernen, damit der Grieß auskühlen kann. 2 Karotten und ½ Rote Bete grob raspeln, 3 Tomaten und ½ Salatgurke in kleine Würfel schneiden. Alles mit ½ Tasse gekochten Kichererbsen und den Kernen von ½ Granatapfel mischen. Abschmecken mit 1 gepressten Knoblauchzehe, 1 Frühlingszwiebel, gehackter Minze und Petersilie, Salz, Pfeffer, Zitronensaft und Olivenöl. 1 Stunde kühl stellen, durchziehen lassen und eventuell nachwürzen. Köstlich als Beilage zum Grillen oder als erfrischendes Hauptgericht im Sommer.

Seelische Wirkung

Inklusion: **»Ich darf dazu gehören!«**

Der Granatapfel lehrt, wie süß und kraftvoll es ist, wenn jedes Individuum in einer Gruppe in vollem Umfang angenommen wird. Im Granatapfel haben alle Kerne Platz, die Schale passt sich dem Inhalt an.

Ritual: Annahme

Gehe mit offenen Augen durch eine Stadt und blicke alle Menschen, die dir begegnen, ohne Bewertungen an. Heute ist niemand gut oder schlecht. Jeder ist gleich wertvoll und gehört auf seine Weise dazu. Du bist weder verpflichtet, jemanden wegzuschieben und dich vor ihm zu verschließen, noch mit ihm in Kontakt zu treten. Nimm einfach nur wahr, wie jeder Mensch Teil des Lebens ist und von ihm getragen wird.

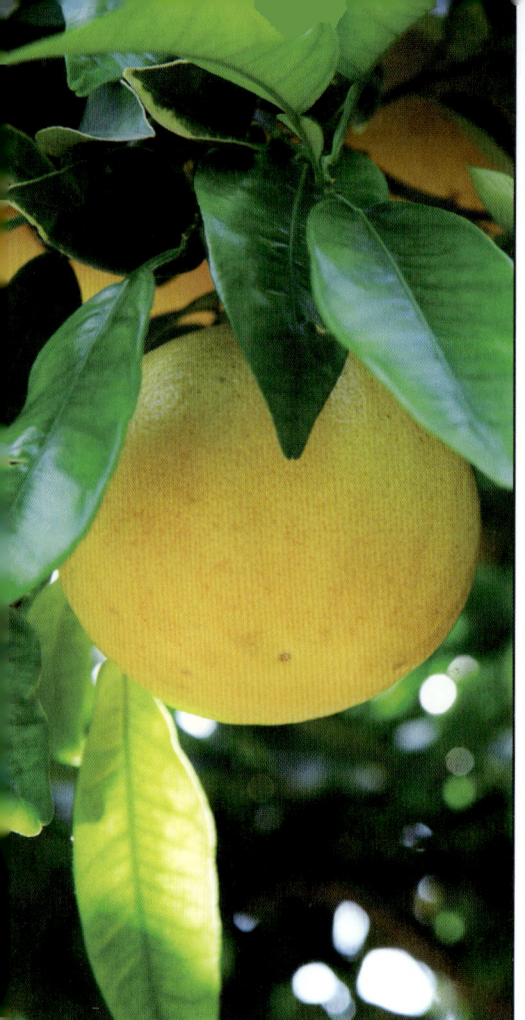

Grapefruit

Die Grapefruit (lat. *Citrus paradisi*) gehört zur Familie der Rautengewächse. Ihr Name heißt übersetzt aus dem Englischen »Traubenfrucht«. Die Früchte wachsen nämlich oft dicht beieinander und nicht einzeln wie Zitronen oder Orangen. Der immergrüne Grapefruitbaum wird 5–15 m hoch und hat dunkelgrüne, lange und ovale Blätter. Die duftenden weißen Blüten stehen einzeln in den Blattachseln. Daraus entwickeln sich runde gelbe Früchte, deren Fruchtfleisch von Hellgelb bis Orange-Rot variiert. Es schmeckt leicht bitter – je röter das Fleisch, desto süßer die Frucht.

Geschichte

Wahrscheinlich ist die Grapefruit Ende des 18. Jahrhunderts auf Barbados, einer Insel der Kleinen Antillen aus einer spontanen Kreuzung von Orange und Pampelmuse entstanden. Sie wird erst seit 150 Jahren kommerziell angebaut, zuerst in Florida und heutzutage in fast allen subtropischen Ländern der Welt. Die wichtigsten Lieferanten für Europa sind Israel, Zypern und Spanien.

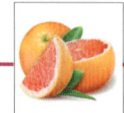

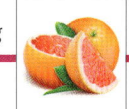

Körperliche Wirkung

Die Grapefruit enthält Glucar- und Galacturonsäuren (im Ballaststoff Pektin), die verdauungsförderlich wirken und den Cholesterinspiegel positiv beeinflussen. Sie verbessern den Zuckerstoffwechsel und führen dazu, dass weniger Insulin produziert werden muss. Außerdem liefert die Grapefruit viel Vitamin C, A, B1, B2, B6, Kalium, Calcium, Magnesium, Spurenelemente und Enzyme. Sie reinigt den Körper, hilft Giftstoffe auszufällen, wirkt schmerzlindernd und unterstützend bei Blutarmut. Gleichzeitig wird die geistige Konzentration und Klarheit erhöht.

Die Grapefruit besteht zum größten Teil aus Wasser und hat sehr wenig Kalorien. Da sie die Fettverbrennung fördert, ist sie eine ideale Unterstützung für Fasten-, Abnahme- und Entgiftungskuren. Sie hilft auch bei der Raucherentwöhnung. Die weißen Innenhäute sind gut für das Herz und Gefäßsystem.

Dem Grapefruitkernextrakt und der Schale wird eine krebshemmende und antibakterielle Wirkung nachgesagt. Die Frucht soll auch ein wirksames natürliches Therapeutikum gegen Pilze und Viren sein.

Hausapotheke und Rezepte

Grapefruits aufschneiden und löffeln oder in Smoothies und Salaten verwenden. Grapefruitkernextrakt wird am schonendsten durch Kaltwasserauszug gewonnen. Angenehmer einzunehmen als der bittere Flüssigextrakt sind die handelsüblichen Kapseln. (Für Kinder diese öffnen und den Inhalt in etwas Wasser mit Honig lösen.)

Achtung: Bestimmte in der Grapefruit enthaltene Substanzen (Naringenin, Bergamottin) können die Wirkung von Medikamenten dramatisch verändern. Sie blockieren ein Enyzm in der Leber, so dass manche Arzneien im Körper nicht abgebaut werden. Dadurch kann sich deren Wirkung beinahe verdoppeln oder aber auch ver-

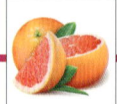
mindern. Selbst wenn Sie einige Stunden Abstand einhalten, kann es zu Wechselwirkungen kommen (nicht bei Salben). Befragen Sie dazu Ihren Arzt!*

Grapefruit-Aprikosen-Smoothie

1 Grapefruit grob schälen und mit 5 entkernten Aprikosen, etwas Wasser und 1 TL Macapulver (optional) im Mixer pürieren. Bei Bedarf mit etwas Agavendicksaft süßen und schluckweise als Zwischenmahlzeit genießen.

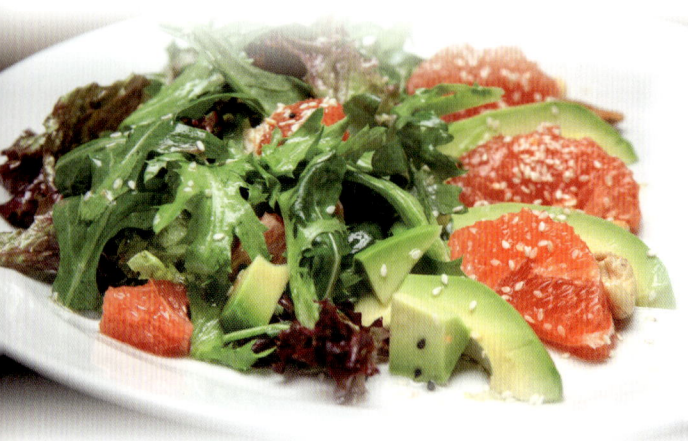

Grapefruit-Avocado-Salat

1 rosa Grapefruit filetieren und den Saft dabei auffangen. Einige Blätter vom roten Eichblattsalat und Rucola waschen und in mundgerechte Stücke zupfen. Dann 1 reife Avocado schälen, entkernen und in Scheiben schneiden. Gemeinsam auf Tellern anrichten. Aus dem Grapefruitsaft, Weißweinessig, Olivenöl (je 1 EL), Pfeffer und Salz eine Vinaigrette anrühren und über den Salat geben.

---

* Liste der betreffenden Medikamente unter www.consumeraffairs.com/ news04/2012/11/study-grapefruit-and-prescription-medication-a-hazardous-mix.html

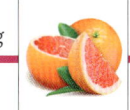

Seelische Wirkung

Lernbereitschaft: **»Ich bin konzentriert und offen für neues Wissen!«**

Grapefruit weckt die Neugier und den unbefangenen Forschergeist. Der Kopf wird klar und frei für neue Lerninhalte.

Ritual: klarer Kopf zum Lernen

Befreie dich zunächst von allen Ablenkungen an deinem Arbeitsplatz (Zeitschriften, Radio/Fernsehen, …). Öffne die Fenster und lass einen Schwall frischer Luft hinein. Dann gib ein paar Tropfen ätherisches Grapefruitöl in eine Duftlampe, das hilft dir, dich zu konzentrieren, und atme tief (mit Bauchatmung) durch.

Tipp: Bei Prüfungen kann man es auch mit Mandelöl gemischt auf die Haut auftragen.

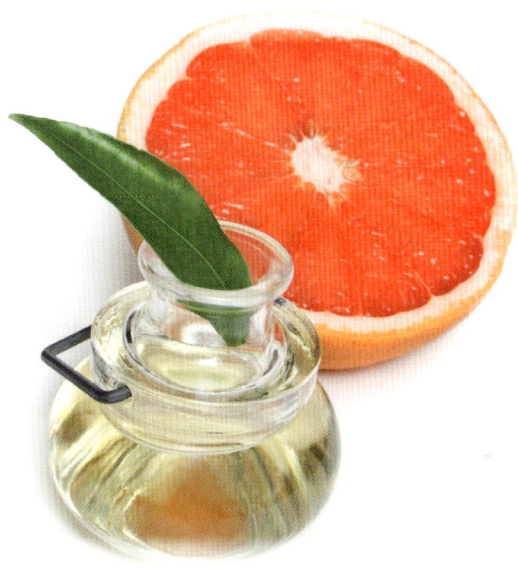

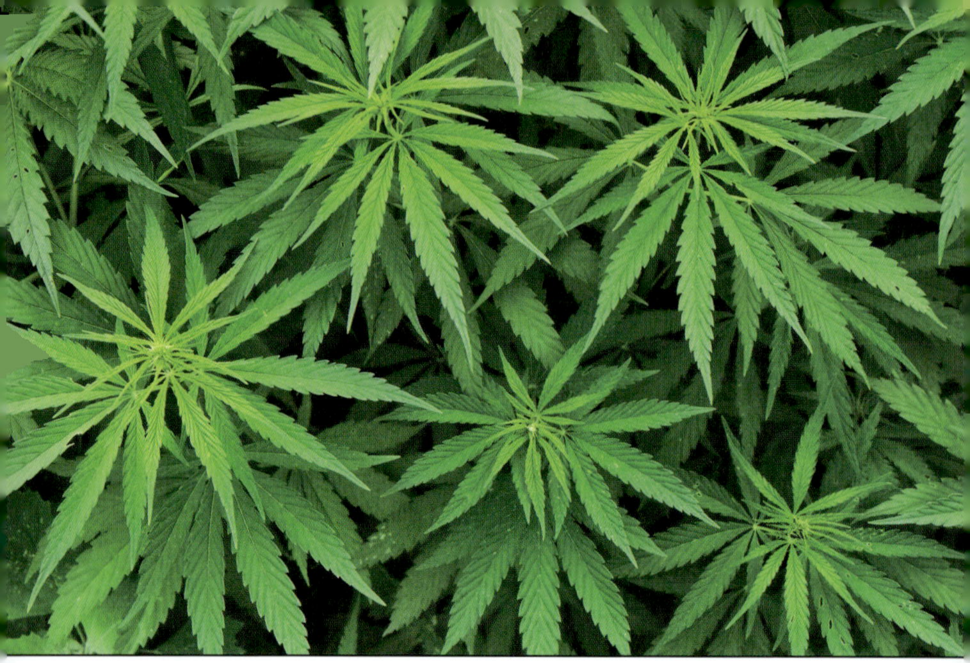

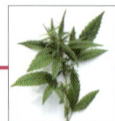

Hanf

Hanf (lat. *Cannabis sativa* zur Öl-/Fasergewinnung, *Cannabis indica* als Arznei) gehört zur Familie der Hanfgewächse und ist eine einjährige, aufrechte und bis zu 4 m hohe Pflanze. Er hat gefingerte, gesägte Blätter und unscheinbare Blüten. Es gibt männliche (die kleiner wachsenden) und weibliche Pflanzen. Hanf ist anspruchslos, resistent gegen die meisten Krankheiten und wächst schnell nach. Er ist ein naher Verwandter von Brennnessel und Hopfen.

Geschichte

Hanf ist eine der ältesten Kulturpflanzen der Welt und sehr vielseitig. Angeblich wurde er in China schon vor mehr als 10 000 Jahren als Heilmittel gegen Malaria, Rheuma und andere Krankheiten eingesetzt. Von Buddha wird erzählt, dass er sich auf seinem Erleuchtungsweg nur von Hanfsamen ernährt hat. In Ostasien wie in Europa fand man bei Ausgrabungen in jungsteinzeitlichen Siedlungen große Mengen von seinen Samen. Auch die Fasern wurden vielseitig

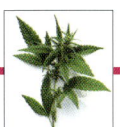

genutzt: für Papier, Waffen, Kleidung, Segel und Stricke (daher sein Beiname »Galgenkraut«). Die Samen dienten der Ernährung, Harz und Blätter waren ein beliebtes Schmerz- und Rauschmittel (Haschisch, Marihuana).

Die Hanfproblematik

Im letzten Jahrhundert geriet Hanf wegen seines halluzinogenen Inhaltsstoffs THC (Tetrahydrocannabinol) in Verruf und wurde verboten. Trotzdem ist Haschisch die weltweit am häufigsten konsumierte illegale Droge. Im Gegensatz zu Kokain, Heroin oder Tabak ist das Suchtpotenzial eher gering. Das Hanfanbauverbot lohnt sich richtig für eine erstklassig organisierte Drogenmafia (mit teilweise gefährlich gestreckten Produkten und genmanipulierten Sorten). Erst in neuerer Zeit kommen THC-arme Nutzhanfsorten als Lieferanten für Biomasse (Papier, Isolationsmaterial und Treibstoff) wieder ins Gespräch. Der Anbau ist sehr effektiv und umweltfreundlich. Mit behördlicher Genehmigung darf Hanf kultiviert werden (allerdings nicht privat – auch nicht zu medizinischen Zwecken).*

Körperliche Wirkung

Hanf soll bei Krämpfen, leichten Depressionen, Brechreiz und nervenbedingten Schmerzen helfen. Der Inhaltsstoff THC wirkt euphorisch im Gehirn, entspannt die Muskulatur und senkt den Blutdruck. Der menschliche Körper produziert nämlich eigene, sogenannte Endocannabinoide, die den Hanfinhaltsstoffen sehr ähnlich sind. Hanf scheint die körpereigenen Verbindungsstellen nutzen und dadurch die Regulation von Schmerz, Spannung (Blutdruck), Temperatur und Psyche direkt beeinflussen zu können. Ak-

---

* mehr zum Thema Hanf: Zimmer, L./Morgan, J. P.: Cannabis Mythen – Cannabis Fakten, Solothurn/CH 2004

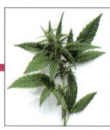
tuell wird er vor allem gegen Übelkeit bei Chemotherapie, gegen depressive Verstimmungen und Appetitmangel bei Aids-Patienten und zum Senken des Augeninnendrucks bei Glaukom (Grüner Star) angewendet. Geforscht wird auch hinsichtlich seiner Heilwirkung bei Multipler Sklerose und Alzheimer. Die Ausgabe von Cannabis-Medikamenten wird allerdings sehr restriktiv gehandhabt.

Selbstverständlich kann der chronische Missbrauch von Haschisch (genauso wie von Alkohol, Nikotin und Medikamenten) zu Persönlichkeitsveränderungen und Gesundheitsproblemen führen.

Hinsichtlich Auslösung von Psychosen glaubt man, dass Personen mit einer solchen Disposition durch Cannabiseinnahme die Wahrscheinlichkeit eines Ausbruchs dieser Krankheit erhöhen können.

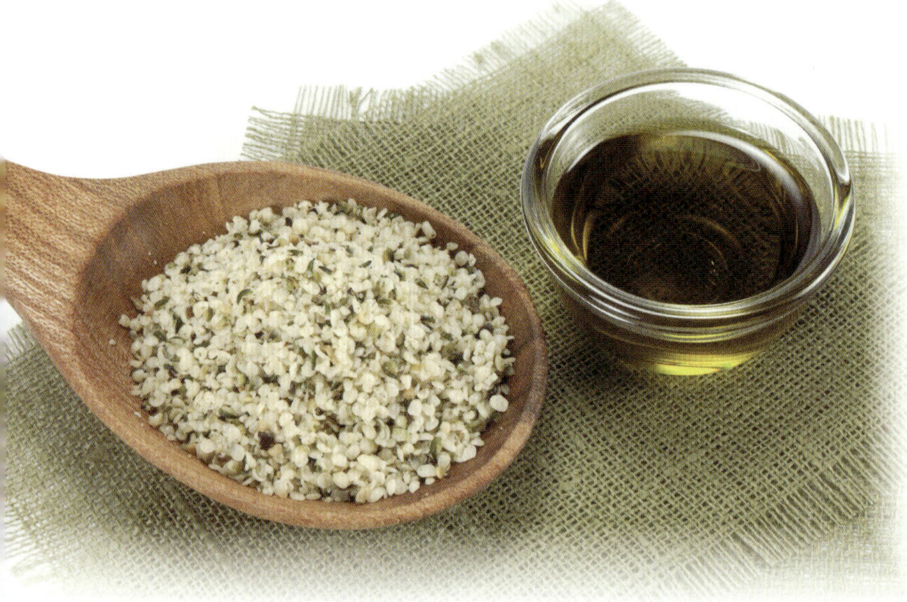

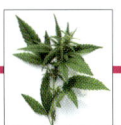

Die Verwendung von Hanföl (von legalen THC-freien Sorten) in der Ernährung kann Zivilisationskrankheiten vorbeugen, so bei Herz-Kreislauf-Erkrankungen, erhöhten Fettwerten und Bluthochdruck. Es gibt Hinweise auf eine Verringerung von Schlaganfällen und eine positive Wirkung bei Krebs und Entzündungen. Hanfsamen enthalten alle essentiellen Aminosäuren in einem optimalen Verhältnis sowie Vitamin E und Chlorophyll. Von allen pflanzlichen Speiseölen hat Hanf (gemeinsam mit Kürbiskernen) das höchste antioxidative Potential zum Schutz der Zellen und ist zudem leicht verdaulich.

Hausapotheke und Rezepte

Die Samen sind eine reiche Proteinquelle und Hanföl schmeckt ausgezeichnet im Salat. Die Flasche dunkel lagern und innerhalb von zwei Monaten aufbrauchen. Verwenden Sie Produkte aus biologischem Anbau, denn die Pflanze reichert Schwermetalle aus belasteten Böden an.

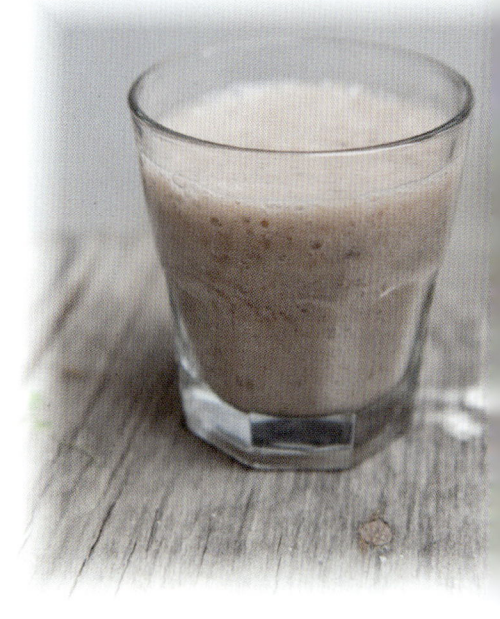

Hanfdrink

50 g geschälte Hanfsamen (Reformhaus) mit 0,5 l Wasser und 1 entkernten Dattel in einem starken Mixer schaumig pürieren. Wer den Drink klar möchte, gießt ihn nach dem Mixen durch ein feines Sieb ab. Der Trester kann zum Backen oder in einem Rohkostbrot (siehe *Leinsamen*) verwendet werden. Den Hanfdrink pur, mit Kakaopulver oder im Müsli genießen.

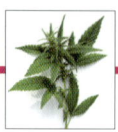

Müsli mit Hanf

1 EL geschälte Hanfsamen mit 5 EL Müsli (für ein glutenfreies Frühstück mit gepopptem Amaranth) und frischem Obst nach Wahl in
eine Schüssel geben. Mit etwas Reis- oder Hanfmilch aufgießen.

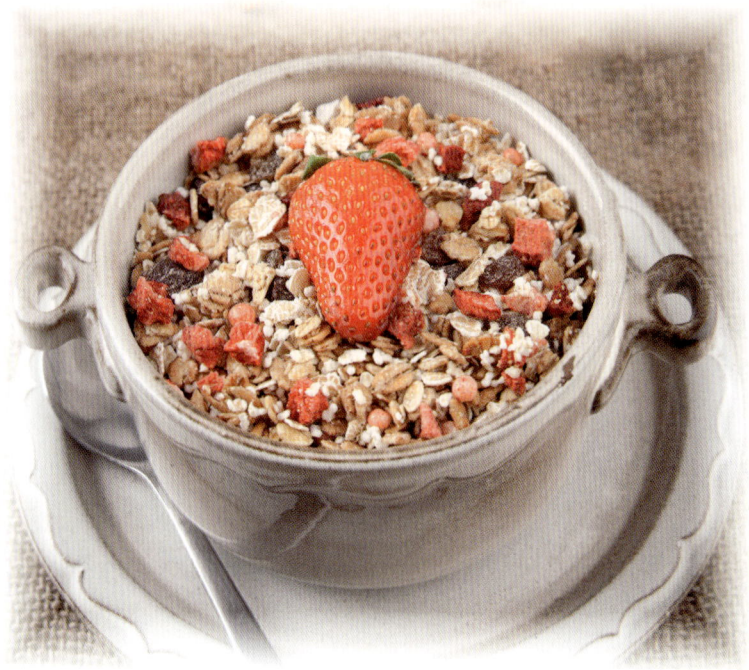

Sanfter Sonnenschutz

Hanföl kann UV-Strahlen abblocken, ohne die wichtige Lichtaufnahme zur Produktion von Vitamin D zu behindern. Zudem pflegt und
regeneriert es die Haut.

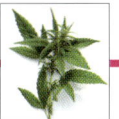

Seelische Wirkung

die Anarchisten: **»Wir stellen euch in Frage!«**

Hanf wird traditionell von Schamanen dazu genutzt, in die geistige, nichtmaterielle Welt zu reisen. Dabei schenkt er Zugang zu Schattenbereichen jenseits der gesellschaftlichen Norm.

Ritual: Routine brechen

Picke dir einen Wochentag heraus (gut geeignet ist der Montag als Beginn der Woche), an dem du eine Sache anders machst als üblich. Vielleicht sitzt du nicht am gewohnten Platz am Esstisch, ziehst zwei verschiedene Socken an oder fährst eine andere Route zur Arbeit. Du kannst das Dessert vor der Hauptspeise essen oder dem Bettler vor dem Restaurant schenken. Bring eine Irritation in deinen Alltag und damit neue Lebendigkeit.

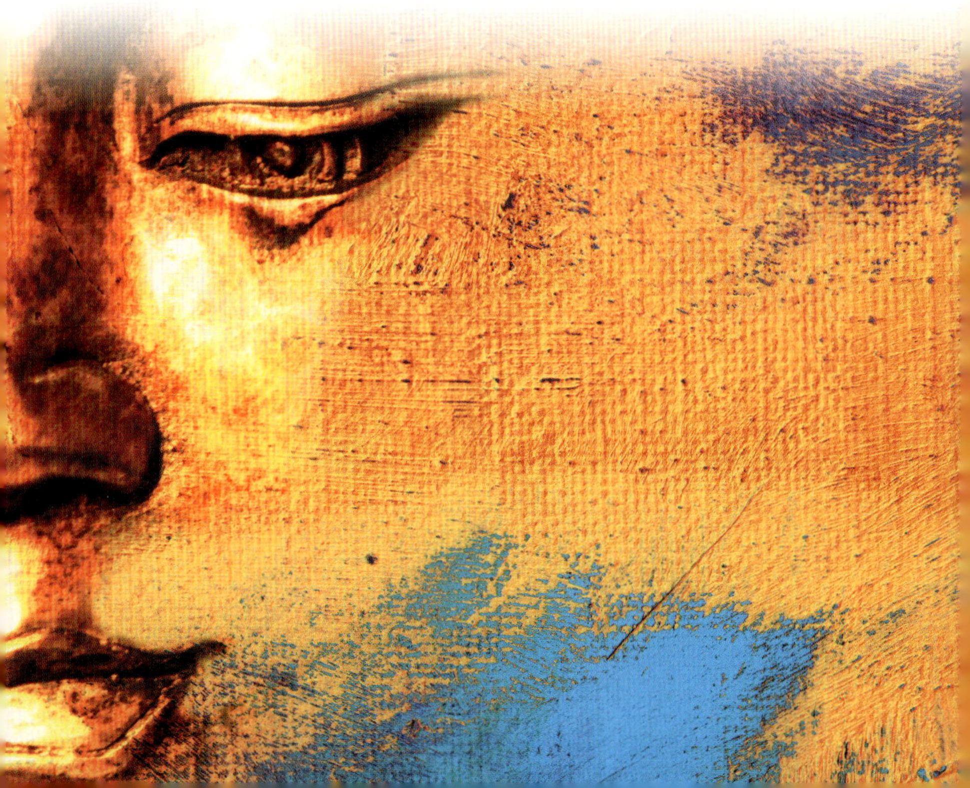

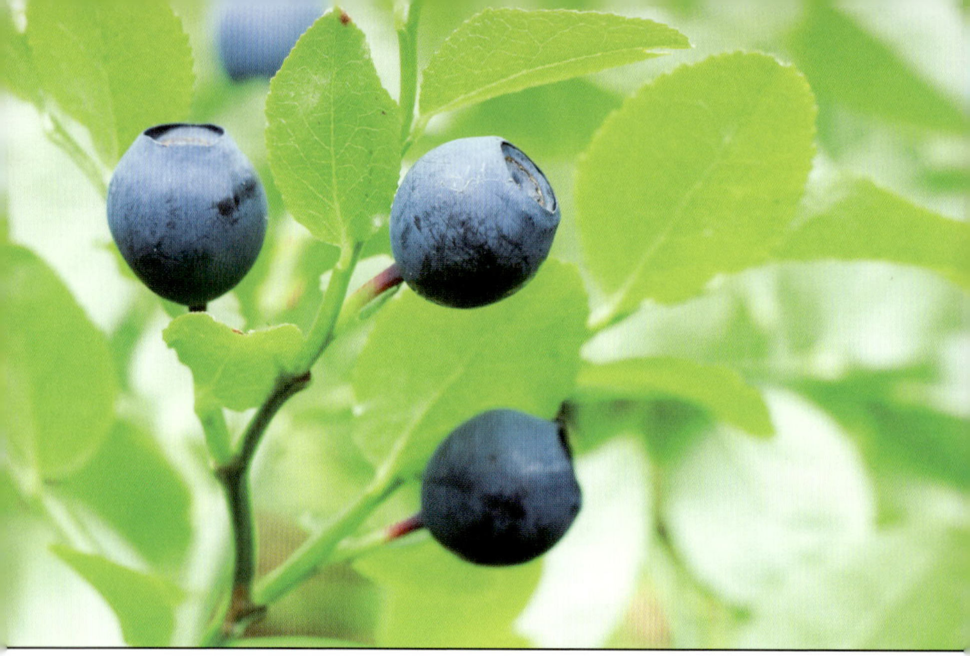

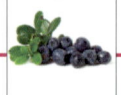

Heidelbeere

Heidelbeere (lat. *Vaccinium myrtillus),* auch Blau-, Schwarz- oder Waldbeere genannt, gehört zur Familie der Heidekrautgewächse und ist ein mehrjähriger Zwergstrauch. Er gedeiht besonders gut auf nährstoffarmen, sauren Böden (Moor- und Heidelandschaften, lichte Wälder) und bildet tiefe Wurzeln. Seine Stängel sind kantig und reich verästelt mit wechselständigen, eiförmigen Blättern. In den Achseln wachsen glockige weißliche Blüten, die später zu den begehrten blauschwarzen Beeren werden. Im Herbst verfärbt sich das Laub rot und wird (im Gegensatz zur verwandten Preiselbeere) im Winterhalbjahr abgeworfen. Durch ihre Ausläufer kann eine einzelne Heidelbeerpflanze eine Fläche von mehr als 1000 m² bedecken!

Geschichte

Heidelbeeren wachsen bevorzugt in den Nadelwäldern der gemäßigten Klimazonen auf der Nordhalbkugel (bis in 2300 m Höhe). Schon die nordamerikanischen Ureinwohner sammelten gerne die

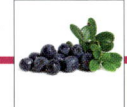

schmackhaften Wildbeeren. Auch Hildegard von Bingen lobte ihre gesundheitsfördernde Wirkung. Früher waren auch die getrockneten Blätter ein beliebtes Mittel gegen Durchfall, Gicht, Blasenschwäche und Hämorrhoiden. Davon wird heutzutage jedoch wegen schwacher Giftigkeit abgeraten. Um die gesteigerte Nachfrage nach den köstlichen Früchten zu bedienen, züchtete man aus der Amerikanischen Heidelbeere *(V. corymbosum)* die um einiges größeren, allerdings weniger aromatischen Kulturheidelbeeren.

Körperliche Wirkung

Heidelbeeren sind reich an Antioxidantien, wie Vitamin C, Anthocyan und Gerbstoffe. Getrocknete Beeren wirken heilend bei akuten Durchfallerkrankungen, Brechreiz und Magenkrämpfen (frische Beeren hingegen eher abführend). Entzündungen der Mundschleimhaut und Ekzeme verbessern sich und das Immunsystem wird bei Infektionen und Stressbelastung gestärkt. Der enthaltene blaue Farbstoff Anthocyan steht im Ruf, als natürliches Antibiotikum für den ganzen Darmbereich zu wirken. Er hält die Blutgefäße elastisch, unterstützt die Blutbildung und schützt die Zellen. Anthocyan gilt als Anti-Aging-Substanz und man spricht hoffnungsvoll von einer »Chemoprävention« mit Farbstoffen. Gerbstoffe binden vorhandene Schwermetalle im Darm und beruhigen die Schleimhaut. Heidelbeeren sagt man auch nach, Nerven und Sehvermögen zu stärken. Sie gelten als eines der ältesten Mittel zur Vorbeugung von Diabetes mellitus Typ 2.* Gemäß der TCM wirkt die Heidelbeere kühlend auf die Haut, stärkt die Lungen und hilft bei einer Stagnation im Mittleren Erwärmer-Meridian.

---

* http://www.iww.de/mr/praevention/ernaehrung-blaubeeren-trauben-und-aepfel-ideal-zur-praevention-eines-diabetes-mellitus-f70511

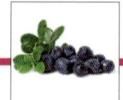

Hausapotheke und Rezepte

Heidelbeeren werden sehr gut vertragen, es sind keine Gegenanzeigen bekannt. Kulturheidelbeeren enthalten (im Gegensatz zur Wildform) die blauen heilenden oder präventiven Inhaltsstoffe nur in der Schale.

Erste Hilfe bei Durchfall

Eine kleine Handvoll getrocknete Beeren kauen.

Gurgelwasser

2–3 EL getrocknete Heidelbeeren mit 0,5 l Wasser 30 Min. kochen, dann absieben und Mund und Rachen mehrmals täglich damit spülen. Bei Zahnfleischbluten hilft es, täglich 1 Likörglas reinen Heidelbeersaft (Reformhaus) zu trinken, bei Rachenentzündungen damit gurgeln.

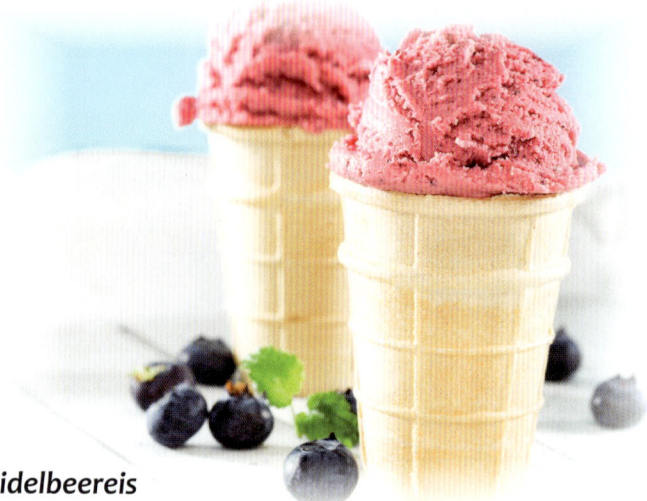

Heidelbeereis

250 g frische Heidelbeeren mit 250 g Seidentofu (oder Naturjoghurt), 4 EL Honig, 120 ml (Soja-) Sahne und 1 Schuss Zitronensaft mischen, pürieren und in die laufende Eismaschine füllen. Alternativ: Die Mischung einfrieren und stündlich durchrühren, damit das Eis cremig wird. 10 Min. vor dem Servieren antauen lassen.

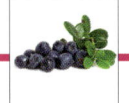

Seelische Wirkung

Zuversicht: *»Ich vertraue den Lebensprozessen!«*

Wenn heftige Ereignisse die Alltagsroutine erschüttern, hilft die Heidelbeere, diese zu verdauen. Sie stärkt das seelische »Immunsystem« und die Fähigkeit, mit dem Unplanbaren umzugehen.

Ritual: die leere Seite

Nimm dir abends ein Tagebuch zur Hand und schreibe dir alles von der Seele, was dich heute belastet hat (ohne viel darüber nachzudenken). Wenn der Schreibfluss versiegt, blättere um. Sieh dir die weiße, leere Seite an, die nun vor dir liegt. Die Vergangenheit ist geschehen, die Zukunft noch nicht da. Spüre dein verlässliches Dasein, deinen Atem, der dich von Augenblick zu Augenblick trägt.

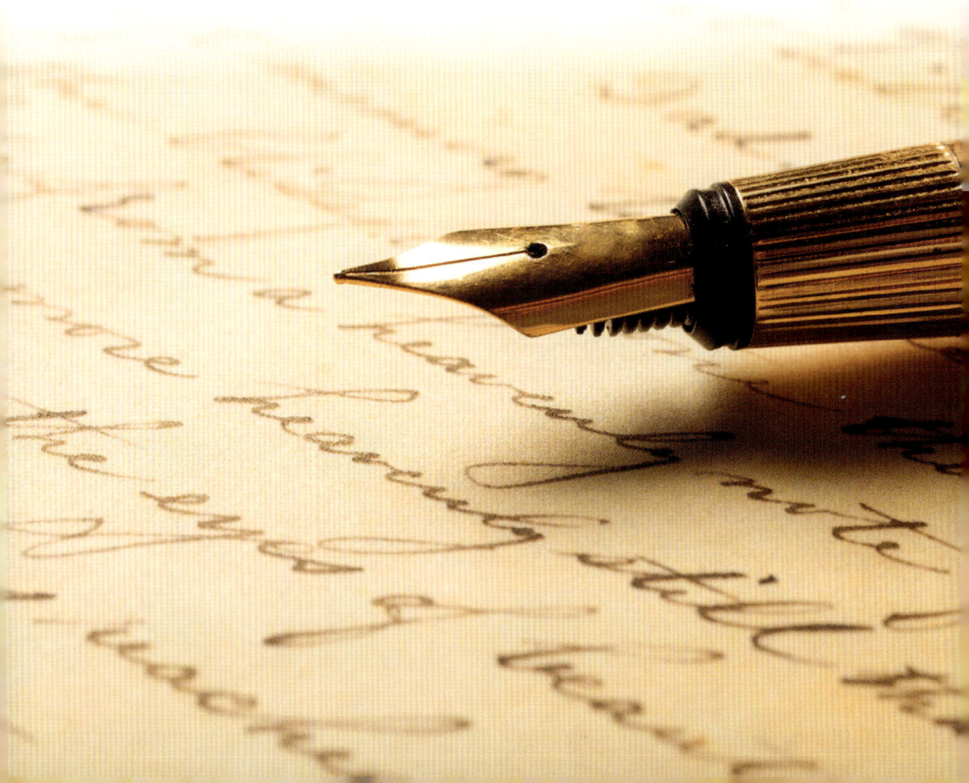

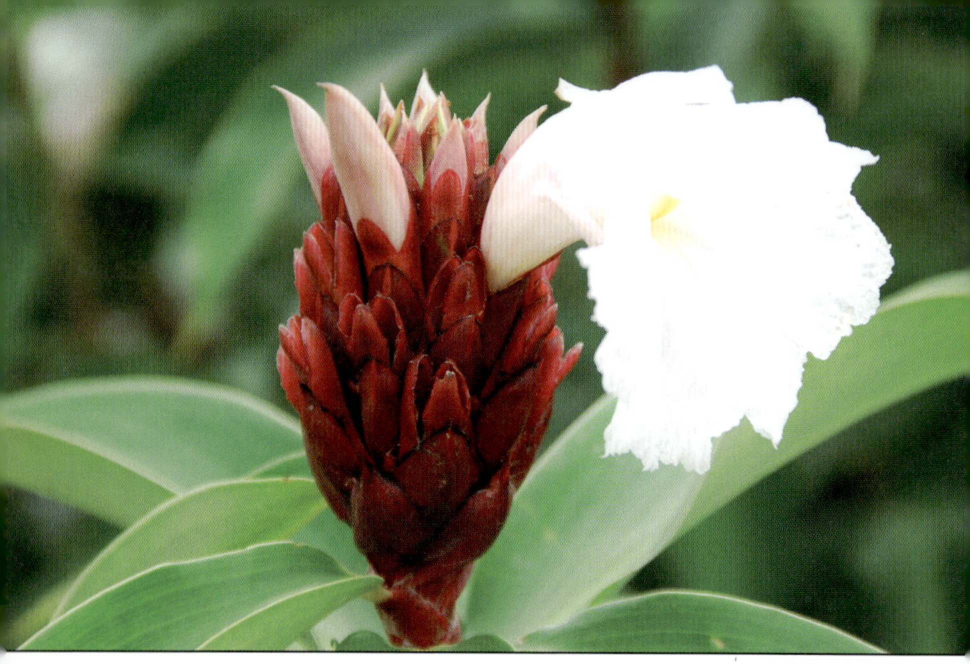

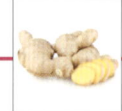

Ingwer

Ingwer (lat. *Zingiber officinale)* gehört zur Familie der Ingwergewächse und ist ein mehrjähriges Gewächs mit schilfähnlichen Sprossen, die eine Höhe von 1–1,5 m erreichen. Die endständigen Blütenähren sind unscheinbar und bilden in der Folge Kapselfrüchte. Der verzweigte Wurzelstock (Rhizom) dient als Überdauerungsorgan und erinnert in seiner Form an ein Geweih.

Geschichte

Ingwer ist eine alte Kulturpflanze und in China seit mindestens 5000 Jahren als Arznei (z. B. gegen Husten) und Küchengewürz bekannt. Karibische Fischer wendeten ihn traditionell gegen Seekrankheit an. In Japan sind die besonders dicken Ingwerrhizome als Aphrodisiakum heiß begehrt. Über Griechenland und Rom kam der Ingwer schließlich bis nach Nordeuropa zur Anwendung, wo auch Hildegard von Bingen über ihn schrieb. Heute wird er in vielen tropischen Regionen angebaut, so in Nigeria, Indien, den Fidschi-Inseln und China.

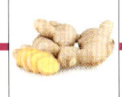

Körperliche Wirkung

Ätherische Öle (Zingiberol) und Scharfstoffe (Gingerol) fördern die Magensaftsekretion und den Speichel. Sie regen die Fettverbrennung, den Stoffwechsel und die Darmbewegung an. Daher hilft Ingwer sowohl bei Appetitlosigkeit als auch beim Abnehmen. Er wirkt entzündungshemmend, durchblutungsfördernd, stimuliert das Immunsystem und hat zellschützende Eigenschaften. Daher wird er unterstützend bei rheumatischen Beschwerden, bei Atemwegsinfekten, gegen Darmparasiten und in der Krebsprävention eingesetzt. Außerdem enthält er Vitamin C, Magnesium, Eisen, Calcium, Kalium und Phosphor. Er hilft gegen Übelkeit und Erbrechen nach Operationen, während der Chemotherapie oder bei Reisekrankheit. Gemäß der TCM vertreibt Ingwer Wind und Kälte und wärmt den Mittleren Erwärmer-Meridian. Im Ayurveda soll er das innere schöpferische Feuer anfachen.

Hausapotheke und Rezepte

Für die medizinische Anwendung interessant ist der Wurzelstock. Er wird etwa zehn Monate nach dem Pflanzen geerntet, gewaschen und vorsichtig abgeschält. Dann kann er in Form von Presssaft getrunken oder zu Tabletten, Kapseln, Tinkturen und Pulver weiterverarbeitet werden. Achtung: Bei Gallensteinen oder in der Schwangerschaft nur nach ärztlicher Rücksprache anwenden.

Ingwer ist auch als Gewürz sehr beliebt, zum Beispiel in Lebkuchen (engl. Gingerbread), Suppen, Getränken (Ingwer-Bier, Ginger Ale) und als Bestandteil des Currypulvers. Das ätherische Öl wird in der Kosmetikindustrie als Parfum eingesetzt.

Einreibungen

Bei Rheuma auf 1 Glas abgekochtes Wasser 15 Tropfen ätherisches Ingweröl träufeln und als Kompresse auf schmerzende Stellen auflegen. Zur Steigerung der Durchblutung bei kalten Füßen 10 Tropfen Ingweröl auf 10 ml kaltgepresstes Sesamöl geben und kräftig einmassieren.

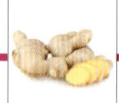
Aromatherapie

Ätherisches Ingweröl entfacht die Lebenskräfte bei Antriebslosigkeit, Erschöpfung und Übelkeit. Einige Tropfen in die Duftlampe geben oder während der Reise auf ein Taschentuch träufeln und daran riechen.

Heiße Ingwer-Zitronenlimonade

In der kalten Jahreszeit ein walnussgroßes Stück frische Ingwerwurzel in Scheiben schneiden und in 0,5 l Wasser 10 Min. kochen. Dann mit frisch gepresstem Zitronensaft und Honig verfeinern, in eine Thermoskanne füllen und über den Tag verteilt trinken. Im Sommer einige Scheiben frischen Ingwer und Bio-Zitrone in einen Krug geben und im Wasser 1 Stunde ziehen lassen.

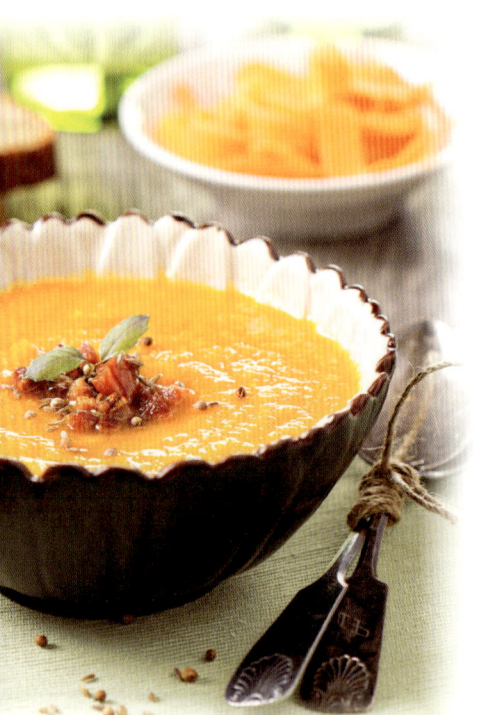

Karotten-Ingwer-Suppe

1 walnussgroßes Stück Ingwer und 1 Zwiebel schälen und klein hacken. Mit 10 Kreuzkümmelsamen in 2 EL Kokosfett anschwitzen, dann mit 0,75 l Wasser aufgießen. 400 g Karotten, 1 Stück Sellerieknolle (geschält) und 2 Kartoffeln (geschält) in Scheiben schneiden und zugeben. Bei mittlerer Hitze ca. 20 Min. weich kochen. Dann 150 ml Kokosmilch zugeben und alles mit dem Pürierstab fein mixen. Zuletzt mit frisch gepresstem Orangensaft, Salz und Pfeffer abschmecken.

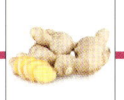

Seelische Wirkung

materielle Welt: **»Ich halte die Verbindung zu meinem inneren Wesen aufrecht!«**

Ingwer stärkt und stabilisiert Geist und Körper. Er macht widerstandsfähig und hilft, die Gegebenheiten des Lebens hier auf der Erde anzunehmen.

Ritual: ich in der Welt – die Welt in mir

Mache einen Spaziergang und sieh dir eine Weile bewusst deine Umgebung an. Dann schau nach innen: Wer ist es, der da geht? Gib dir auf die Frage keine schnelle Antwort, sondern horche einfach in dich hinein. Wer blickt in die Welt? Wer hört die Geräusche? Wer ist es, der oder die da riecht?

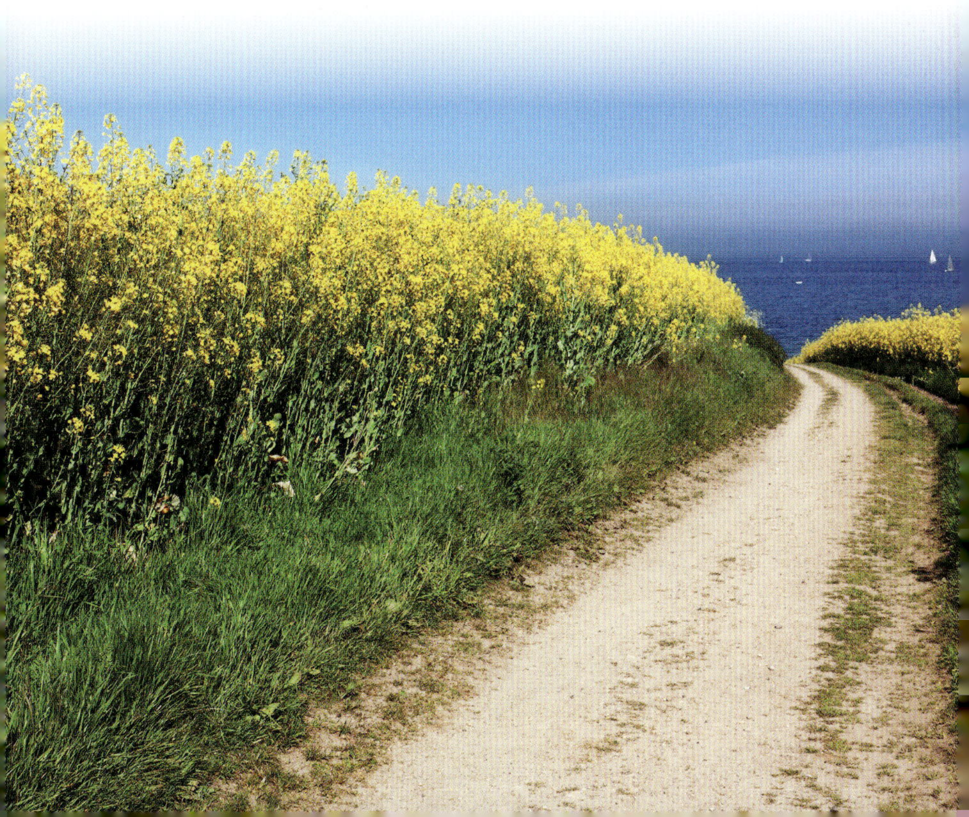

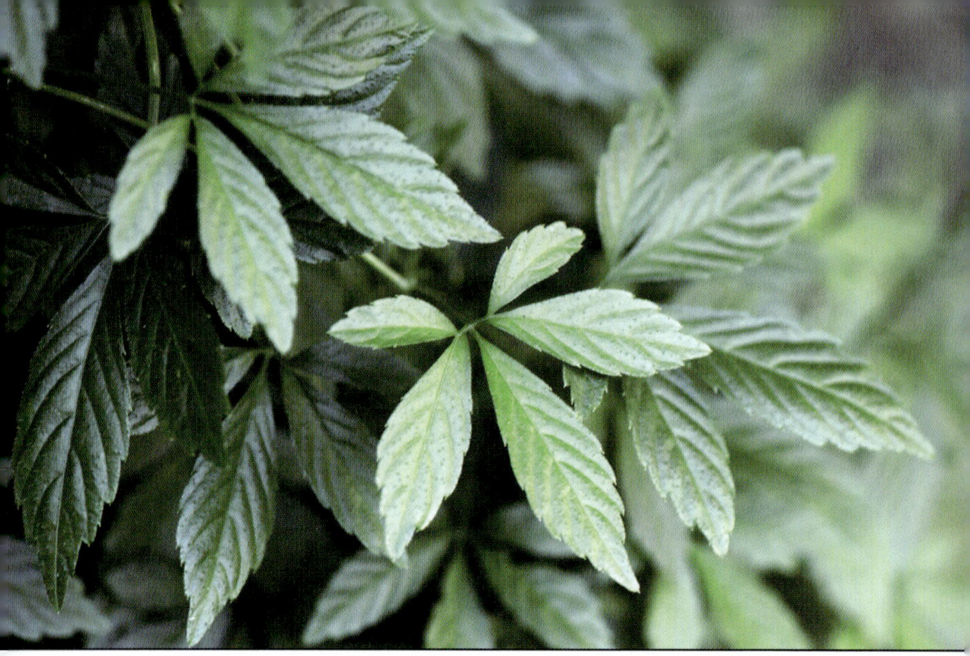

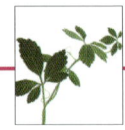

Jiaogulan

Jiaogulan (lat. *Gynostemma pentaphyllum),* (sprich: »Dschiau-gulan«) ist eine schnell wachsende Pflanze aus der Familie der Kürbisgewächse. Sie rankt gerne in Dickichten und erreicht Wuchslängen von 4 – 8 m. Als Überdauerungsorgan bildet sie Rhizome aus. Die papierartigen Laubblätter sind aus fünf bis sieben eiförmigen Blättchen zusammengesetzt (Spitzname »Fünf-Blatt-Ginseng«). Die kleinen gelbgrünen Blüten sind getrenntgeschlechtlich. Daraus entwickeln sich runde schwarze Beeren. Jiaogulan wächst auch noch in Höhen von über 3000 m und bei Temperaturen von -15 °C, bevorzugt jedoch warmes und feuchtes Klima.

Geschichte

Die Heimat des Jiaogulan ist China, Taiwan, Japan, Indien und Korea. In China wird er schon seit Jahrhunderten als Heilkraut eingesetzt, um den Körper zu stärken, zu entgiften und den Stoffwechsel auszugleichen. Besonders bei Blutvergiftung und Hepatitis griff man

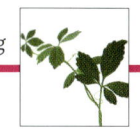

gerne zu Jiaogulan. In den südlichen Bergregionen Chinas werden seine Blätter traditionell als Vitaltee genossen. Durch den ungewöhnlich hohen Anteil an Hundertjährigen in diesem Gebiet, verlieh man ihm den Beinamen »Kraut der Unsterblichkeit«. Erst 1976 erregte die Heilkraft der Pflanze im Westen Interesse, ausgelöst durch Forschungsergebnisse aus Japan.

Körperliche Wirkung

In den Blättern des Jiaogulans sind über 80 Saponine nachweisbar, das sind viermal so viele wie im Ginseng. Obwohl ihre Heilwirkung ähnlich scheint, sind die beiden Pflanzen nicht miteinander verwandt. Jiaogulan enthält Aminosäuren, Vitamin B, C und E, Eisen, Calcium, Kupfer und Selen. Dadurch wirkt er blutbildend und -reinigend Allgemein wird er als adaptogen beschrieben. Er greift also im Körper regulierend ein, wenn etwas ins Ungleichgewicht gefallen ist. So hilft er bei allgemeiner Schwäche (zum Beispiel während einer Chemotherapie), stärkt das Immunsystem und beugt Schlaganfall und Herzinfarkt vor. Vermutlich nimmt auch die Gehirnleistung zu und die Nerven werden gestärkt (für Sport, Arbeit oder Schule). In der TCM wird er dazu verwendet, Hitze oder Gifte auszuleiten und das Körpersystem zu stärken.

Hausapotheke und Rezepte

Die Blätter der Pflanze kann man als Gemüse, Salat oder Tee zubereiten. (Besonders schmackhaft sind die zarten jungen Triebspitzen.) In Europa werden die zu Kugeln gepressten, getrockneten Blätter oder auch Kapseln verkauft. Praktisch zu wissen: Jiaogulan hat eine ähnliche Wirkung wie Ginseng, ist dabei jedoch deutlich preiswerter.

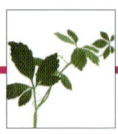

Jiaogulantee

1 Kugel (alternativ: 2 TL des getrockneten Krauts oder 5 frische Blät-ter) mit 2 Tassen kochendem Wasser übergießen und 10 Min. bedeckt ziehen lassen. Dann abseihen und über den Tag verteilt trinken. Als Kur bis zu 6 Wochen anwenden.

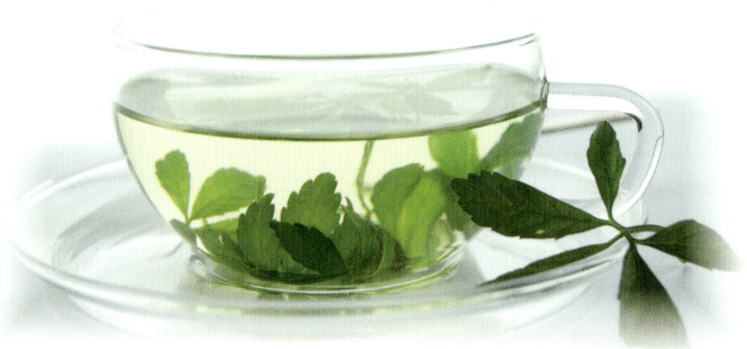

Jiaogulan im Garten

Die Pflanze ist winterhart und kann im Garten in sonniger oder halb-schattiger Lage sowie auf dem Balkon oder Fensterbrett gezogen wer-den. Jungpflanzen am besten über das Internet bestellen. Für eine gute Rankhilfe sorgen. Im Herbst mit einer Laubschicht schützen, dann treibt die Pflanze im Frühjahr wieder aus.

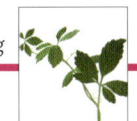

Seelische Wirkung

heiliger Zorn: *»Halt – keinen Schritt weiter!«*

Jiaogulan ist ein Wächter in der Not. Er hilft, sich abzugrenzen, heil zu bleiben und damit ein langes Leben zu erreichen.

Ritual: friedvoller Krieger*

Finde einen stabilen, hüftbreiten Stand mit leicht gebeugten Knien und entspannten Schultern. Die Unterarme werden angewinkelt und seitlich parallel zum Boden gehalten. Die Hände sind zu lockeren Fäusten geformt. Atme nun tief durch die Nase ein. Beim Ausatmen eine Hand kraftvoll nach vorne bewegen – dabei den Faustschluss nach unten drehen – bis der Ellbogen gestreckt ist. Stell dir dabei vor, dass du einem imaginären Gegner deine Grenze aufzeigst. Beim Einatmen den Arm in die Ausgangsposition zurückführen. Beim nächsten Ausatmen mit der anderen Faust nach vorne boxen. Jede Seite viermal wiederholen. Während der Übung gut die eigene Mitte spüren. Zum Schluss die Hände locker auf den Unterbauch legen.

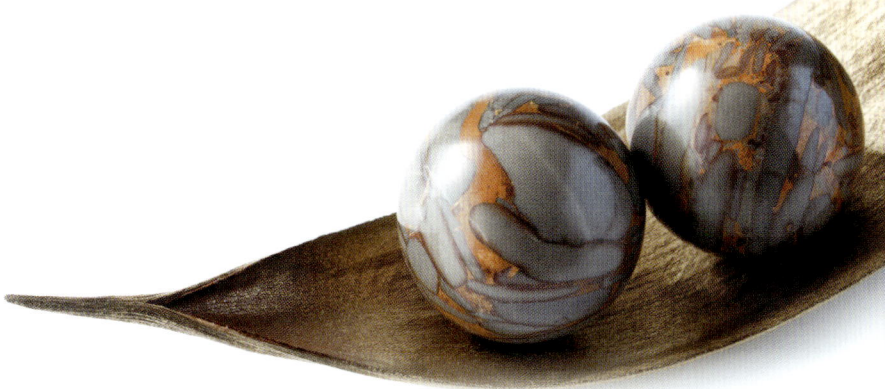

* Die Übung ist den 8 Schätzen des Qi Gong entlehnt, einem traditionellen System zur Ertüchtigung von Körper und Geist in China. Sie löst Blockaden, fördert die Durchblutung, die Atmung und Konzentration.

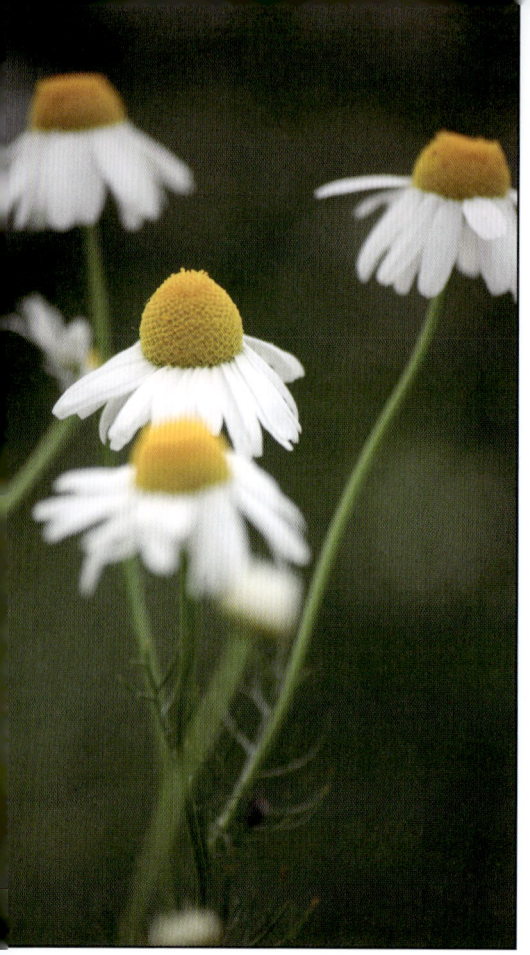

Kamille

Kamille (lat. *Matricaria chamomilla*) gehört zur Familie der Korbblütler und ist eine einjährige, anspruchslose Pflanze, die als Wildkraut auf Wiesen und Brachland wächst. Ihr Name leitet sich vom griechischen »chamaimelon« ab (»am Boden wachsender Apfel«). Sie hat endständige weiße Zungenblüten und einen gelben, stark nach oben gewölbten Blütenboden. Die Blüten riechen angenehm aromatisch. Es wird die Römische Kamille, die Echte Kamille und die wilde Marokkanische Kamille unterschieden.

Geschichte

Im alten Ägypten war die Kamille dem Sonnengott Re geweiht, bei den Germanen dem Lichtgott Baldur. Ihr Zweitname »Mutterkraut« (griech. *matricaria*) deutet auf ihre wichtige Rolle in der Schwangerschaft, Geburt und bei Säuglingskrankheiten hin. Die heilkräftigste Kamille wird von alters her am Johannistag (24. Juni) gepflückt. Um das Haus vor Unwettern zu schützen, brachte man einen Kranz der Blüten an der Eingangstüre an. Heute wird die Kamille in vielen Ländern angebaut. Bei uns ist sie wahrscheinlich die meist verwendete Heilpflanze. Das ätherische Öl der Kamille wird wegen seines erfrischenden Dufts auch in der Parfumindustrie eingesetzt.

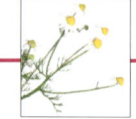

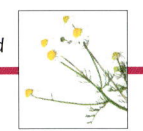

Körperliche Wirkung

Besonders heilsam sind die Blüten der Kamille mit ihrem hohen Anteil an ätherischen Ölen. Die enthaltene Substanz Chamazulen färbt das Öl bei der Extraktion tiefblau ein. Darüber hinaus enthält die Kamille Schleimstoffe, Flavonoide (wie Quercetin und Apigenin), Cumarine und Bitterstoffe. Ihre Wirkung ist desinfizierend, wundheilend, verdauungsstärkend und pilzhemmend bei Candidabelastung. Sie hilft bei Entzündungen aller Art, zum Beispiel von Haut- und Schleimhaut, Zahnfleisch, Brustwarzen beim Stillen, Atmungsorganen sowie im Anal- und Genitalbereich. Ausnahme: bei entzündeten Augen besser auf Augentrost zurückgreifen. Kamille wirkt schmerzstillend, schweißtreibend und regt den Hautstoffwechsel an (Narben). Durch das enthaltene Apigenin löst sie auch Krämpfe, besänftigt, entspannt und verbessert die Stimmung.

Hausapotheke und Rezepte

Kamillentee wird innerlich und äußerlich angewendet als Getränk, Inhalation, Umschlag oder Sitzbad. Achtung: Ätherisches Kamillenöl kann die Wirkung homöopathischer Medikamente herabsetzen. Kamille im Garten lockt nützliche Insekten an und fördert so die Gesundheit von Fauna und Flora.

Magen-Darm-Tee

Mischen Sie zu gleichen Teilen getrocknete Kamillenblüten, Pfefferminzblätter und Schafgarbenkraut. 1 TL davon mit 1 Tasse kochendem Wasser übergießen, 5–10 Min. abgedeckt ziehen lassen, danach absieben. Bei Blähungen, Völlegefühl und Magen-Darm-Krämpfen mehrmals täglich 1 Tasse zwischen den Mahlzeiten trinken.

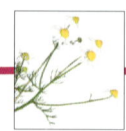

Wundkompresse

15 Tropfen ätherisches Kamillenöl in 1 Glas abgekochtes Wasser träufeln, eine Mullbinde damit tränken und auf die Wunde auflegen.

Sitzbad

50 g Kamillenblüten in 0,5 l Wasser aufkochen und 10 Min. ziehen lassen. Dann in eine Plastikwanne mit 10 l körperwarmem Wasser füllen. Für 15 Min. so hineinsetzen, dass sich die Wunde unter Wasser befindet. Dann kurz mit kaltem Wasser abspülen. Hilfreich bei Hämorrhoiden, Blasen- und Scheidenentzündungen und nach dem Gebären (Dammpflege). Kamillentee im Badewasser (evtl. kombiniert mit Lavendel) wirkt bei Schlafproblemen und Jetlag beruhigend.

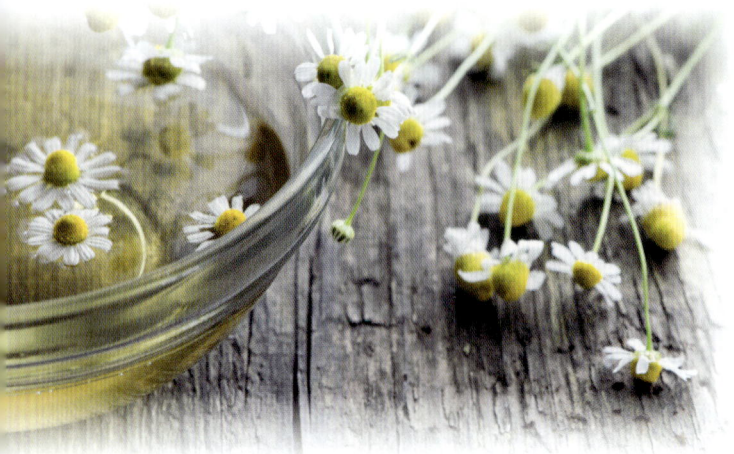

Gesichtsdampfbad

3 TL getrocknete Blüten in einer hitzebeständigen Schale mit 0,75 l kochendem Wasser überbrühen und kurz abgedeckt ziehen lassen. Dann ein Handtuch zeltartig über Kopf und Schale ausbreiten und die Dämpfe einwirken lassen. Hilfreich bei Atemwegserkrankungen, Stirnhöhlenvereiterung, Heuschnupfen und Akne. Achtung: Kamille hat einen austrocknenden Effekt, daher nicht bei trockener Nase anwenden.

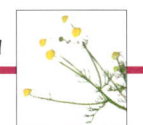

Seelische Wirkung

Lebenshilfe: »*Ich stehe dir bei!*«

Kamille schenkt Geborgenheit und Sicherheit. Sie heilt körperliche und seelische Blessuren gleichermaßen.

Ritual: Seelentankstelle

Gib eine Kamillenzubereitung (siehe Sitzbad) und eine Handvoll Rosenblätter (ungespritzt) in die Badewanne mit angenehm temperiertem Wasser. Einige Kerzen anzünden, entspannende Lieblingsmusik andrehen und ins Wasser gleiten. Schließe die Augen und lass dich von den Gerüchen und der Wärme an einen sicheren Ort in deinem Inneren tragen. Spüre wie sich die Geborgenheit in dir ausdehnt. Sie erfüllt das Badezimmer und schließlich deine ganze Wohnung.

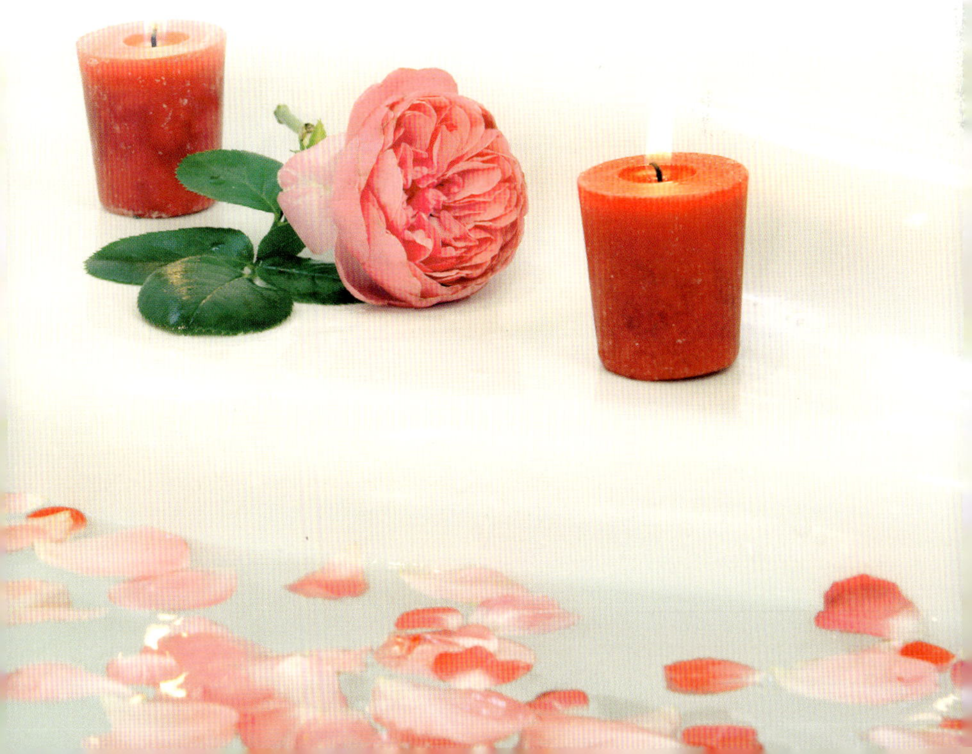

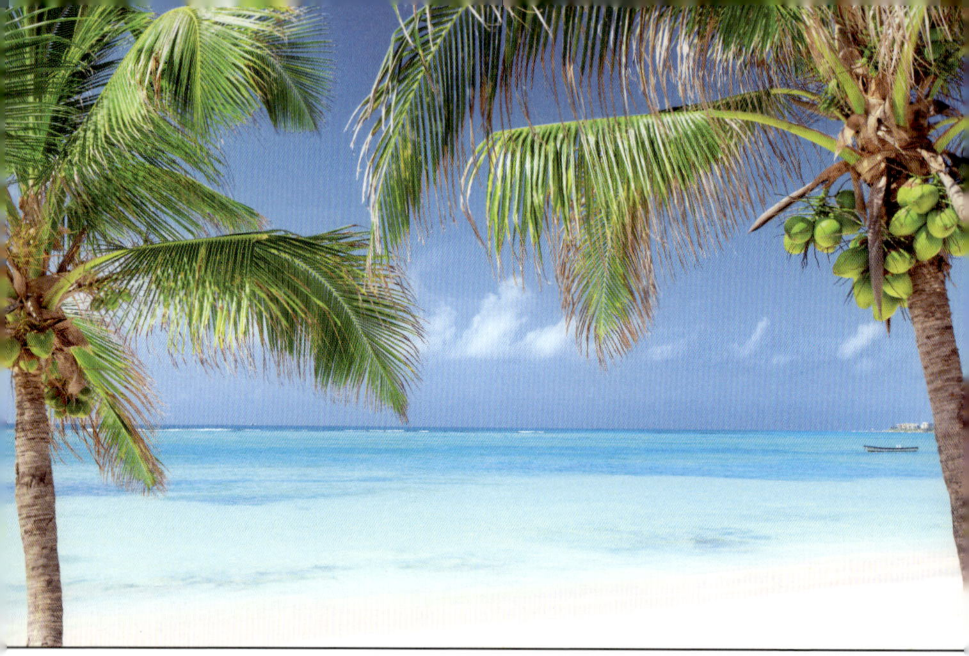

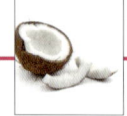

Kokospalme

Die Kokospalme (lat. *Cocos nucifera)* gehört zur Familie der Palmengewächse und erreicht eine Höhe von 20–30 m. Sie braucht viel Wärme, Wasser und Licht. Am Ende ihres erstaunlich dünnen, elastischen Stammes trägt sie einen Schopf mit 3–7 m langen Palmblättern. Diese sind in zahlreiche Segmente aufgeteilt, um dem Wind möglichst wenig Angriffsfläche zu bieten. So kann sie Stürme bis zu 200 km/h unbeschadet überstehen. Das ganze Jahr über trägt sie Früchte in ihrer Krone. Sie wachsen in Gruppen in unterschiedlichen Entwicklungsstadien, so dass immer reife Kokosnüsse verfügbar sind. Die Kokosnuss ist eigentlich keine echte Nuss, sondern eine einsamige Steinfrucht. Sie braucht etwa ein Jahr, um zu reifen, die Palme selbst kann bis zu 120 Jahre alt werden.

Geschichte

Die Kokospalme wird seit mindestens 3000 Jahren an den Küsten vieler tropischer Länder angebaut. Ursprünglich stammt sie wahr-

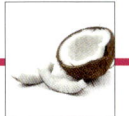

scheinlich aus Polynesien. Von dort nahmen die Menschen sie bis nach Afrika und Amerika mit. Viele Orte erreichte sie jedoch auch ohne Menschenhilfe, denn sie kann sich vom Wasser weite Strecken tragen lassen, ohne ihre Keimfähigkeit zu verlieren (mehr als 100 Tage). Kaum an Land gespült, beginnt sie zu wurzeln und einen neuen Baum zu bilden. Die Kokospalme schenkt dem Menschen seit jeher fast alles, was er zum Leben braucht: Nahrung, ein hygienisches und durststillendes Getränk, Fasern für Fischernetze und Taue, Bau- und Brennmaterial. Dankbar wird sie daher auch »Baum des Himmels« genannt. Zahlreiche Völker lebten früher fast ausschließlich von Kokos und Meerestieren. Heute ist Kopra (das weiße, getrocknete Fruchtfleisch) ein bedeutsamer Rohstoff am Weltmarkt.

Körperliche Wirkung

Das Fruchtfleisch zählt zu den selenhaltigsten Lebensmitteln, liefert aber auch Kalium, Magnesium, Calcium, B-Vitamine, Vitamin C und E. Es ist reich an Laurinsäure (40–50 %), Capryl-, und Myristinsäuren, die antiviral, antibakteriell und gegen Pilze wirken. Laurinsäure kommt auch in Muttermilch vor. Jahrelang wegen seiner gesättigten Fettsäuren geschmäht (95 %) entdeckt man nun immer mehr positive Heilwirkungen des Kokosöls: Es ist frei von Cholesterin und Transfettsäuren, unterstützt die Leber, regt die Zellerneuerung an und beugt der Hautalterung vor. Aufgrund seiner feuchtigkeitsspendenden und kühlenden Wirkung wird es bei trockener und juckender Haut empfohlen. Innerlich und äußerlich angewendet hilft es bei Neurodermitis und Ekzemen. In Seifen sorgt es für eine gute Reinigungskraft, Schaumbildung und Festigkeit.

Das im hohlen Kern enthaltene Kokoswasser bietet neben wertvollen Mineralstoffen einen hohen Gehalt an Kinetin. Es gilt als wohlschmeckendes, isotonisches Erfrischungsgetränk und ersetzt Mineralstoffverluste nach dem Sport.

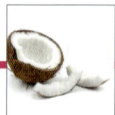

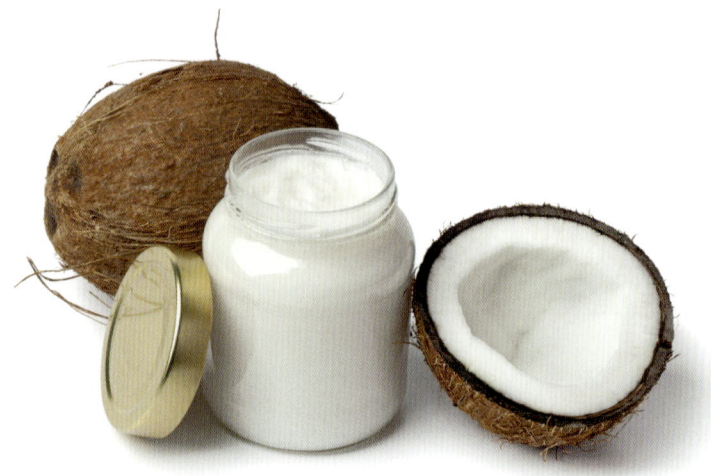

Hausapotheke und Rezepte

Für die in Konserven erhältliche Kokosmilch wird das frische Kokosfleisch aus der Schale geraspelt, gepresst und mit Wasser verdünnt. Es ist ein wichtiger Bestandteil asiatischer Rezepte, wie Currys, Suppen und Wokgerichte. Natives Kokosöl ist bei Zimmertemperatur gerade noch fest und eignet sich ideal als Brotaufstrich oder für die Rohkostküche. Durch die gesättigten Fettsäuren ist es aber auch gut erhitzbar zum Kochen und Braten. Das fettarme, ballaststoffreiche und cholesterinfreie Kokosmehl ist besonders hilfreich für Menschen mit Zöliakie (10 % gegen anderes glutenfreies Mehl tauschen). Es dient auch als Bindemittel in Suppen und Saucen. Kokoswasser gewinnt man aus den noch unreifen Kokosnüssen (»jelly nuts«). Auch das sogenannte Palmherz (der obere Vegetationskegel des Baumes) und junge Palmsprossen sind essbar und in den Ursprungsländern eine besondere Delikatesse. Den Palmenstamm kann man anzapfen und aus dem süßen Saft Zucker gewinnen. Aus der Hülle unreifer Nüsse werden zudem Kokosfasern für Fußmatten und Matratzen gewonnen, die Reste dienen als Blumenerde.

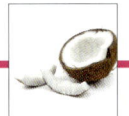

Veganes Zwiebelschmalz

1 Zwiebel und 1 Apfel schälen und klein hacken. Zwiebelstücke in etwas Öl goldbraun anrösten, dann die Apfelwürfel kurz mitbraten. Die Mischung abkühlen lassen. 200 g Kokosfett in einem Topf sanft erwärmen. 80 ml Sonnenblumenöl hinzufügen. In einem Mörser einige Kräuter (z. B. Kümmel, Paprikapulver, Thymian) mahlen und mit etwas Salz in das flüssige Fett geben. Danach in kleine Gläser füllen und beim Festwerden ab und zu rühren. Der Aufstrich hält sich gekühlt 2 Monate.

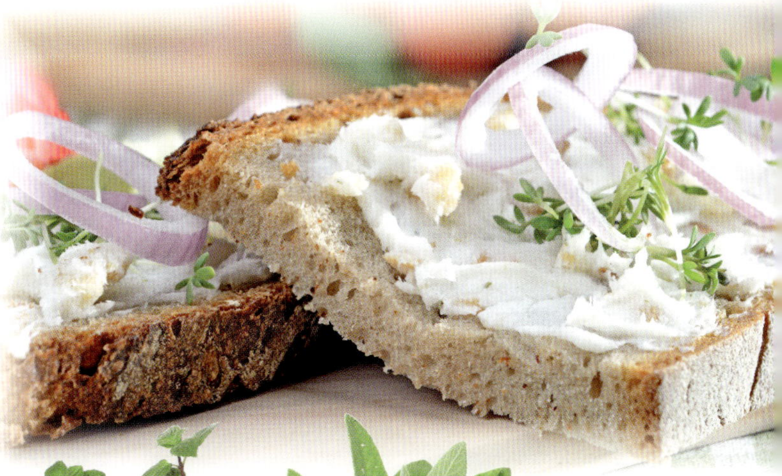

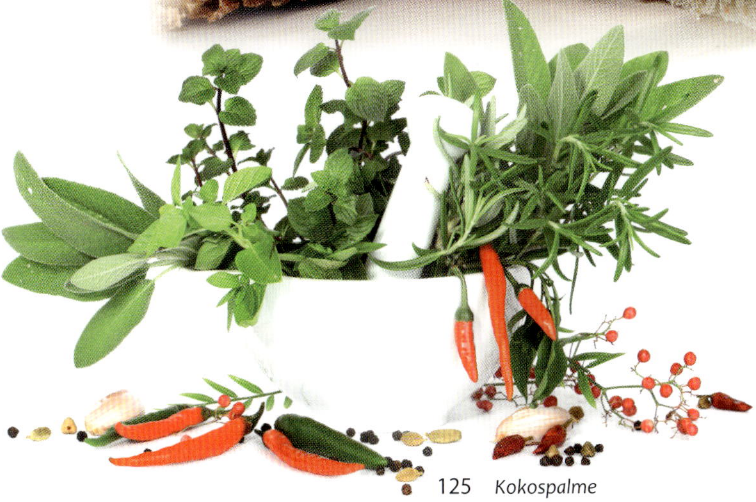

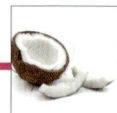
Pflegende Bodylotion mit Zeckenschutz

Kokosöl bietet einen sanften Sonnenschutz, pflegt die Haut und zieht gut ein. Durch die enthaltene Laurinsäure kann es Menschen und Tiere vor Zecken schützen. Dazu 1 TL voll in die Hand nehmen, schmelzen lassen und auftragen. Die Wirkung dieses Repellens hält ca. 6 Stunden an.

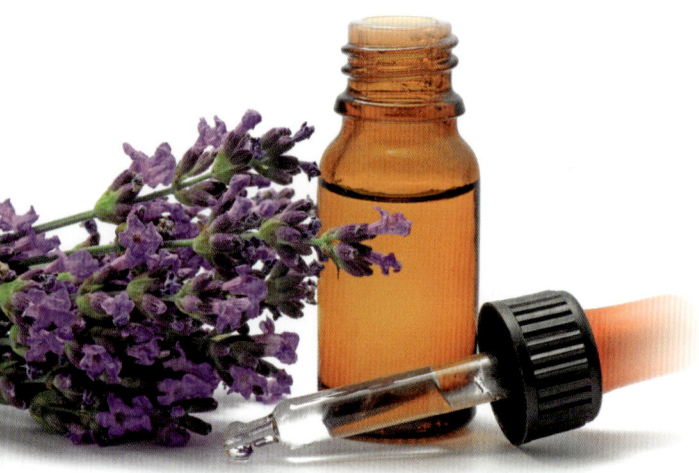

Natur-Deo

2 EL Kokosöl im Wasserbad sanft erwärmen. Je 2 EL Natron und Speisestärke vermengen, das Kokosöl und 3 Tropfen Lavendelöl hinzufügen und in ein Glasgefäß füllen. Morgens eine kleine Portion in der Handfläche schmelzen lassen und die Achseln damit eincremen. Frei von Aluminium, pflegt die Haut und bindet Gerüche.

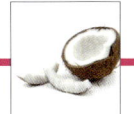

Seelische Wirkung

Gelassenheit: *»Ich nehme es leicht!«*

So wie die Kokospalme dem Menschen auf der materiellen Ebene alles schenken kann, was er zum Leben braucht, zeigt sie ihm auch auf der seelischen Ebene, dass für alles gesorgt ist.

Ritual: Palme im Wind

Diese kleine Übung für Zwischendurch hilft gegen Muskelverspannungen, die bei Stress im Körper entstehen. Stelle dich schulterbreit hin und atme entspannt ein und aus. Stelle dir vor, dass du eine große Kokospalme bist, gut im Boden verankert. Lasse nun deinen elastischen Stamm durch den Wind hin und her bewegen. Folge mit deinem Körper dem sanften Druck der Luft, ganz ohne Widerstand. Nach einiger Zeit lässt der Wind nach und du pendelst dich wieder in deiner Mitte ein.

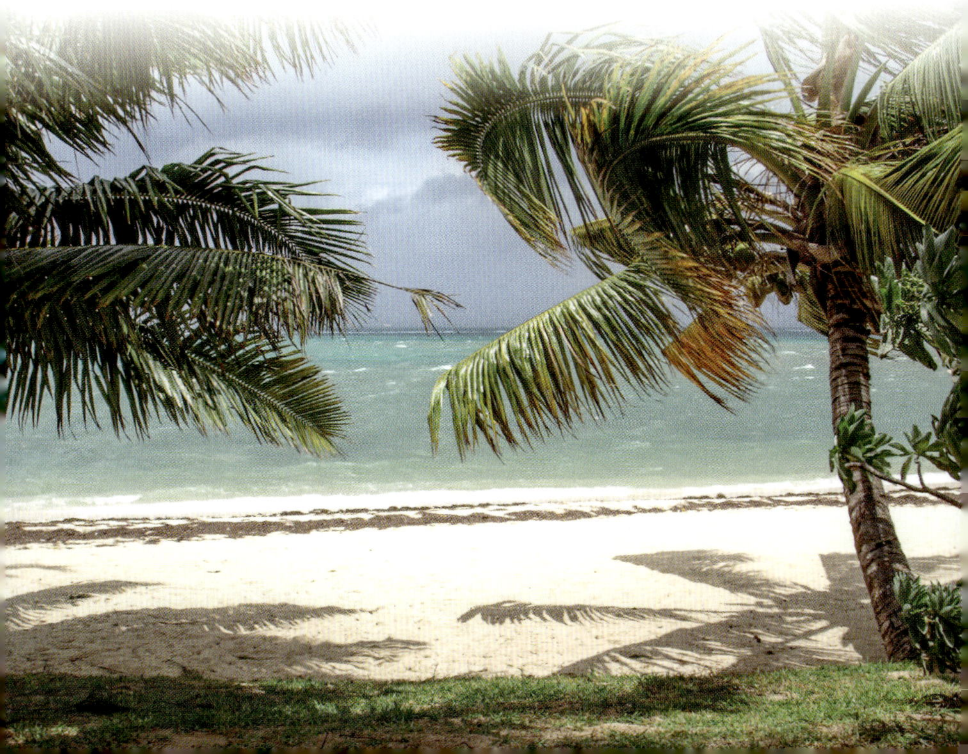

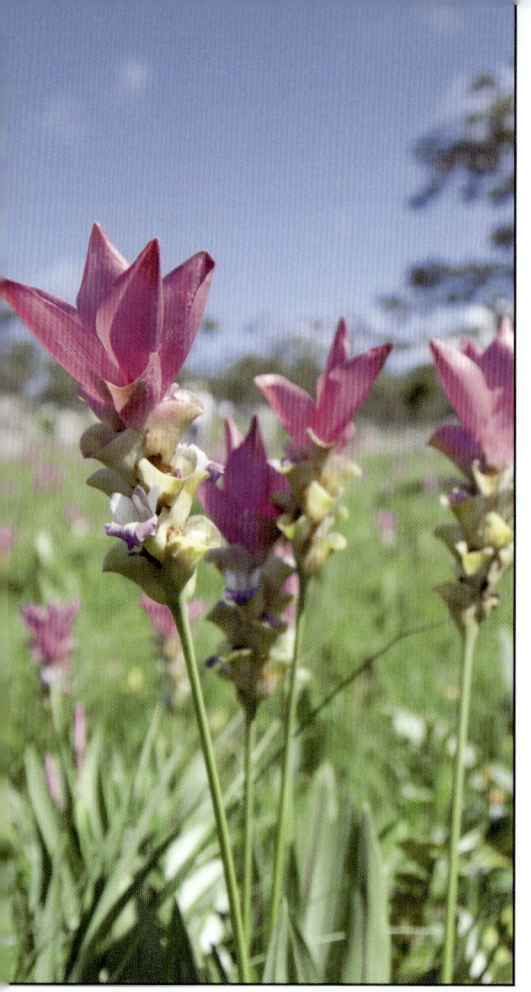

Kurkuma

Kurkuma (lat. *Curcuma longa),* auch Gelbwurz und Turmerik genannt, gehört zur Familie der Ingwergewächse und ist eine mehrjährige Pflanze, die etwa 1 m hoch wird. Sie hat lanzett-förmige, wechselständig und zweizeilig angeordnete Blätter. Aus den Blattscheiden wächst ein Scheinstamm, an dessen Spitze der rosa- bis cremefar-bige, lilienartige Blütenstand sitzt. Als Überdauerungsorgan bildet Kurkuma dicke Rhizo-me aus, die dem Ingwer ähneln, jedoch eine charakteristische gelb-orange Farbe besitzen.

Geschichte

Kurkuma stammt ursprünglich aus Südasien und wird heute in vie-len tropischen Ländern der Erde angebaut. In Indien wird Kurkuma seit mindestens 4000 Jahren als heilige Pflanze verehrt. Das Rhizom der Pflanze ist ein gängiges Gewürz, Heil- und Färbemittel. Es gibt den traditionellen Gewändern der Mönche ihre charakteristische orange-gelbe Farbe, die Reinheit und Nähe zum Licht symbolisiert. Neugeborene bekommen mit Kurkuma einen Punkt auf die Stirne gemalt, um das »3. Auge« zu betonen. Interessant: Moderne Studien belegen, dass das Wurzelpulver tatsächlich die Lichtaufnahme der

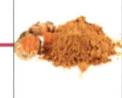

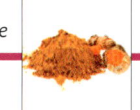

Körperzellen fördert. Kurkuma wird zum Färben von Nudeln, Reis, Senf, Papier und Salben gebraucht sowie zum Strecken von Safran, der wesentlich teurer ist. Der hübsche Blütenstand dient als lang haltbare Schnittblume.

Körperliche Wirkung

Der gelbe Farbstoff Curcumin hat eine entzündungshemmende Wirkung. Er regt die Leberzellen zur vermehrten Ausschüttung von Gallensäuren an und unterstützt damit die Fettverdauung. Erfahrungen der indischen Volksmedizin deuten darauf hin, dass Kurkuma Linderung bei einer Vielzahl gängiger Zivilisationskrankheiten bringen kann: Arteriosklerose, Leber- und Gallenprobleme, Diabetes, erhöhte Cholesterinwerte, Osteoporose, Alzheimer und Tumore, sogar möglicherweise bei Colitis ulcerosa. Hier wird von der Pharmaindustrie zurzeit intensiv geforscht. Im Ayurveda zählt man Kurkuma zu den »heißen« Gewürzen. Sie stärkt vor allem bei Milz-Qi-Schwäche und Blutmangel. Auch bei zu viel Computerarbeit und zur Nachbehandlung von Operationsnarben soll sie gut wirken.

Hausapotheke und Rezepte

Der Wurzelstock wird nach der Ernte kurz mit heißem Wasser übergossen, um ein Austreiben zu verhindern, dann an der Sonne getrocknet und zerrieben. Das Pulver ist sehr lichtempfindlich und sollte dunkel und luftdicht gelagert werden. Als Bestandteil des Currys ist Kurkuma in der asiatischen Küche vielfältig im Einsatz. Auf Bioqualität achten und immer wieder frisch nachkaufen, da es seine Würzkraft nach einigen Monaten verliert. Für therapeutische Zwecke nur medizinisch reines Kurkuma oder Fertigpräparate verwenden. Achtung: Nicht bei Verschluss der Gallenwege anwenden, bei Gallensteinen nur nach ärztlicher Rücksprache.

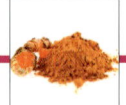

Als Hausmittel

½ TL Kurkumapulver mit einer Prise schwarzem Pfeffer und 1 TL Olivenöl mischen, gut im Mund einspeicheln und schlucken. Zur Geschmacksverbesserung kann etwas Honig oder Agavendicksaft zugefügt werden. Die gleichzeitige Einnahme von schwarzem Pfeffer soll die Kurkuma-Absorption im Verdauungstrakt enorm erhöhen.

Gelbes Blütensalz

Mischen Sie 4 EL getrocknete Blüten (Sonnenblume, Ringelblume, Löwenzahn u. a.) mit 1 TL Kurkumapulver, 1 TL geriebener getrockneter Bio-Zitronenschale und 100 g Salz (unraffiniert). Alles mixen und in ein Schraubglas füllen. Je nach Geschmack mit weiteren Gewürzen variieren, z. B. geriebenem Ingwer oder Kreuzkümmel.

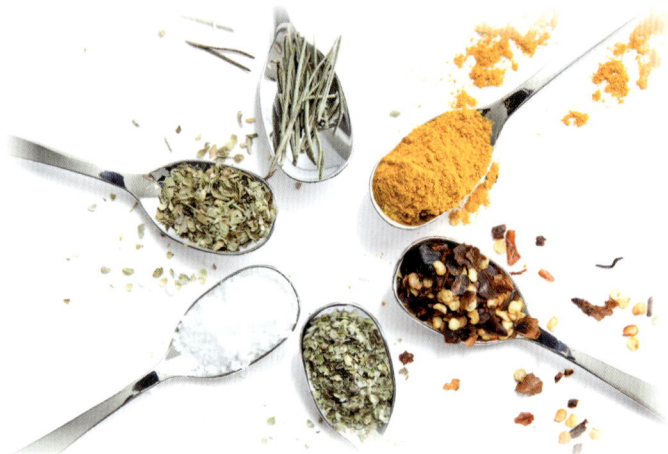

Indisches Daal

2 TL Kurkuma und je ½ TL Kreuzkümmel- und Koriandersamen (gemörsert) in etwas Kokosöl erhitzen. 330 g rote Linsen (gewaschen) zugeben und mit 1 l Wasser aufgießen. Die abgeriebene Schale von ½ Bio-Zitrone zugeben und bedeckt 20 Min. leicht köcheln lassen, bis die Linsen zerfallen und die Flüssigkeit verdampft ist. Mit Salz, Zitronensaft und Chili abschmecken. Passt gut zu Reis oder Fladenbrot.

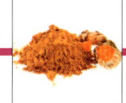

Seelische Wirkung

Selbstannahme: **»Ich bin mein Schlüssel zur Welt!«**

Durch Kurkuma wird die Außenorientierung schwächer. Die Aufmerksamkeit verlagert sich immer mehr ins eigene Zentrum. Wer sich selbst annimmt, dem steht die Welt offen.

Ritual: Start in den Tag

Nimm dir morgens beim Aufstehen zwei Minuten Zeit für einen bewussten Tagesbeginn. Setze dich im Bett mit aufrechtem Rücken hin. Lass den Atem aus deiner Mitte in die Welt fließen und von dort wieder zu dir zurück. Wenn Gedanken kommen, was du alles zu tun hast, schenke ihnen keine Aufmerksamkeit. Bleibe bei dir selbst als Zentrum deiner Welt.

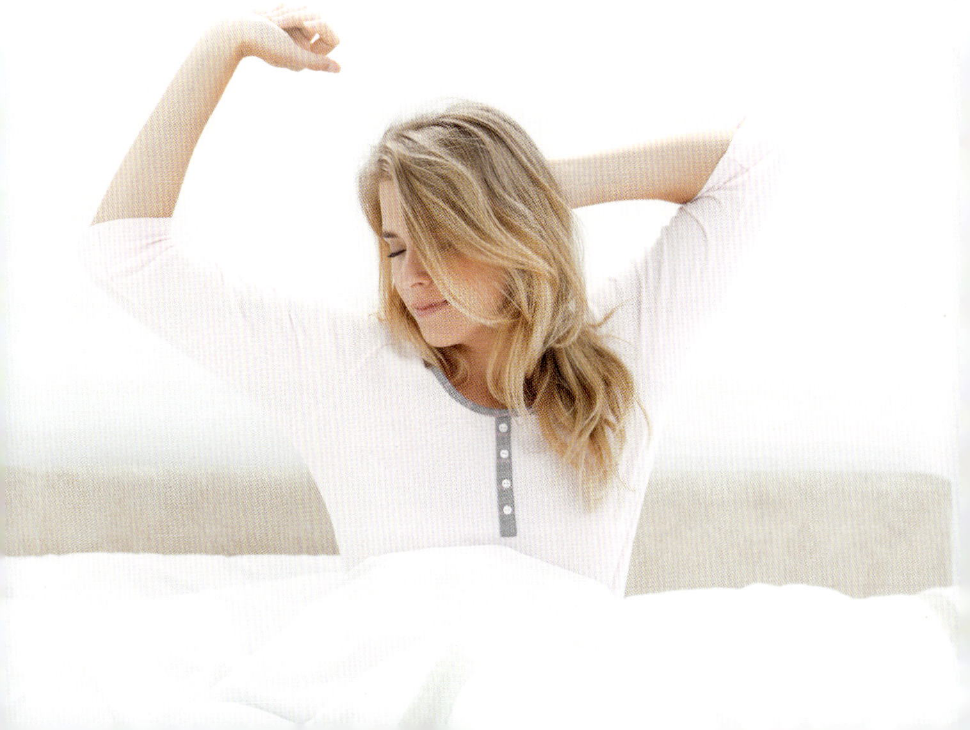

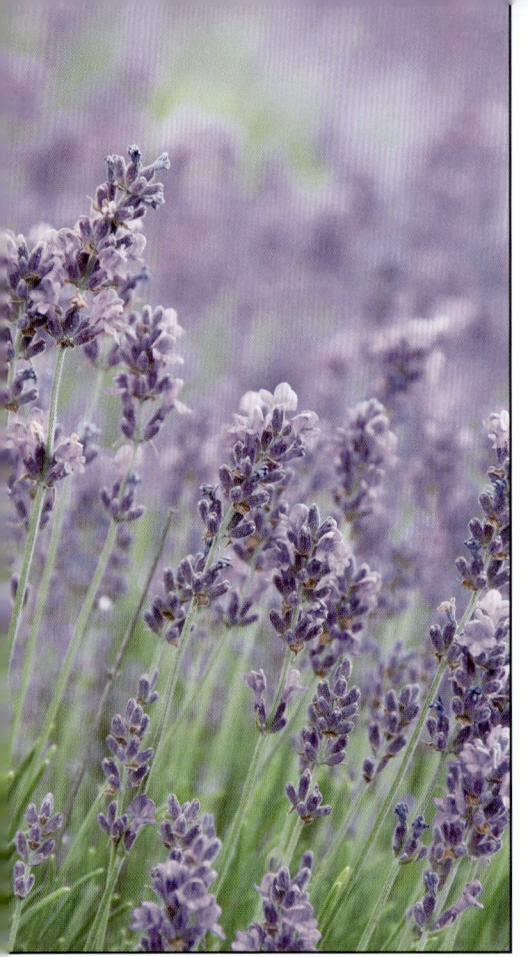

Lavendel

Lavendel (lat. *Lavandula angustifolia; lavare* = waschen) gehört zur Familie der Lippenblütler und ist ein mehrjähriger Strauch mit teils verholzten, verzweigten Ästen. Er kann bis zu 1 m hoch werden.

Die Blätter sind gegenständig, schmal-lanzettlich und graugrün (Oberseite) und weiß-filzig (Unterseite). Als Blüte bilden sie ährenförmige Scheinquirle aus, die je aus sechs bis zehn violetten Lippenblüten bestehen und aromatisch duften.

Geschichte

Der Lavendel verbreitete sich ausgehend von Persien über die Kanarischen Inseln und Frankreich im ganzen Mittelmeerraum und bis nach England und Zentraleuropa aus. Die Pflanze wurde schon bei den alten Ägyptern zur Einbalsamierung der Mumien verwendet. Im Grab des Tutanchamun befand sich eine Salbe, die noch heute (3000 Jahre später) nach Lavendel duftet. Die antiken Römer liebten ihn als Badezusatz, als Schönheitsmittel und Arznei. In den Krankenzimmern wurde er geräuchert, um die Raumluft zu reinigen. Die Soldaten rieben sich den Duft auf ihre Rüstungen, um in der Schlacht einen klaren Kopf zu bewahren. Im Mittelalter verwendete

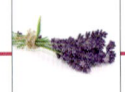

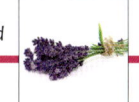

man ihn, um die Pest zu vertreiben. Paracelsus empfahl die Pflanze zur Schmerzlinderung und gegen Nervenleiden. Heute wird Lavendelöl in großen Mengen für die Kosmetikindustrie hergestellt.

Körperliche Wirkung

Die Blüten des Lavendels enthalten Glykoside, Saponine, Gerbstoffe und das berühmte ätherische Öl. Lavendel wirkt beruhigend, ausgleichend, nervenstärkend, schmerzstillend und krampflösend. Er wird daher gerne bei Nervosität, Einschlafstörungen, hohem Blutdruck und Kopfschmerzen verwendet. Außerdem wirkt er entgiftend, durchblutungsfördernd, desinfizierend und wundheilend (vor allem das enthaltene Linalool). Lavendel hilft bei Reizdarm, Blähungen und Durchfall. Unter anderem fördert er den Gallenfluss und die Darmflora. Das Lavendelöl hat eine sehr gute Hautverträglichkeit und wird bei Akne, Insektenstichen, Muskelkater, Rheuma und auch zur Geburtsvorbereitung eingesetzt. In der TCM wird Lavendel als kühlendes Mittel empfohlen, um das Yang zu beruhigen, Qi-Blockaden zu lösen und Hitze zu klären.

Hausapotheke und Rezepte

Lavendel wächst gerne an trockenen, sonnigen Orten (auch auf Balkonen in der Stadt). Dort hilft er, unliebsame stechende Insekten, aber auch Mäuse, Ameisen und Blattläuse fernzuhalten. In der Mittelmeerküche wird Lavendel zum Würzen von Fleisch- und Fischgerichten verwendet. Die Blüten mit Stängeln bei trockenem, warmem Wetter ernten, zu Büscheln binden und an einem gut durchlüfteten, schattigen Ort zum Trocknen aufhängen.

Wegen des hohen Cumaringehalts kann Lavendelöl bei einer Überdosierung zu Kopfschmerzen führen. Auch allergische Reaktionen treten bisweilen auf. Achtung: Da das echte Öl teuer ist, sind viele gefälschte und synthetische Produkte am Markt.

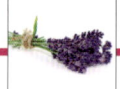

Schlaftee

1 TL Lavendelblüten (oder eine Mischung von Lavendelblüten mit Kraut der Zitronenmelisse und Baldrianwurzel zu gleichen Teilen) mit 1 Tasse kochendem Wasser übergießen, 5 Min. ziehen lassen und vor dem Schlafengehen trinken. Ein starker Tee aus Lavendelblüten eignet sich auch als Badezusatz bei Gliederschmerzen und Unruhezuständen.

Lavendel-Tinktur

1 Handvoll Blüten in einer Flasche mit 250 ml Wodka ansetzen. Gut verschließen und 10 Tage an einen warmen Ort stellen. Immer wieder schütteln. Dann abseihen und in eine dunkle Flasche füllen. Als Einreibung bei Rheuma täglich einige Tropfen der Tinktur auf die Haut über schmerzende Gelenke auftragen. Auch bei Haarausfall dienlich.

Akne-Lavendelwasser

In 100 ml destilliertes Wasser 10 Tropfen ätherisches Lavendelöl mischen und mit Wattepad auf Pickel auftupfen. Wirkt entzündungshemmend und hilft auch bei Neurodermitis und offenen Wunden.

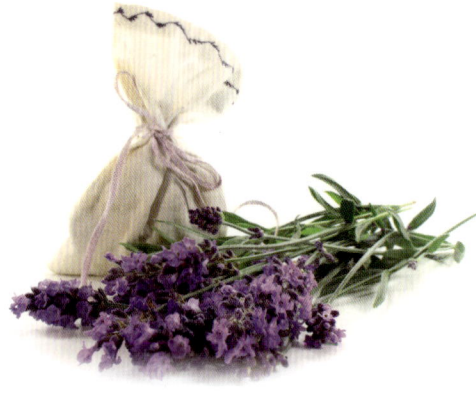

Kräuterkissen

In ein kleines Leinensäckchen getrocknete Lavendelblüten füllen (nach Belieben auch gemischt mit getrockneten Kamillenblüten, Thymianblättchen, Hopfenblüten oder Eisenkraut). Im Kleiderkasten verscheucht es die Motten und beim Einschlafen lästige Gedanken.

1 Tropfen ätherisches Lavendelöl in der Duftlampe oder auf einen Duftstein geträufelt kann gleiches bewirken.

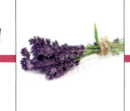

Seelische Wirkung

Gesundheit: **»Ich spüre, was mir guttut!«**

Lavendel holt die Achtsamkeit aus den virtuellen Gedankenwelten zurück in den Körper und zu den Sinnen. So wird spürbar, was nötig ist, um die eigene Gesundheit zu stärken.

Ritual: intuitives Einkaufen

Wenn du das nächste Mal vor dem Obst- und Gemüseregal des Supermarkts stehst, dann atme tief in den Bauch ein, spüre deine Füße gut am Boden und verlagere deine Aufmerksamkeit in deine Mitte. Lass deine halb geschlossenen Augen mit weichem Blick über das Regal schweifen und frage dabei deine Körperintelligenz, welches Lebensmittel dir heute besonders guttut. Greife intuitiv zu und bereite dir daraus ein leckeres Mahl.

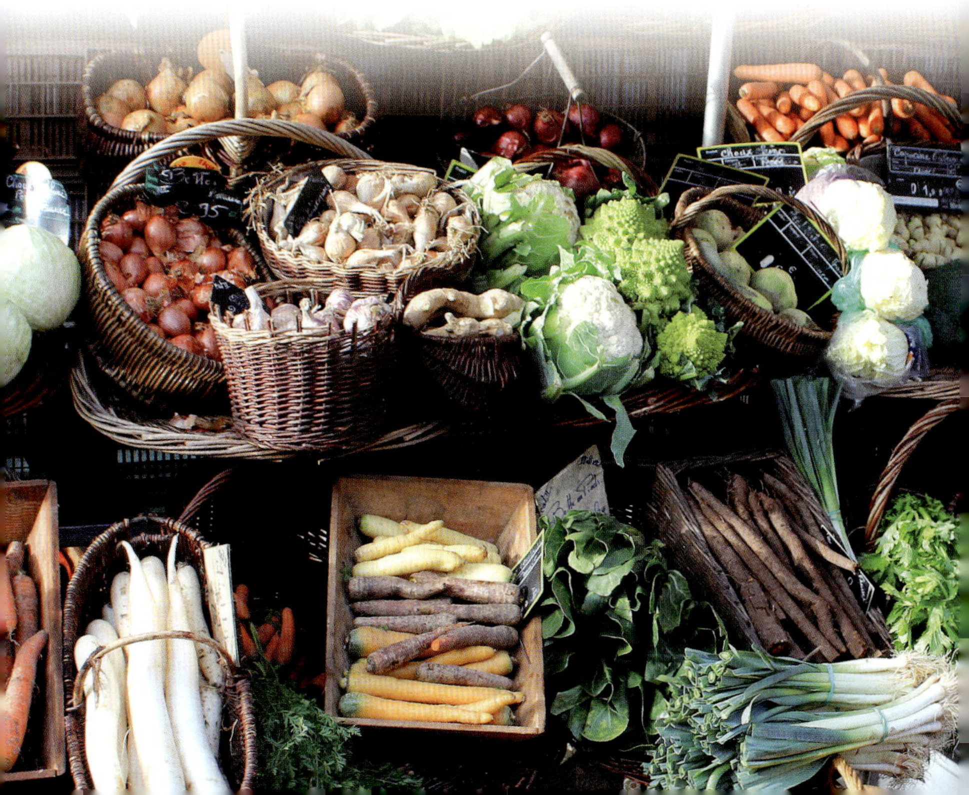

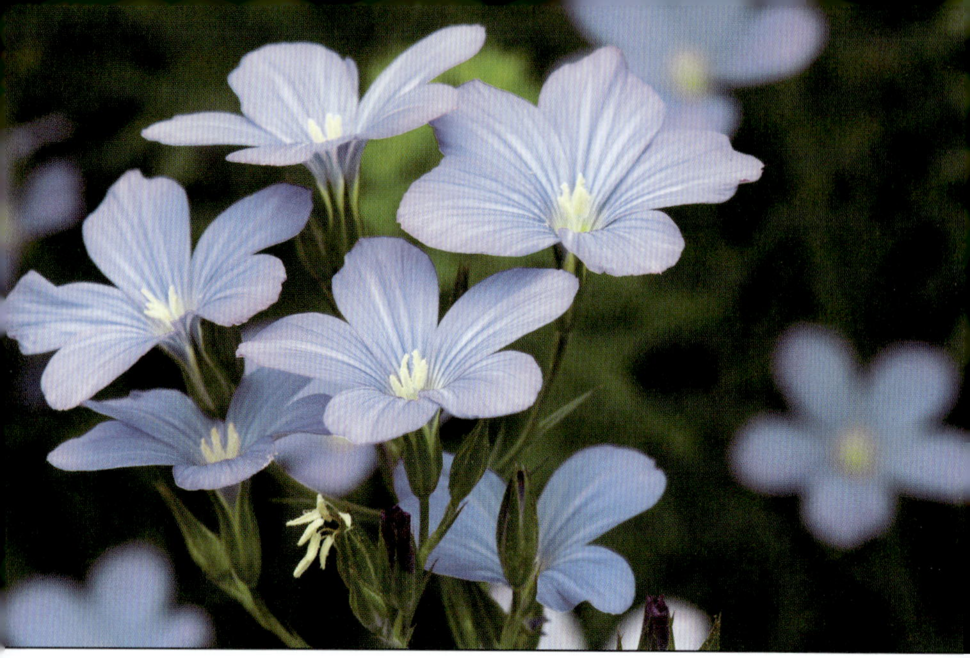

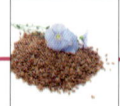

Leinsamen

Der Gemeine Lein (lat. *Linum usitatissimum; usitatissimum* = besonders nützlich), auch Flachs genannt, ist eine einjährige Pflanze aus der Familie der Leingewächse. Er wird 20–100 cm hoch und besitzt einen aufrechten, kahlen Stängel mit hohem Fasergehalt (20 %). Die Laubblätter wachsen stiellos, lanzettlich und wechselständig mit einem glatten Blattrand. Die meist hellblauen Blüten sind fünfzählig und etwa 2 cm breit. Nach der Befruchtung entwickeln sich rundliche Kapseln mit je zehn Leinsamen. Diese sind braun und eiförmig mit einem zugespitzten Ende.

Geschichte

Lein ist eine sehr alte Kulturpflanze, schon seit der Steinzeit begleitet sie die Menschen. Die ältesten Funde stammen aus Vorderasien und dem Mittelmeerraum (7500 v. Chr.). Traditionell wird Faserlein für Bekleidung, Haushaltswäsche, Dämmstoffe und für die Papiererzeugung verwendet. Die Samen des Ölleins presst man zu Öl, das als

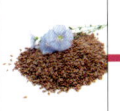

Speiseöl, aber auch in der Industrie für Druckfarben, Firnisse (Holz-schutz) und Linoleum in Gebrauch ist. Der bei der Ölgewinnung als Nebenprodukt entstehende Leinschrot dient als proteinreiches Rin-derfutter. Die medizinisch genutzten Leinsamen werden heute vor-wiegend aus Marokko, Belgien, Ungarn, Argentinien und Indien im-portiert.

Körperliche Wirkung

Der Ölgehalt der Leinsamen liegt bei ca. 40 %, wobei die Konzentrati-on der für die menschliche Ernährung wichtigen Omega-3-Fettsäuren besonders hoch ist. Auch der Eiweißgehalt ist beachtlich (20 – 30 %), mit vielen essentiellen Aminosäuren wie Lysin, Methionin und Tryp-tophan. In der Samenschale sitzen überdies reichlich Schleimstoffe (Xylose, Galactose, Galacturonsäure), die im Darm aufquellen und die Verdauung in Schwung bringen. Außerdem bieten die Samen etwa 25 % pflanzliche Faserstoffe sowie sekundäre Pflanzenstoffe (Polyphe-nole, Phytohormone). Daher eignen sich Leinsamen ideal als Mittel bei Verstopfung, bei Reizdarm, zur Pflege der Darmflora und zur Vor-beugung von vorzeitigem Altern und Krebs (Dickdarm, Prostata u. a.).

Hausapotheke und Rezepte

Zur Aktivierung des Darms die Leinsamen aufbrechen (schroten), da-mit die Schleimstoffe und das Öl ihre Wirkung voll entfalten können. Dabei ist es sehr wichtig, viel zu trinken, denn bei zu wenig Flüssig-keit kann es im schlimmsten Fall zu einem Darmverschluss kommen! Nicht bei akuten Entzündungen des Verdauungssystems anwenden. Leinsamen können die Aufnahme von Medikamenten behindern, da-her halten Sie besser einen zeitlichen Abstand von zwei Stunden ein. Nicht gemeinsam mit Medikamenten gegen Durchfall einnehmen, die die natürliche Darmbewegung hemmen! Schwangere sollten vor Anwendung Rücksprache mit ihrem Arzt halten.

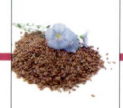

entgiftend, hilft bei Arteriosklerose

Hilfe bei Verstopfung

1–2 EL Leinsamen am besten frisch in der Mühle schroten und in Müsli, Joghurt oder Saft einrühren. Danach unbedingt genügend Wasser trinken (mind. 0,5 l), da die Samen auf das 4- bis 8-Fache ihres ursprünglichen Volumens anschwellen!

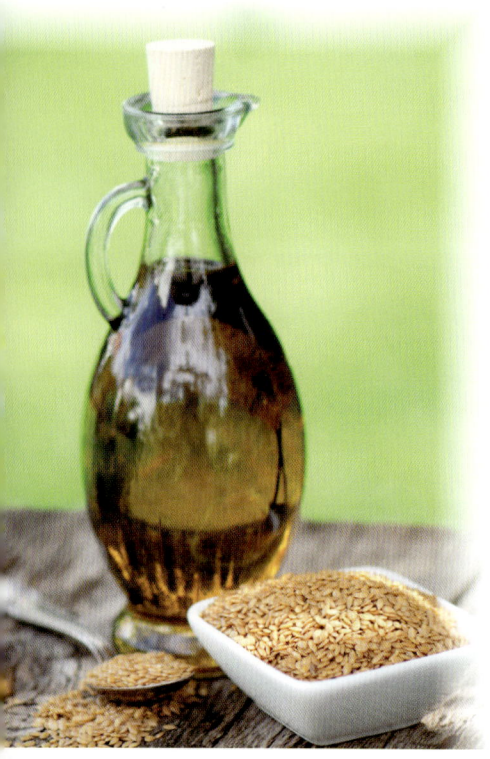

Leinöl für das Gehirn

Leinöl enthält sogar mehr Omega-3-Säuren als Fisch (nicht nur für Veganer interessant)! Es wirkt positiv auf Gehirn, Herz und Kreislauf. Geben Sie 1–2 EL täglich z. B. über den Salat oder in einen Smoothie. Variante: morgens 1 EL vor dem Frühstück einnehmen. Die Ölflasche kühl und dunkel aufbewahren und bald verbrauchen.

Glutenfreies Rohkost-Knäckebrot

250 g Leinsamen über Nacht in 0,5 l Wasser einweichen. Dann mit 2 klein geschnittenen Karotten und je 1 gestrichenen TL Salz, Kümmel und Thymian im Mixer zu einem Brei vermengen. Auf Backpapier handtellergroße, flache Fladen auslegen und nach Belieben mit weiteren Samen bestreuen (Sonnenblumen, Sesam, …). Im Dörrgerät (bei 40 °C, 12 Stunden) trocknen lassen. Sie können auch einen Umluftbackofen verwenden (niedrigste Temperatureinstellung mit verkürzter Trockenzeit. Dabei die Klappe einen kleinen Spalt öffnen, damit die Feuchtigkeit entweichen kann).

Linum usitatissimum **138**

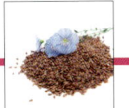

Seelische Wirkung

Gelöstheit: *»Ich bin jederzeit frei!«*

Leinsamen helfen beim Loslassen von Gewicht und Ballast, sei es nun auf seelisch-emotionaler oder auf körperlicher Ebene. Dies ist jederzeit möglich, unabhängig von den Bedingungen der Außenwelt.

Ritual: Ballast abschütteln

Stelle dich aufrecht hin. Beginne nun dein linkes Bein kräftig durchzu-schütteln, als ob du eine Horde Ameisen loswerden wolltest: nach vor-ne, seitlich, nach hinten. Dann nimm deinen linken Arm an die Reihe. Kräftig schütteln! Danach kommt das rechte Bein, dann der rechte Arm dran. Zuletzt nimm beide Arme über deinen Kopf und bewege nun den ganzen Körper. Stell dir dabei vor, dass du ein Sack mit Sand bist, der zur Gänze ausgeleert wird. Danach komme wieder zur Ruhe und spüre die Energie und den Freiraum, die nun entstanden sind.

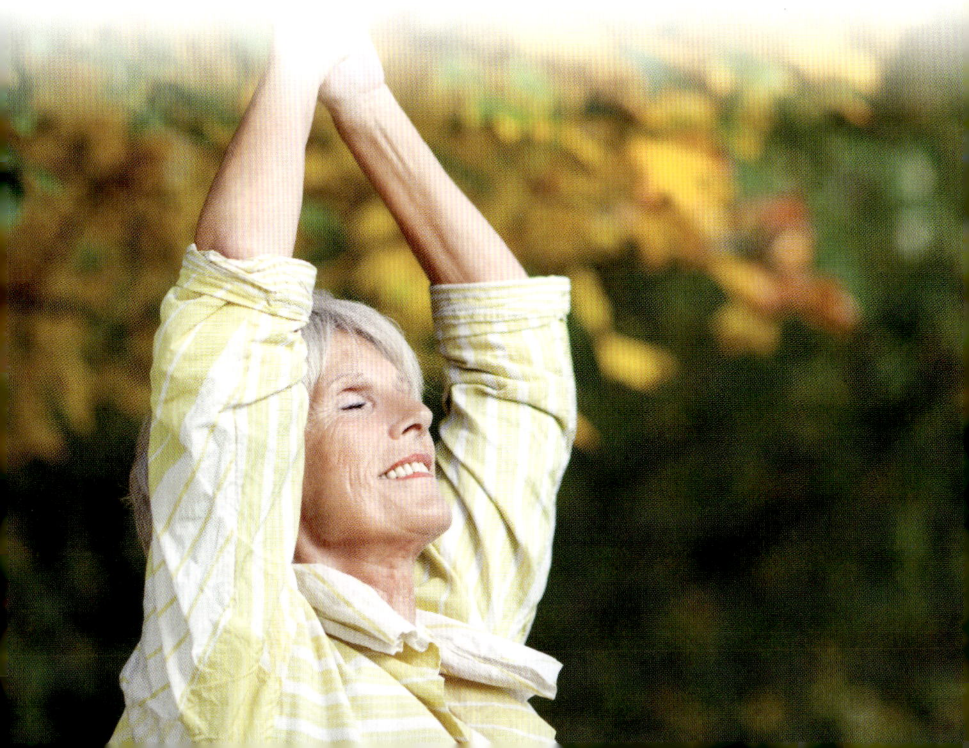

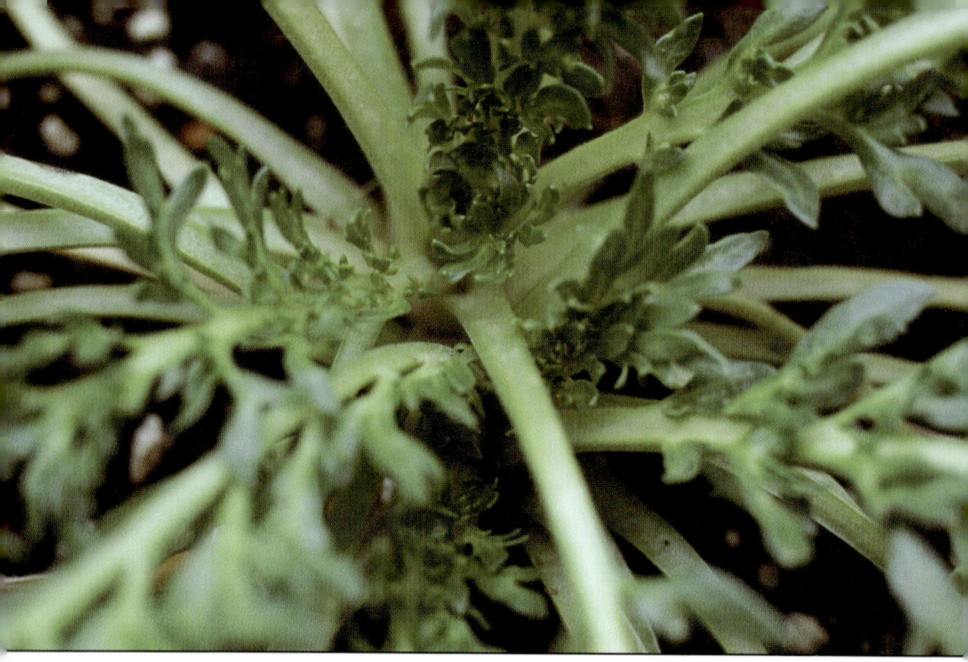

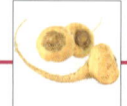

Maca

Maca (lat. *Lepidium meyenii, L. peruvianum)* gehört zur Familie der
Kreuzblütengewächse und ist mit dem uns bekannten Sellerie entfernt verwandt. Die robuste Pflanze wächst in flachen Matten bis zu
einer Höhe von 20 cm und wird ein bis zwei Jahre alt. Die Wurzel
dient als Speicherorgan, enthält sehr viel Wasser und kann gelb, rot,
schwarz oder lila gefärbt sein. Die Macapflanze kann mit extremen
klimatischen Bedingungen umgehen. Sie wächst bis auf 4000 m
Höhe in den peruanischen Anden, oft bei starken Winden, intensi-
ver UV-Strahlung und hohen Temperaturschwankungen.

Geschichte

Für die Ureinwohner Perus ist Maca seit Tausenden von Jahren ein
wertvolles Grundnahrungsmittel und eines der ältesten Heil- und
Potenzmittel. Sie wird zur Steigerung von Vitalität und Fruchtbarkeit für Menschen und Tiere eingesetzt sowie bei Rheuma und
Atemwegserkrankungen. Auch heute noch wird die Wurzel bis zu

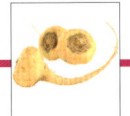

dreimal täglich gegessen. Im 16. Jahrhundert brachten die spanischen Eroberer Maca auch nach Europa, wo sie als so wertvoll angesehen wurde, dass man sie als reguläres Zahlungsmittel anerkannte. Lange vergessen stieg in den letzten Jahren der Bekanntheitsgrad der Powerpflanze als Superfood in der westlichen Welt wieder.

Die US-Firma PureWorld Inc. hat gleich mehrere Patente auf die Nutzung von Maca angemeldet. Obgleich ein klarer Fall von Biopiraterie bleibt der Patentschutz bislang rechtskräftig.

Körperliche Wirkung

Die Macapflanze liefert viele Vitamine, alle essentiellen Aminosäuren, Mineralien und wertvolle sekundäre Pflanzenstoffe. Sie gilt als Energiespender für Sportler, reguliert den Cholesterinspiegel und die Verdauung. Sie ist ein Adaptogen, das heißt, sie passt sich dem Stoffwechsel an und unterstützt die körperliche Leistungsfähigkeit. Gleichzeitig stärkt sie die psychische Belastbarkeit und Stressresistenz.

Die Macawurzel wird auch zur Linderung von Menstruations- und Wechseljahresbeschwerden eingesetzt. Ihr Ruf als Aphrodisiakum und Potenzmittel geht auf den hohen Gehalt an Arginin zurück. Dieses bewirkt eine Entspannung der glatten Muskulatur, wodurch sich die Gefäße erweitern und die Durchblutung gefördert wird. Auch die Anzahl und Beweglichkeit der Spermien soll sich bei einer argininreichen Ernährung (Mindestdauer einer Kur: 4 Monate) erhöhen.

Je nach Farbe wird der Wurzel traditionell eine bestimmte Hauptwirkung zugesprochen: die rote vorbeugend gegen Prostatakrebs und zur Knochenstärkung. Die gelbe soll besonders der weiblichen Fruchtbarkeit dienen und die schwarze am besten vor Stress und Depressionen schützen.

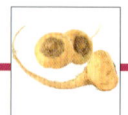
Hausapotheke und Rezepte

Traditionell wird Macapulver einfach in heißes Wasser oder Milch eingerührt, als Mehl zum Backen verwendet oder mit pürierten Früchten als Brei gegessen. Die jungen Blätter schmecken kresseähnlich. In Europa wird Maca meist in Kapsel- oder Pulverform als Nahrungsergänzungsmittel eingenommen.

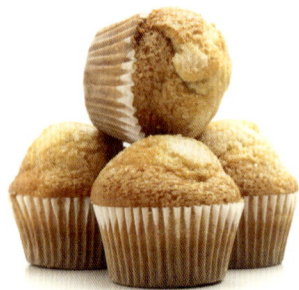

Kokosmuffins mit Maca

100 g Dinkelmehl, 30 g Macapulver, 80 g Rohrzucker, 50 g Kokosflocken und ½ Päckchen Backpulver verrühren. In einer zweiten Schüssel 50 ml erwärmtes Kokosöl mit ca. ⅛ l Reismilch verrühren. Alle Zutaten vermischen und in Muffin-Förmchen füllen. Bei 180 °C 20 Min. backen, bis sich die Oberfläche leicht bräunt.

Süßsaurer Gemüse-Dip mit Maca

1 Frühlingszwiebel und 2 entkernte Datteln fein schneiden. Mit 2 TL Macapulver und 1 Becher (Soja-) Naturjoghurt vermischen, dann mit Zitronensaft, Olivenöl, Currypulver, Senf und Salz abschmecken. Karotten, Paprika und Gurke in längliche Streifen schneiden und gemeinsam mit dem Dip servieren.

Wer es ausgefallen möchte: 2 Kochbananen schälen, der Länge nach halbieren und mit etwas Kokosfett beidseitig in der Pfanne goldbraun braten. Auskühlen lassen, in Stickform schneiden und zum Maca-Dip servieren.

Rohkakao mit Maca

2 gehäufte TL Rohkakao, 3 kleine Bananen (geschält), 3 Datteln (entkernt), je 1 TL Maca und Zimt mit 1 Tasse Wasser cremig mixen. Der Drink entspannt und gibt gleichzeitig Energie für alle Tätigkeiten, die anstehen.

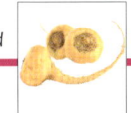

Seelische Wirkung

durch dick und dünn: *»Jede Situation bietet Möglichkeiten!«*

Maca schenkt auch auf der seelischen Ebene Kraft, dranzubleiben und Chancen zu nutzen, die sich anbieten.

Ritual: sich selbst Freude schenken

Nimm dir ein Blatt Papier und schreibe spontan zehn Dinge/Tätigkeiten auf, die dir wirklich Freude bereiten. Es können gerne Kleinigkeiten sein wie eine gute Tasse Tee oder ein Spaziergang mit einem Freund. Wie fordernd deine Lebenssituation derzeit auch sein mag, wähle zwei Punkte aus deiner Liste aus, die du gleich diese Woche umsetzen kannst. Und lass dir von niemandem den Spaß daran verderben. Natürlich kannst du deine Liste jederzeit updaten.

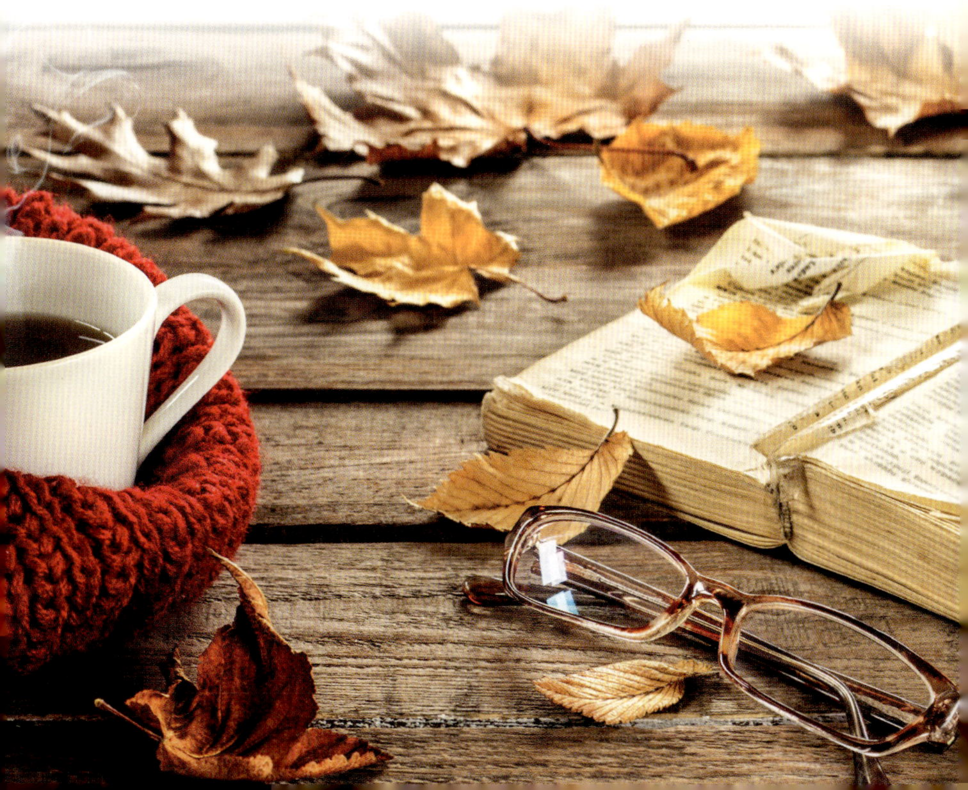

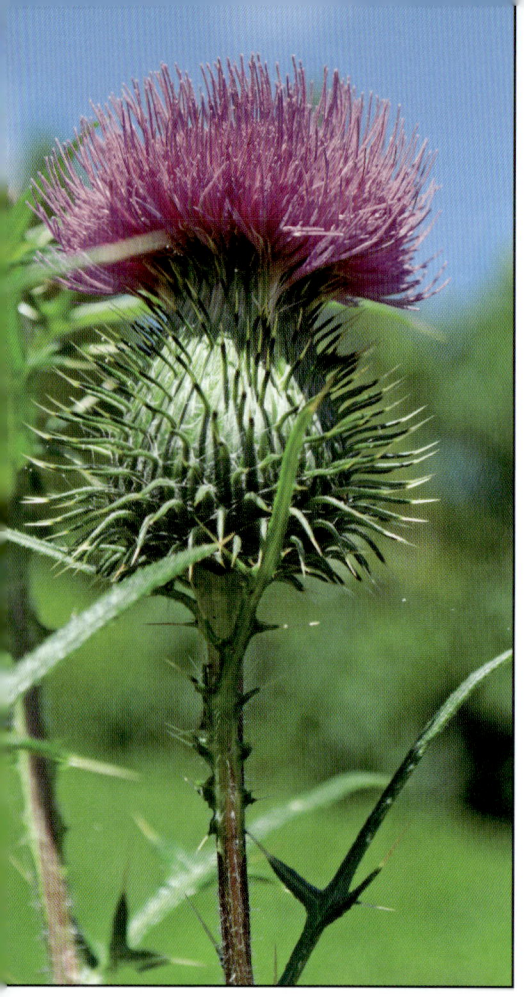

Mariendistel

Die Mariendistel (lat. *Silybum marianum),* auch Liebfrauendistel oder Milchdistel genannt, gehört wie die Artischocke zur Familie der Korbblütler. Sie ist eine ein- oder zweijährige Pflanze mit aufrechtem, behaartem Stängel. Die Blätter sind wellig, grün-glänzend und mit weiß gefleckten Nerven. Am Ende der Blattspreite wachsen spitze Dornen. Die einzeln stehenden Röhrenblüten sind purpurrot und bilden nach dem Verblühen braun gefleckte bis schwarze Samen, die dank ihres »Fallschirmes« vom Wind verbreitet werden. Die Mariendistel kann bis zu 150 cm hoch werden.

Geschichte

Die Mariendistel stammt ursprünglich aus dem Mittelmeerraum und dem Orient. Heute ist sie in Westasien, Nordafrika, Amerika und in Europa verwildert an Wegrändern und auf sonnigen Brachflächen zu finden. Einer Legende nach sind die weißen Blattadern entstanden, als die Jungfrau Maria das Jesuskind stillte. Dabei sollen einige Tropfen Milch auf die Blätter der Mariendistel gefallen sein und so die weißen Spuren hinterlassen haben. Gemäß der Signaturenlehre (nach der das äußere Erscheinungsbild einer Pflanze auf die Leiden hinweist, die mit ihrer Hilfe geheilt werden können)

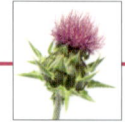

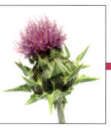

dient die Distel zur Anregung des Milchflusses stillender Mütter. Ursprünglich wurde sie vor allem als Gemüse gegessen.

Körperliche Wirkung

Dank Bitterstoffen, Flavonoiden (Silymarin) und ätherischen Ölen gilt die Mariendistel als ein ausgezeichnetes Heilmittel bei Lebererkrankungen, wie Leberzirrhose, Fettleber, Hepatitis, Gelbsucht, und selbst bei Vergiftungen (zum Beispiel durch den Knollenblätterpilz). Ihre Inhaltsstoffe scheinen zu verhindern, dass Gifte durch die Zellmembranen in die Leber aufgenommen werden. Mariendistel wirkt entzündungshemmend, fiebersenkend, zirkulationsfördernd und fängt freie Radikale ab. Sie hilft bei Gallenkoliken und diversen anderen Verdauungsbeschwerden. Außerdem lindert sie Migräne, Krampfadern, Menstruationsbeschwerden und Schlaflosigkeit. Gemäß der TCM leitet Mariendistel feuchte Hitze aus der Leber und anderen Körperbereichen.

Hausapotheke und Rezepte

Verwendet werden die Samen, seltener die Blätter. Die noch nicht geöffneten Blütenköpfe können auch (wie Artischocken) kurz gedünstet verzehrt werden. Sie vitalisieren den Körper und wirken verdauungsförderlich. Zur Anregung des Milchflusses beim Stillen die frischen Blätter der Mariendistel wie Spinat zubereiten. Als Tagesdosis werden 12 – 15 g getrocknete Samen oder 1 – 2 g Pulver empfohlen.

Mariendistel-Tinktur

200 g Mariendistelsamen in ein Schraubglas füllen und mit 1 l 40 %igem Wodka übergießen. Glas schließen und 2 Wochen kühl und dunkel ziehen lassen. Dabei immer wieder schütteln. Dann durch ein Sieb pressen und in eine dunkle Glasflasche füllen. Bei Leber- und Gallenproblemen 3 x tgl. 15 – 20 Tropfen einnehmen.

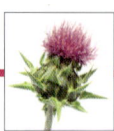
Leberkur

Kauen Sie zur Stärkung der Leber 3 Wochen lang täglich 1 TL Mariendistelsamen. Wenn Sie Ihren Körper ganzheitlich reinigen wollen, sollten Sie zusätzlich Darmreinigungen durchführen, Bitterstoffe einnehmen (zum Beispiel Löwenzahnwurzelextrakt) und auf eine basische Ernährung mit viel grünem Blattgemüse, Brokkoli- und Radieschensprossen achten.

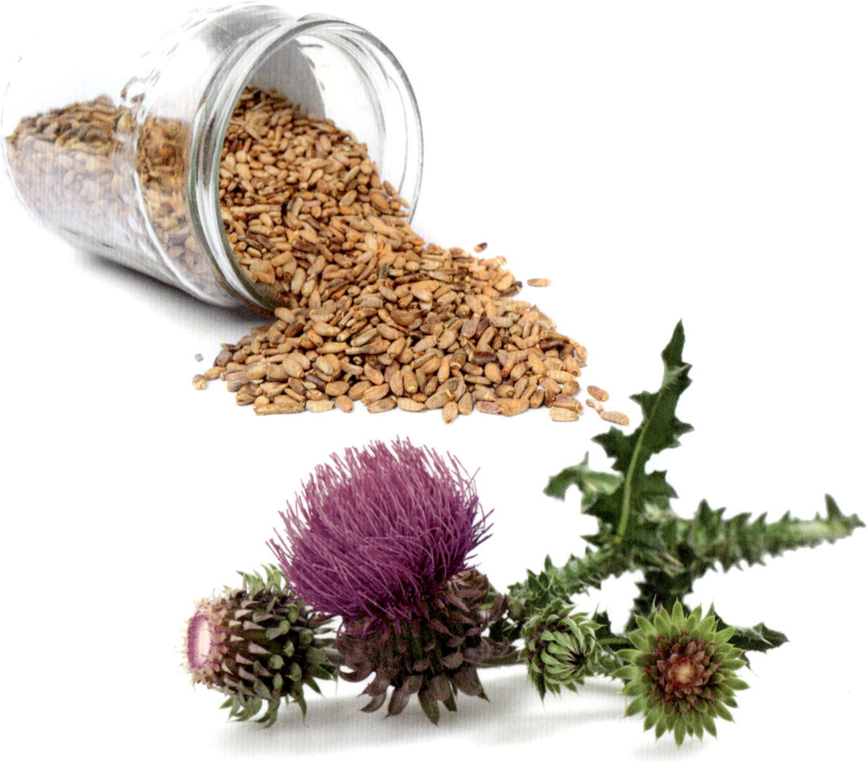

Mariendisteltee

1 TL Mariendistelsamen (evtl. gemischt mit Pfefferminzblättern) mit 1 Tasse kochendem Wasser überbrühen, 10 Min. ziehen lassen, dann abseihen. Langsam und schluckweise trinken. Zur Leberstärkung 3 x tgl. 1 Tasse.

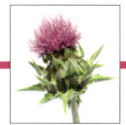

Seelische Wirkung

die Fortschrittliche: **»Leichten Herzens gehe ich neue Wege!«**

Mariendistel hilft, Routine zu verändern und wieder einmal etwas Neues auszuprobieren. So entgiftet und entschlackt sie auch auf seelischer Ebene.

Ritual: neue Räume entdecken

Fahre für einen Tag in eine Stadt, in der du noch nie warst. Mache dir kein Konzept, was du dort tun wirst und nimm keinen Stadtplan mit. Finde nun intuitiv deinen Weg. Beobachte, welche Menschen, Plätze und Besonderheiten dir begegnen. Die Welt ist so viel reicher und bunter, als wir uns vorstellen können!

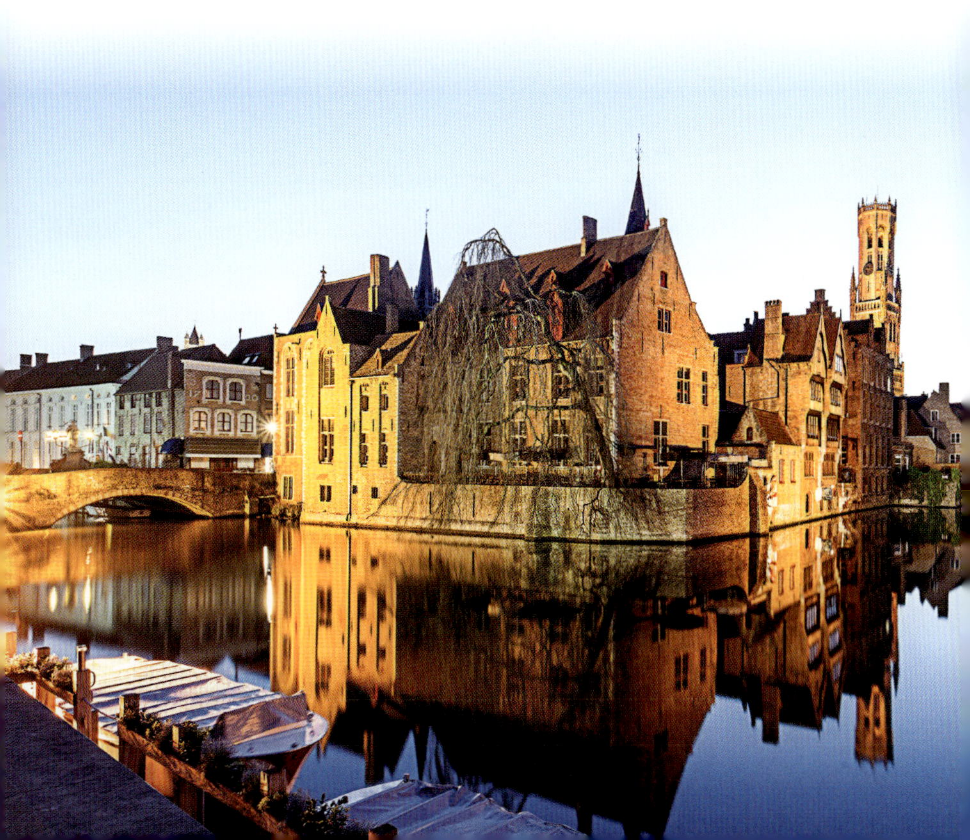

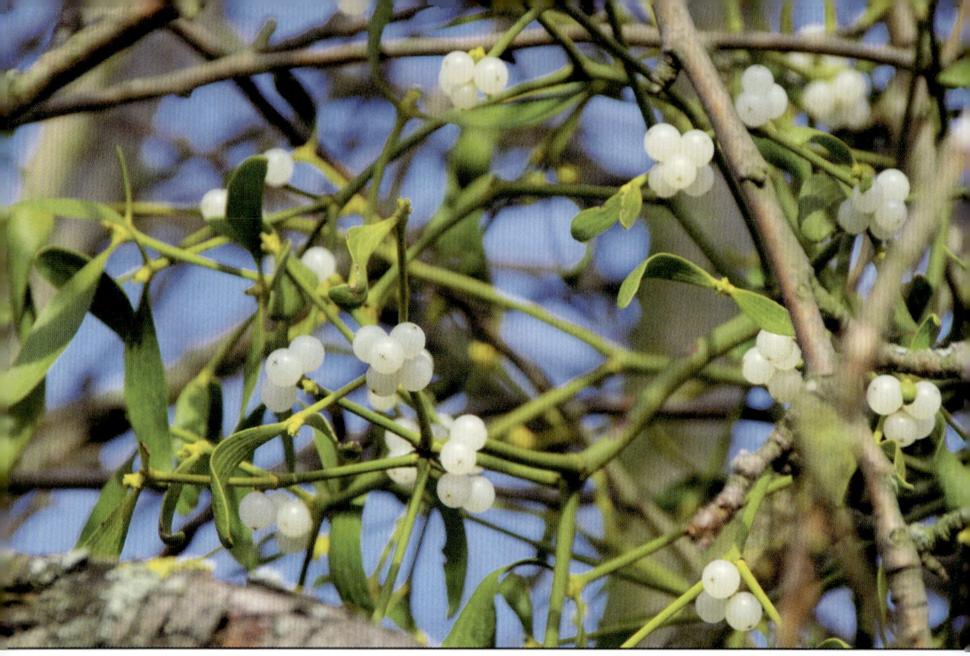

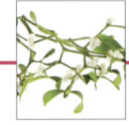

Mistel

Die Mistel (lat. *Viscum album, viscum* = Leim) gehört zur Familie der Mistel- beziehungsweise Sandelholzgewächse und ist ein mehrjähriger, immergrüner Halbschmarotzer. Sie ernährt sich teilweise von eigener Photosynthese, entnimmt aber auch Wasser und Nährstoffe aus den Ästen ihres Wirtsbaumes. Ihre Blätter sind olivgrün, ledrig und gegenständig angeordnet. Aus den Blüten bilden sich im Herbst erbsengroße weiße Beeren mit zähflüssigem Schleim, die gerne von Vögeln gefressen werden. Die Samen passieren deren Verdauungstrakt und bleiben dann an anderen Ästen kleben, wo sich neue Misteln bilden. Je nach Abgrenzung gehören 400 bis 1400 Arten zur Familie der Misteln. Sie ist weltweit verbreitet.

Geschichte

Schon in ihren vielen volkstümlichen Namen zeigt sich die besondere Bedeutung der Mistel: Drudenfuß, Gespensterrute, Hexenbesen, Donnerkraut und weitere. Sie galt den keltischen Druiden als

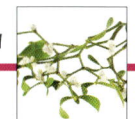

heilige Pflanze und man schrieb ihr übersinnliche Fähigkeiten zu. An Weihnachten wurde sie traditionell über die Haustüre gehängt, um Böses abzuwehren. Ein Kuss unter dem Mistelzweig versprach anhaltendes Glück für das Paar. Als »Himmelskind« durfte sie nicht mit dem Erdboden oder mit Metall (außer Gold) in Berührung kommen, sonst verlor sie ihre Kraft. Je nach Wirtsbaum soll sie unterschiedliche Heilwirkungen haben, wobei als Mächtigste unter ihnen die Eichenmistel gilt *(V. quercinum)*. Geomanten finden unter mit Misteln bewachsenen Bäumen oft Störzonen. Der Halbschmarotzer scheint den Bäumen zu helfen, sich zu »entstrahlen«.

Körperliche Wirkung

Die Mistel enthält Polypeptide, Flavonoide, biogene Amine und Schleimstoffe. Sie initiiert sehr viele, teils noch unerforschte Heilimpulse. Unter anderem regt sie den Stoffwechsel und die Drüsentätigkeit an, reguliert den Blutdruck und verbessert die Stimmung. Außerdem soll sie herzstärkend wirken. Auch bei Wechseljahresbeschwerden und Diabetes wird sie eingesetzt. Da die Mistel eine Schmarotzerpflanze ist und gleich einem Geschwür in alle Himmelsrichtungen wächst, empfahl Rudolf Steiner sie bei Krebs. In der Tat hat sie in höheren Konzentrationen eine zellgiftige und teilungshemmende Wirkung und kommt heute bei 46 % aller Krebstherapien zum Einsatz. Sie wird sowohl als alternative Heilmethode als auch begleitend zur Chemotherapie verordnet. In beiden Fällen verbessert sie das allgemeine Wohlbefinden und regt das Immunsystem an. Obwohl der Einsatz von Mistelprodukten bei Krebs immer wieder kontrovers diskutiert wird, spricht doch die hohe Therapietreue der Patienten ganz deutlich für sie. Aus der Sicht der TCM klärt die Mistel Hitze im Körper und beruhigt den Geist.

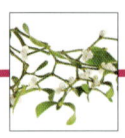

Hausapotheke und Rezepte

Gesammelt werden die Blätter (Frühling und Spätherbst) und die Beeren (giftig, Winter, nur zur äußerlichen Anwendung). Misteltee wird traditionell bei Bluthochdruck und zur Vorbeugung von Arteriosklerose getrunken. Der kalte Tee kann auch bei Heuschnupfen geschnupft werden oder als Umschlag bei Rheuma, Krampfadern oder Ekzemen aufgelegt werden. Frischer Mistelsaft ist schwierig zu dosieren, daher empfehlen sich Fertigpräparate aus der Apotheke (wie Tinkturen, anthroposophische Präparate und Pulver). Injektionen eignen sich nicht zur Selbstmedikation und müssen von einer Fachperson dosiert werden. Auch die gleichzeitige Einnahme von anderen Medikamenten sollte mit einem Arzt abgesprochen werden. Nicht in Schwangerschaft und Stillzeit anwenden.

Misteltee

Da die Mistel leicht giftig ist, wird als Tee ein Kaltauszug bevorzugt, in dem sich die unerwünschten Substanzen nicht lösen können. Dafür setzen Sie abends 6 TL zerkleinerte Mistelblätter in 0,75 l kaltem Wasser an (abdecken). 12 Stunden bei Raumtemperatur ziehen lassen. Am Morgen abseihen und über den Tag verteilt schluckweise trinken (ungesüßt). Als Kur bis zu 6 Wochen anwenden, dann eine Pause einlegen.

Frauentee

Gießen Sie 0,5 l kochendes Wasser über 1 TL getrocknetes Schafgarbenkraut und 1 TL Frauenmantel. 5 Min. ziehen lassen, dann abseihen und 1 Tasse kalt angesetzten Misteltee zugeben. Das Gemisch in eine Thermoskanne füllen und über den Tag verteilt trinken (ungezuckert). Als Kur bei Frauenleiden 1–2 Wochen anwenden.

Mistelwein

Geben Sie 50 g klein geschnittene Mistelblätter in 1 l Weißwein. 2 Wochen ziehen lassen, dann abseihen. Gegen Arterienverkalkung und zur Kreislaufunterstützung 2 Schnapsgläser tgl. einnehmen.

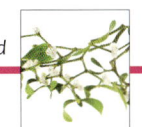

Seelische Wirkung

der Druide: *»Das Tor zu anderen Welten steht offen!«*

Die Pflanze wächst nach eigenen Richtlinien: Sie wurzelt nicht in der Erde, keimt im Licht und ihre Samen reifen zeitverschoben im Winter. Mistel kann die Grenzen der Alltagswelt erweitern und einen Blick in andere Wirklichkeitsebenen freigeben.

Ritual: Musenritt mit der Mistel

Wandere mit deinem Notizbuch zu einem Baum, an dem Misteln wachsen. Klettere auf einen Ast oder mache es dir bei seinen Wurzeln bequem. Lass deinen Atem nun ruhig werden, deinen Kopf leer und dich selbst immer mehr mit den Pflanzen in der Umgebung verschmelzen. Dann nimm den Stift zur Hand und gib der Natur die Möglichkeit, durch deine Hand ein paar Zeilen zu schreiben. Es kann eine Geschichte werden oder auch nur einzelne Wörter. Wichtig ist, dass du nichts kontrollierst, sondern die Worte durch dich hindurch strömen lässt.

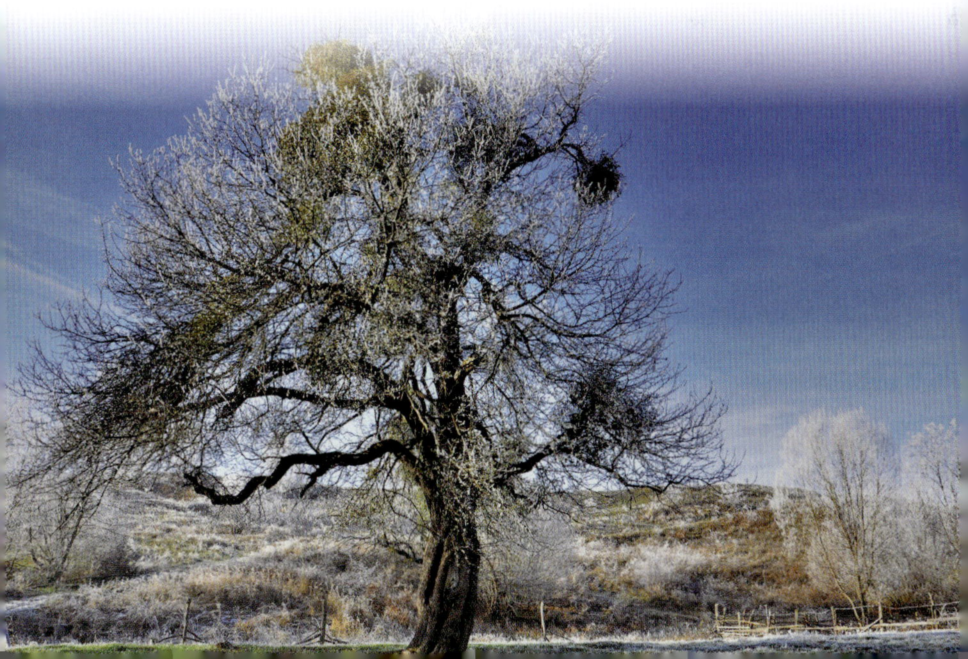

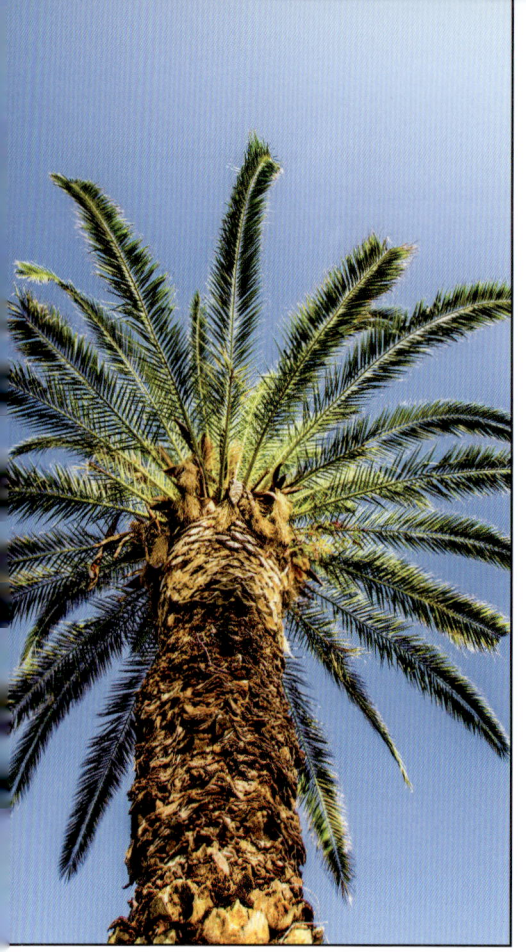

Ölpalme

Die Ölpalme (lat. *Elaeis guineensis*) gehört zur Familie der Palmengewächse. Sie erreicht eine Höhe von 20–30 m und ein Alter von maximal 200 Jahren. Ihre Blätter sind bis zu 7,5 m lang und verbleiben etwa zwei Jahren an der Pflanze, bevor sie abbrechen. Der Blütenstand ist ährig und getrennt geschlechtlich. Er besteht aus bis zu 200 000 Einzelblüten und braucht zwei Jahre für seine Entwicklung. Eine Palme trägt eine Vielzahl pflaumengroßer Früchte mit einem Gesamtgewicht von bis zu 50 kg. Sie sind leicht verderblich und werden gleich nach der Ernte mit Wasserdampf behandelt, dann gequetscht und die Steinkerne herausgelöst. Die harten Schalen werden geknackt und die Samen anschließend getrocknet. Das orangefarbene Fruchtfleisch liefert das Palmöl, die Samen das Palmkernöl.

Geschichte

Ölpalmen waren ursprünglich in den Regenwäldern Westafrikas beheimatet. Wahrscheinlich über Sklaventransporte wurden sie dann in viele andere Länder mit tropischem Klima verbreitet. Dort bilden sie oft die Hauptlebensgrundlage der Bevölkerung. In den letzten Jahren stieg die Weltjahresproduktion an Palmöl exorbitant um jährlich 15 % an, wobei Malaysia und Indonesien Marktführer sind. In Afrika ist Palmöl

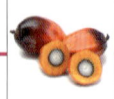

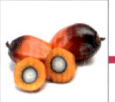

ein traditionelles Heilmittel bei Verstopfungen, Vergiftungen und wird zur Schönheitspflege eingesetzt.

Die Palmölproblematik

Heute ist Palmöl (mit 30%) das am meisten verwendete Öl auf der ganzen Welt. Es ist sehr günstig zu haben und wird von der Industrie vielfältig eingesetzt: in Fertiggerichten, Waschmitteln, Kosmetika und als Treibstoff. Deutschland importiert jährlich fast 1 Mio. Tonnen – Tendenz steigend. Kaum ein Konsument weiß, in wie vielen Produkten des täglichen Bedarfs sich Palmöl findet: zum Beispiel in Ariel, Milka, Rama, Snickers, Nutella, Nivea und vielen weiteren. Etwa jeder zweite Supermarktartikel enthält Palmöl, jedoch meist nur unspezifisch deklariert als »pflanzliches Öl«.* Um den steigenden Bedarf zu decken, werden täglich große Flächen an Regenwald gerodet – auf Kosten der Umwelt und nachfolgender Generationen! Die Brandrodung setzt jährlich riesige Mengen an Kohlendioxid frei. Artenreiche Lebensräume (zum Beispiel für den Orang-Utan) werden zerstört, Böden durch Kunstdünger bleibend vergiftet und oftmals auch die indigene Bevölkerung mit Gewalt vertrieben. Es muss ein Anliegen aller Menschen sein, dass die Herstellung von Palmöl auf eine ökologisch und sozial verträgliche Weise umgestellt wird! Internetkampagnen versuchen ein Bewusstsein für die verantwortungslosen Praktiken mancher Großkonzerne zu schaffen (Beispiel Nestlé). Aktuelle Informationen sind auf den Websites von Greenpeace oder dem WWF zu finden.

Körperliche Wirkung

Das Rote Palmöl enthält sehr viele Carotinoide (Provitamin A), Vitamin E, Palmitin- und Ölsäure. Es wirkt positiv bei Alzheimer, Herz-Kreislauf-Erkrankungen, Schlaganfall, Arterienverkalkung und

* palmölfreie Produkte unter www.umweltblick.de/ernaehrung/produkte-ohne-palmoel

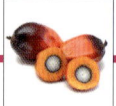
Thrombosen. Außerdem ist es ein natürliches Pflegemittel für trockene Haut. Es wirkt hautglättend, rückfettend (besonders für die reife Haut) und repariert Zellschäden, die durch UV-Licht oder Umweltgifte entstanden sind.

Palmkernöl enthält 80% gesättigte Fette (überwiegend Laurinsäure). Aus dem Palmkernöl kann Tocotrienol gewonnen werden, das auch als »Supervitamin E« bezeichnet wird. Es ist bis zu siebzigmal wirksamer als das herkömmliche Vitamin E. Als natürlicher Cholesterin- und Triglyceridsenker soll es die Fähigkeit besitzen, Gefäßverkalkungen teilweise wieder rückgängig zu machen. Tocotrienol wirkt auch krebshemmend. Besonders vorteilhaft als Cholesterinsenker ist die Kombination von Palmkernöl mit Zitrusextrakt.

Hausapotheke und Rezepte

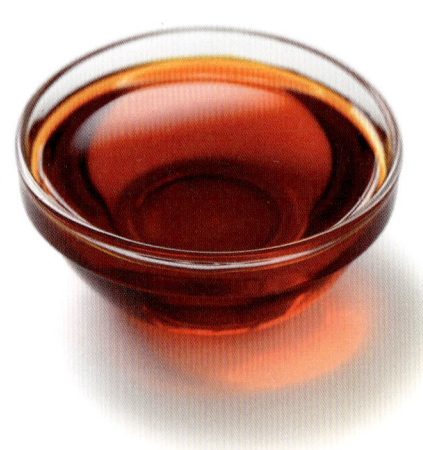

Reines Palmöl ist klar, duftet nach Veilchen und hat einen angenehm süßen Geschmack. Altes oder billig hergestelltes Öl ist oft trüb mit intensivem Geruch. Wenn Sie sich dazu entscheiden, Palmöl zu kaufen, sollten Sie unbedingt auf vertrauenswürdige Quellen achten (traditioneller Bioanbau in Kleinbetrieben)! Das hochwertige kaltgepresste Rote Palmöl wird in der Küche gerne zum Anreichern von Salaten benutzt. Palmkernöl ist etwas günstiger und wird vor allem zum Backen und Braten verwendet. Da es bei Zimmertemperatur fest ist, nutzt man es gerne für Margarine, Schokoglasuren und Eiskonfekt. Beide Öle eignen sich sehr gut zur Herstellung von Cremes und Naturseifen. Sie sind mild zur Haut, behalten die Form und haben gute Reinigungseigenschaften.

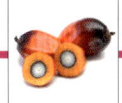

Natürlicher Sonnenschutz

Herkömmliche Sonnenschutzmittel haben oft belastende Inhaltsstoffe. Rotes Palmöl hat einen natürlichen UV-Filter, gleichzeitig beugt es der Austrocknung vor. Vorsicht beim Auftragen, da es Flecken auf der Kleidung verursachen kann.

Seelische Wirkung

der Dschinn: *»Ich bin für dich da!«*

Die Ölpalme steht wie ein hilfreicher Geist zur Verfügung, der die eigenen Charaktereigenschaften verstärkt und Wünsche Wirklichkeit werden lässt.

Eine Randbemerkung zum Thema Wünschen: Seien Sie achtsam mit dem, was Sie sich wünschen – denn es kann in Erfüllung gehen! Geduldig gehorcht die Ölpalme unserem maßlosen Verlangen nach billigem Öl. Dadurch zerstören wir jedoch unaufhaltsam die »grüne Lunge« der Erde, unsere eigene Lebensgrundlage. Gemäß Goethes Zauberlehrling: »Die ich rief, die Geister, werd' ich nun nicht los.«

Ritual: Kraftfarbe für den Tag finden

Lege einen großen Kasten Buntstifte oder eine Malerfarbpalette vor dich hin. Schließe nun die Augen und streiche mit den Fingern sanft darüber. Irgendwann wird eine Anziehung spürbar werden. Öffne nun die Augen und sieh dir die gezogene Farbe an. Wo in deiner Wohnung findest du sie wieder? Hast du ein Kleidungsstück oder ein Accessoire in dieser Farbe in deiner Garderobe? Sie könnte dich heute wie ein Dschinn unterstützen.

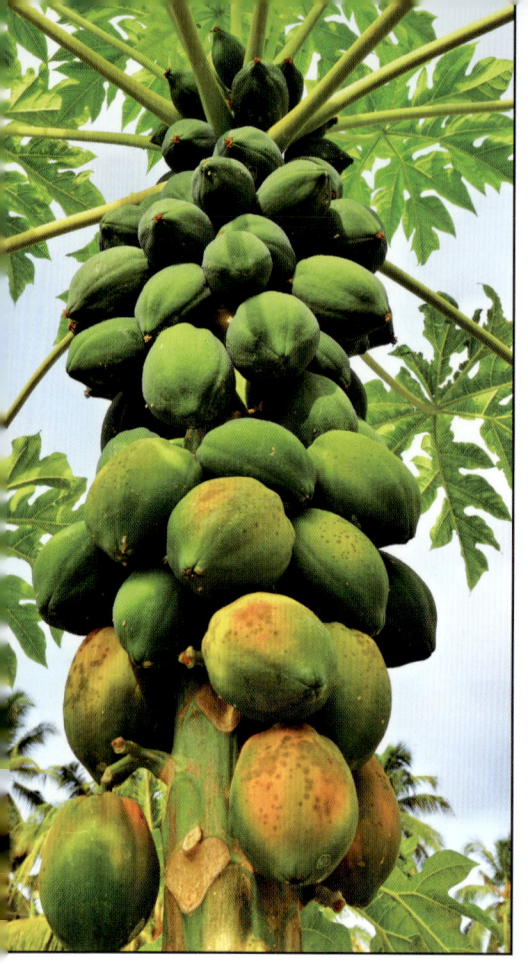

Papaya

Papaya (lat. *Carica papaya*) gehört zur Familie der Melonenbaumgewächse. Sie ist eine palmenartige Pflanze, die 2 – 10 m hoch und auf Plantagen etwa fünf Jahre alt wird. Danach geht der Ertrag stark zurück. Die Früchte wachsen auf den weiblichen Pflanzen in den Blattachseln in einer Traube von bis zu neun Einzelfrüchten. Sie sind gelbgrün und enthalten in der Mitte eine Vielzahl schwarzer Samen. In unseren Supermärkten findet man vorwiegend die kleineren Sorten aus Hawaii und Brasilien. Es gibt jedoch auch Früchte mit bis zu 5 kg Gewicht.

Geschichte

Ursprünglich stammt die Papaya aus den amerikanischen Tropen. Schon Christoph Kolumbus nannte sie »Frucht der Engel«. In der chinesischen Medizin gilt sie als »Obst des langen Lebens« und in Kuba als »Fruta de Bomba« (Bombenfrucht). Seit Jahrhunderten wird sie von Urvölkern rund um den Globus geschätzt und gegen allerlei Erkrankungen eingesetzt. Den Menschen fiel auf, dass der Papayabaum fast nie selbst erkrankt. Er hat ein perfekt funktionierendes Abwehrsystem gegen Parasiten, Bakterien und Viren. Für die Aborigines (Australien) und Kahunas (Hawaii) gilt die Zauberfrucht als wirksames Anti-Krebs-Mittel.

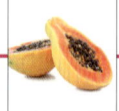

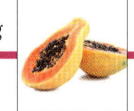

Körperliche Wirkung

Fast alle Teile der Papaya können zu medizinischen Zwecken verwendet werden. Die Frucht ist sehr kalorienarm und erfrischend. Besonders im grünen, noch unreifen Zustand enthält sie viel Papain, ein proteinspaltendes Enzym, das die Verdauung fördert und entzündungshemmend wirkt. Es hilft gegen Pilze, Viren und Allergene im Darm. Außerdem enthält das Fruchtfleisch viel Vitamin A, B, C und E, Magnesium, Kalium und Ballaststoffe. Damit unterstützt die Papaya die Darmflora (zum Beispiel nach einer Antibiotika-Therapie) und hilft beim Abnehmen. Die reife Frucht wirkt entsäuernd, entschlackend und zieht Wasseransammlungen aus dem Gewebe. Lycopin (der orange Farbstoff des Fruchtfleisches) fungiert als Radikalfänger. Die enzymreiche Papaya bewirkt eine verstärkte Zellerneuerung und Verjüngung des Körpers.

Die schwarzen Samen werden traditionell zur Stärkung des Immunsystems bei Erkältungen eingesetzt, bei Verdauungsproblemen, Parasiten und gegen hohen Blutdruck.

Eine Vielzahl von Studien weist darauf hin, dass ein Extrakt der getrockneten Blätter krebshemmende Eigenschaften hat.

Hausapotheke und Rezepte

Das reife Fruchtfleisch der Papaya ist Bestandteil vieler exotischer Gerichte. Aus den Blättern lassen sich ein Tee gegen Bronchitis und Kompressen herstellen. Aus der Schale (Bioanbau!) kann eine Tinktur gemacht werden. Dazu diese mit Alkohol (40 %ig) übergießen und 4 – 6 Wochen ziehen lassen (täglich schütteln). Schwangere sollten alle Bestandteile der Papayapflanze bis auf das reife Fruchtfleisch meiden.

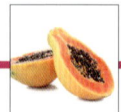

Papaya-Schönheitsmaske

⅓ Papaya pürieren und als Maske auf die gereinigte Gesichtshaut auftragen. 15 Min. einwirken lassen, dann abspülen. Macht die Haut elastisch und faltenfrei. Die reinigende, antibakterielle Wirkung der Papaya hilft auch bei Akne. Dazu die fleischige Seite der Papayaschale auf die zu behandelnde Hautstelle auflegen.

Papayakerne

Für eine verbesserte Verdauung nach den Mahlzeiten 2 – 3 Kerne kauen. Diese im Reformhaus kaufen oder aus frischen Papayas gewinnen. Dazu die Kerne vom Fruchtfleisch säubern und im Dörrgerät bei 40 °C 5 Stunden trocknen lassen (im Backofen bei 50 °C entsprechend kürzer). Die getrockneten Kerne können Sie auch wie Pfeffer frisch aus der Mühle über das Essen geben.

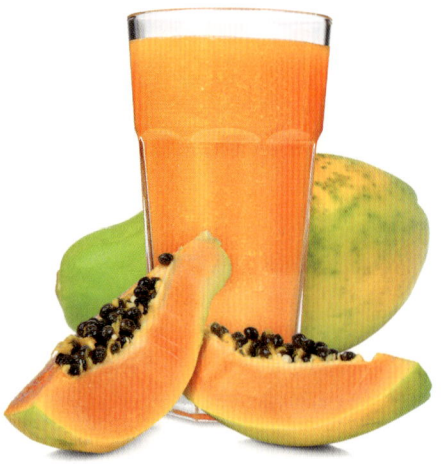
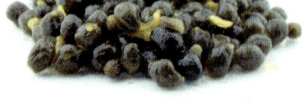

Papaya-Smoothie

Eine ½ entkernte Papaya mit 2 Handvoll frischen Spinatblättern und etwas Wasser in den Mixer geben und fein pürieren. Mit Zitronensaft und Agavensirup abschmecken.

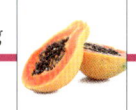

Seelische Wirkung

Inkarnation: **»Ich verbinde mein Bewusstsein mit den Zellen meines Körpers!«**

Die Energie von Papaya holt ganz auf die Erde. Nur wer »Ja« sagt zur eigenen Startbasis, zum Körper und zur Persönlichkeit, kann auftauchende Chancen nutzen und die Lebensumstände den eigenen Vorlieben gemäß gestalten.

Ritual: Kind der Erde sein

Setze dich mit aufrechter Wirbelsäule auf einen Stuhl. Lass deinen Atem tiefer gehen … Nun nimm bewusst jene Stellen deines Körpers wahr, die dein Gewicht an die Erde abgeben: Gesäß, Fußsohlen, Oberschenkel. Spüre, wie die Erde dein Gewicht verlässlich trägt. Du bist ein Kind dieses großen Himmelskörpers!

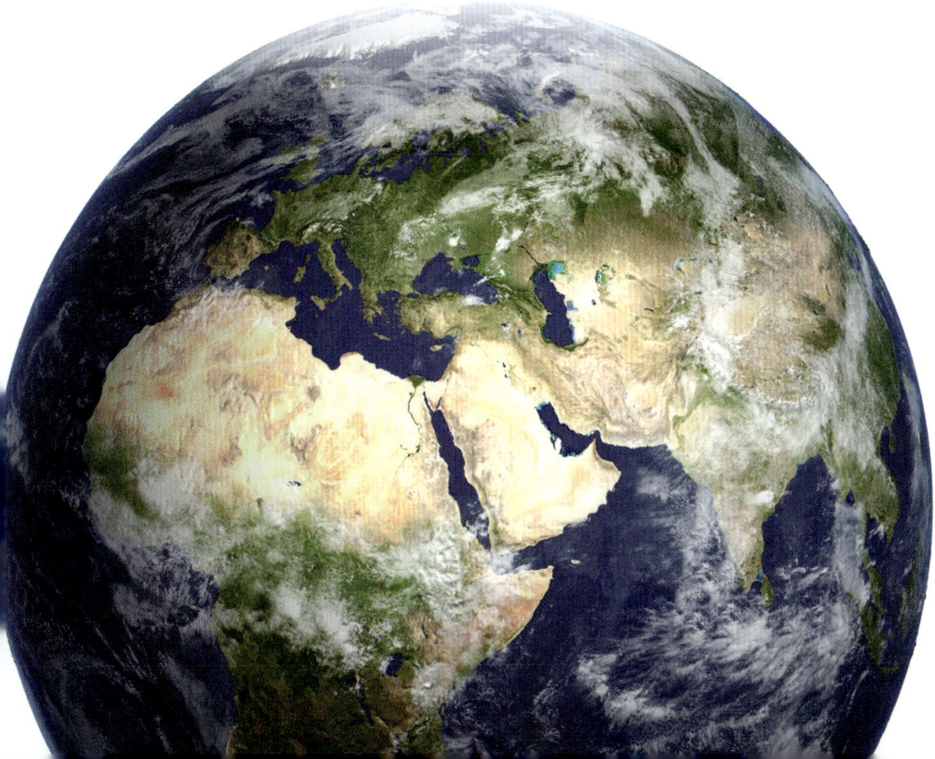

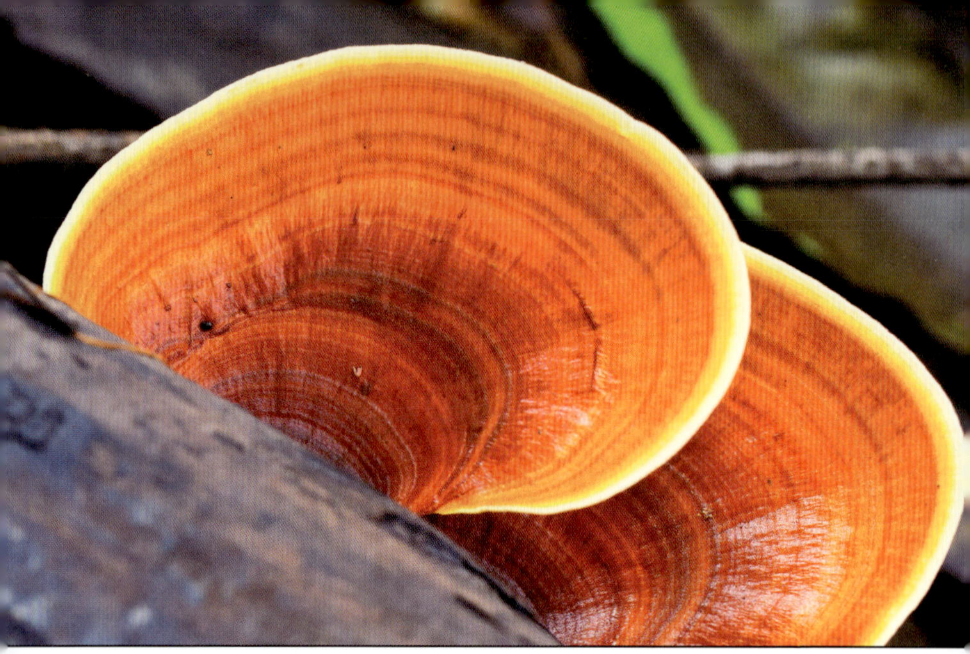

Reishi

Reishi (lat. *Ganoderma lucidum),* auch Glänzender Lackporling oder Ling Zhi genannt, wächst nahezu überall auf der Welt (auch in Europa). Er ist nierenförmig und kommt in roter, schwarzer, purpurner und weißer Art vor. Seine Oberfläche ist fest und glänzend. Beim Trocknen schrumpft er nicht wie andere Pilze, sondern verholzt vollständig. Als Saprophyt wächst er vorwiegend auf Totholz, meist von Laubbäumen. Kultiviert wird er gerne auf alten Pflaumenbäumen.

Geschichte

Reishi wird schon seit mindestens 4000 Jahren im Orient und in Asien als Heilmittel eingesetzt und als »Pilz des langen Lebens« oder »göttlicher Pilz der Unsterblichkeit« bezeichnet. Ihm werden magische Kräfte zugesprochen und das Finden eines Pilzes galt als gutes Omen. Für manche Braut war er eine wertvolle Mitgift, um sie vor bösen Geistern zu schützen. Im 2000 Jahre alten chinesischen Arzneimittelbuch *Shen Nong Ben Cao Jing* wird Reishi als »König

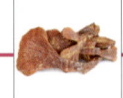

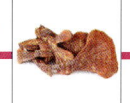

der Heilpflanzen« bezeichnet. Neben Ginseng gilt er als wichtigster Jungbrunnen in der TCM. Da er in der Natur selten vorkommt, war er bis ins 20. Jahrhundert nur Kaisern und wichtigen Würdenträgern vorbehalten. Erst seit 30 Jahren gelingt es, ihn zu züchten und seine Heilkraft damit der breiten Bevölkerung zugänglich zu machen.

Körperliche Wirkung

Reishi soll durch die enthaltenen Polysaccharide das Immunsystem (v. a. die Tätigkeit der T-Zellen) stärken und damit die Selbstheilungskräfte des Körpers. Er wird gerne bei chronischen Erkrankungen, zur Krebsbegleitung und auch bei austherapierten Patienten eingesetzt. Dabei lindert er die Nebenwirkungen der Chemotherapie (wie Müdigkeit und Übelkeit), fördert die Entgiftung und die Funktion vieler Organe im Körper. Unter anderem unterstützt er Herz, Milz, Lunge, Niere und Leber. Laut einigen Untersuchungen scheint Reishi entzündungshemmend, zum Beispiel bei Grippe, Herpes, Asthma und Rheuma. Enthaltene Triterpene wirken positiv auf den Kreislauf, den Blutdruck und die Gefäße, indem sie das Cholesterin senken und die Fließfähigkeit des Blutes erhöhen. Neurodermitis und Allergien verbessern sich. Reishi fördert die Sauerstoffaufnahme, die Regeneration und gesunden Schlaf. Als Adaptogen hilft er dem Körper, sich auf Stresssituationen besser einzustellen. In der TCM wird Reishi als Qi-Spender gesehen, der die Yin- und Yang-Kräfte ausbalanciert.*

---

* Informationen zur Therapie mit Pilzen erhalten Sie auch telefonisch bei MykoTroph, Institut für Pilzheilkunde. www.heilenmitpilzen.de

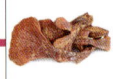

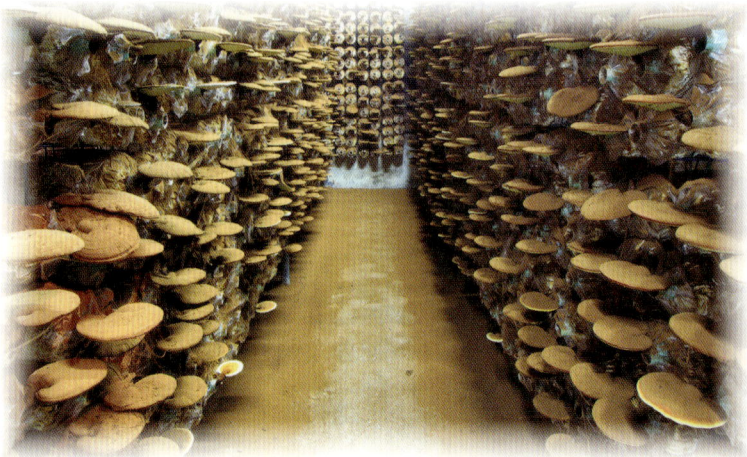

Reishi-Farm

Hausapotheke und Rezepte

Reishi ist wegen seiner harten Konsistenz und seines bitteren Geschmacks nicht als Speisepilz geeignet. Er wird in Form von Extrakten (Kapseln), Pulver (Tabletten) oder Tee in Online-Shops angeboten (unterschiedliche Qualität beachten; je nach Farbe variiert der Schwerpunkt seiner Heilwirkung). Als Erfahrungsrichtlinie gilt die Höchstmenge von 1300 mg Reishi-Extrakt pro Tag. Vorsicht ist in der Schwangerschaft, Stillzeit und bei Kindern geboten. Bei chronischen Erkrankungen sollte die Einnahme mit dem behandelnden Arzt abgesprochen werden. Reishi kann auch bei Haustieren angewendet werden.

Reishi bei Allergien

Reishi vermindert eine überschießende Histaminproduktion. Beginnen Sie, wenn möglich, schon einige Wochen vor der Hauptbelastungszeit, den Vitalpilz in geringer Dosierung einzunehmen (jeweils 1 Stunde vor der Mahlzeit).

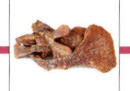

Seelische Wirkung

der Lichtbringer: **»Ich durchschaue die Macht des Ego!«**

Reishi hilft, undurchsichtige Machtspiele und Opfer-Täter-Muster zu erkennen. Statt die Welt kontrollieren zu wollen oder auf ihre Machenschaften »allergisch« zu reagieren, will ich direkt Stellung beziehen und Verantwortung für das eigene Handeln übernehmen.

Ritual: Opfer und Täter

Denke an eine problematische Beziehung: Nimmst du darin eher die Rolle des Opfers oder des Täters ein? Spüre, wie es dir dabei geht. Was fühlst du: Wut, Ohnmacht, Trauer, Hilflosigkeit? Durch welches Verhalten sorgst du bewusst oder unbewusst dafür, dass das Spiel weitergeht, obwohl es schmerzhaft ist? Andere Menschen können wir nicht ändern – doch was kannst du in dieser Situation tun, um gut für dich zu sorgen?

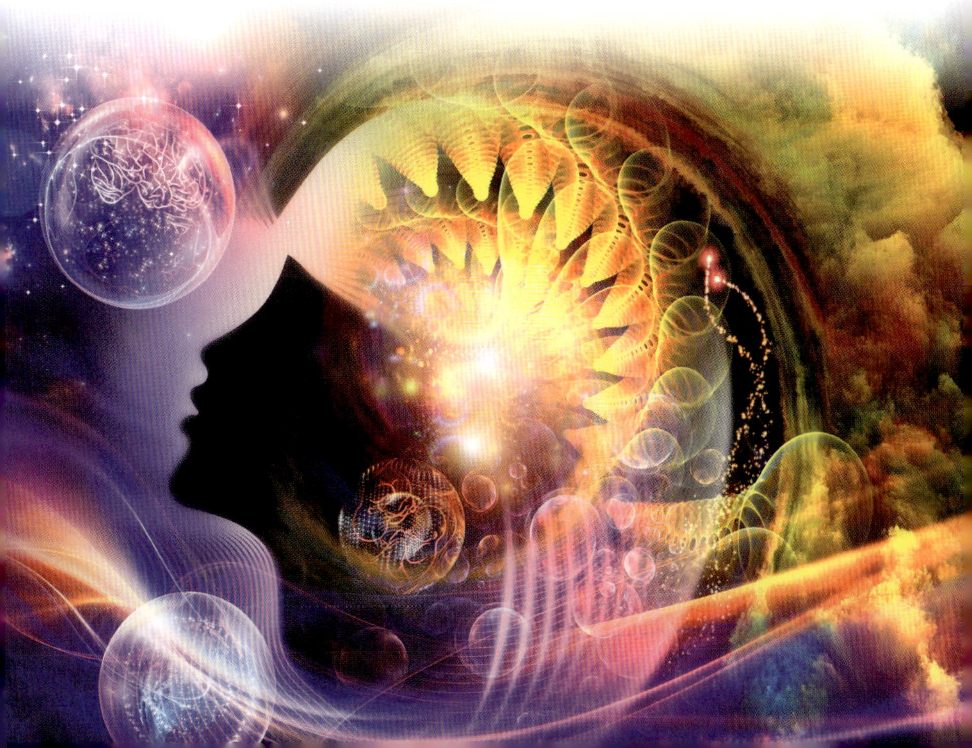

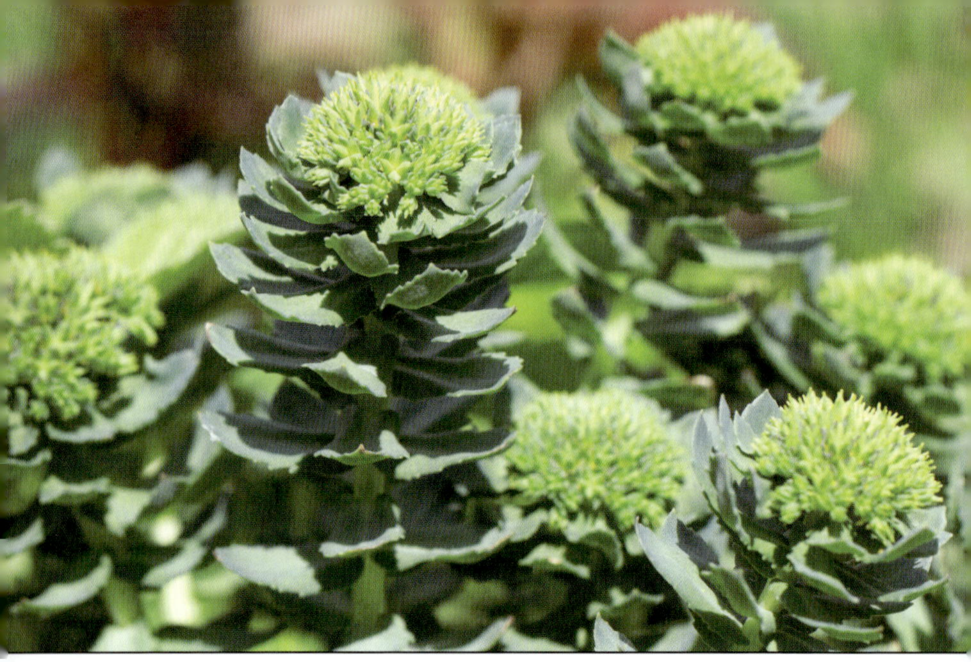

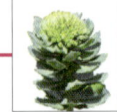

Rhodiola

Rhodiola (lat. *Rhodiola rosea)*, auch Rosen- oder Goldwurz genannt, gehört zur Familie der Dickblattgewächse und wird 5 – 35 cm hoch. Sie wächst bevorzugt in höher gelegenen Gebieten Europas und Asiens. Dabei kann sie sich auch an extreme Standorte anpassen, wie Felsspalten, Moore und arktische Gebiete. Es gibt weibliche und männliche Exemplare. Die Weiblichen bilden Blüten mit unscheinbaren gelben Kronblättern aus, die Männlichen purpurfarbene. Die Laubblätter sind graugrün und sukkulent (saftreich). Der dicke Wurzelstock duftet, frisch geschnitten, nach Rosen und verlieh der Pflanze ihren Namen.

Geschichte

Die Rosenwurz wird in Russland, Skandinavien und anderen Ländern seit Jahrhunderten als traditionelles Heilmittel angewandt. Schon die Wikinger sollen mit ihrer Hilfe ihre Kräfte und Ausdauer optimiert haben. In Sibirien wird sie »Goldene Wurzel« genannt, weil

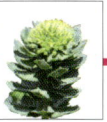

ihr Extrakt das Erinnerungsvermögen stärkt und Ängste nehmen kann. In Bergdörfern bekommen Brautpaare zur Hochzeit traditionell Rhodiolawurzeln geschenkt, um die Fruchtbarkeit zu erhöhen. Früher wurde die Wurzel über die Seidenstraße gehandelt. In den 70er Jahren des 20. Jahrhunderts wurde sie von russischen Sportlern und Kosmonauten als »Geheimwaffe« zur Verbesserung der eigenen Leistungsfähigkeit und gegen Stress verwendet. Die kommerziell erhältlichen Wurzeln stammen heute immer noch überwiegend aus dem Altai-Gebirge. Doch auch in der alpinen Schweiz gibt es Versuchsanbau.

Körperliche Wirkung

Rhodiola verstärkt die Ausschüttung wichtiger Botenstoffe im Gehirn (Serotonin, Dopamin, Norepinephrin = Noradrenalin). Dadurch wird die Gehirnaktivität gesteigert. Man fühlt sich lebendiger, konzentrierter und die Lernfähigkeit steigt. Durch den erhöhten Endorphinspiegel wird die Stimmung positiv beeinflusst. Für die Wirkung der Rhodiola sind vor allem Glykoside (wie Rosavin, Tyrosol und Salidrosid) zuständig. Daneben enthält die Pflanze noch zahlreiche Flavonoide, Terenoide und andere. Rhodiola gilt als Adaptogen, das heißt, dass sich der Körper besser an veränderte Situationen und Belastungen anpassen kann. Das schont die Nerven. Sie wird daher gerne bei Prüfungs- und Arbeitsstress angewandt, um Müdigkeit und Reizbarkeit zu mildern und die Leistungsfähigkeit zu stärken. Sie verbessert die Schlafarchitektur, zum Beispiel bei nachtschichtbedingten Rhythmusstörungen, und hilft bei Ängsten und leichter depressiver Verstimmung. Studien deuten auch auf positive Effekte bei Alzheimer, sexuellen Störungen, Tumoren, Wechseljahres- und Fruchtbarkeitsbeschwerden hin.

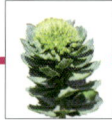

Hausapotheke und Rezepte

Rhodiola wird heute vor allem in Pulver- und Kapselform als Nahrungsergänzungsmittel verkauft. Die Wirkstoffe werden aus dem Wurzelstock durch Extraktion gewonnen. Rhodiola ist allgemein gut verträglich. Bei Schlafstörungen sollte Rhodiola morgens eingenommen werden. Die Wirkung anderer anregender Substanzen kann verstärkt werden. Als Unterstützung für ein besonders stressiges Ereignis sollte die Einnahme mehrere Wochen im Vorfeld begonnen werden. Vorsicht: Schwere seelisch-geistige Erkrankungen gehören unbedingt in die Begleitung einer Fachperson.

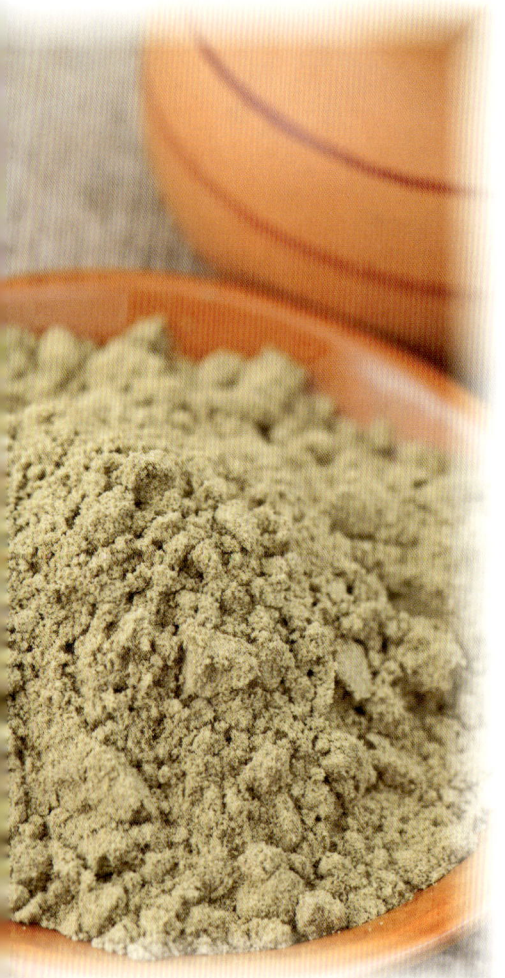

Rhodiola als Nahrungsergänzung

Üblicherweise werden täglich 2–3 x 200–600 mg Extrakt eingenommen bei einer Anwendungsdauer von bis zu 4 Monaten (am besten jeweils nüchtern ½ Stunde vor dem Essen). Die genaue Dosis kommt auf den Wirkstoffgehalt der Kapsel an und sollte bei den Herstellern erfragt werden.

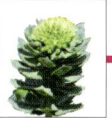

Seelische Wirkung

Magie: »Meine Geisteskraft erschafft Welten!«

Rhodiola erinnert daran, wozu der Mensch kraft seiner mentalen Energie fähig ist. Der Geist ist ein machtvolles Manifestationswerkzeug. Denn Energie (und damit Materie) folgt der Aufmerksamkeit.

Ritual: Lichtaura

Setze dich mit aufrechter Wirbelsäule auf einen Stuhl. Begleite mit deiner Aufmerksamkeit deinen entspannt fließenden Atem. Nun mach dir bewusst, dass du bei jedem Atemzug Energie und Licht in deinen Körper einatmest. Beim Ausatmen verteilt sich dieses Licht in deinen Körperzellen. Einatmen und aufnehmen … ausatmen und weit werden. Mit der Zeit fließt das Licht über deinen Körper hinaus und bringt den ganzen Raum um dich zum Leuchten. Vielleicht hat es auch eine Farbe? Beende die Übung, wenn du mit deinem inneren Auge einen stabilen Lichtraum (Aura) um dich wahrnehmen kannst.

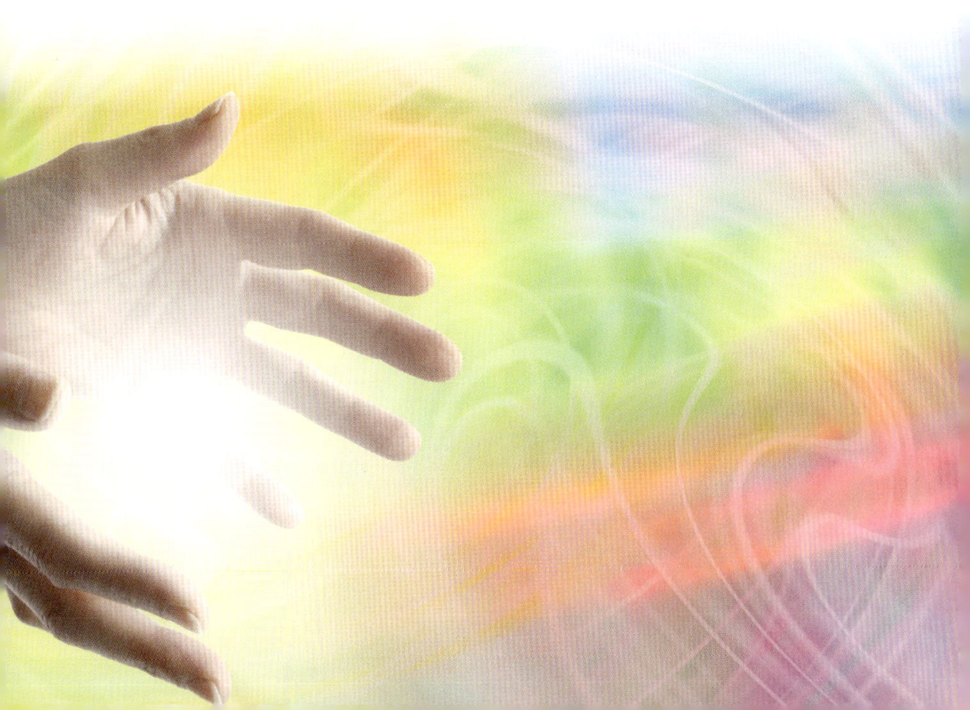

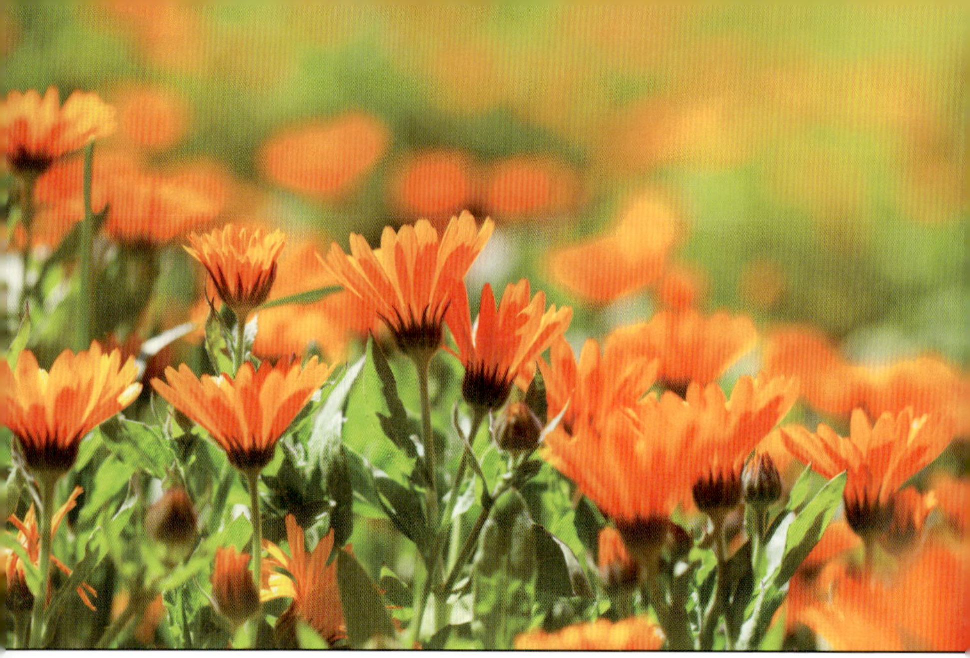

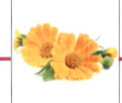

Ringelblume

Die Ringelblume (lat. *Calendula officinalis*) gehört zur Familie der Korbblütler und ist eine einjährige Pflanze mit filzig behaartem, verzweigtem Stängel und wechselständig angeordneten, länglich ovalen Blättern. Sie wird bis zu 50 cm groß. Ihre Blüten leuchten von Gelb bis Orange, sind 2 – 5 cm breit und besitzen einen charakteristischen Geruch. Die Ringelblume bekam ihren Namen aufgrund ihrer einwärts gekrümmten Samen. Sie bleiben beim Vorbeigehen leicht hängen und siedeln die Pflanze so an einem neuen Ort an.

Geschichte

Die Ringelblume war im antiken Indien, Arabien, Griechenland und Rom als Heilpflanze bekannt. Auch die Ägypter verwendeten sie als Anti-Aging-Mittel. Sie galt als Symbol für treue Liebe und Unvergänglichkeit. Beliebt war das Abzupfen der Blütenblätter als Liebesorakel (»Er liebt mich, er liebt mich nicht …«). Ihr Zweitname »Totenblume« weist auf den wichtigen Platz der Ringelblume

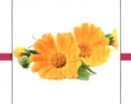

in Begräbnisriten hin. Aufgrund ihrer goldenen Blütenfarbe wurde sie auch als Christus- und Marienpflanze gesehen. Hildegard von Bingen lobte ihre Heilkraft bei Speisevergiftungen. Die unkomplizierten Blumen sind ein beliebter Bestandteil traditioneller Bauerngärten. Mit ihren Wurzelausscheidungen töten sie im Boden lebende Fadenwürmer (Nematoden), die Wachstumsstockungen bei Pflanzen auslösen. Ringelblumen wurden auch als Wetterdienst verwendet: Sind ihre Blüten morgens nach 7 Uhr noch geschlossen, könnte es Regen geben.

Körperliche Wirkung

Die Blüten der Ringelblume enthalten ätherische Öle, Saponine, Glykoside, Carotinoide, Bitterstoffe, Flavonoide (Quercetin) und Schleimstoffe. Sie wirken entzündungshemmend, abschwellend, zusammenziehend und wundheilend. Salben und Tinkturen mit Ringelblume werden traditionell bei Verletzungen der Haut, bei schlecht heilenden Wunden, Sonnenbrand, Herpes, Verbrennungen, Hämorrhoiden und diversen Entzündungen (Venen, Mundschleimhaut, Brustwarzen, Drüsen, Darm, …) verwendet. Bei Menstruations- und Verdauungsbeschwerden wirkt die Ringelblume entkrampfend. Gemäß TCM stoppt sie Blutungen, nährt das Herz-Yin, löst Stagnationen im Leberblut und im Leber-Qi.

Hausapotheke und Rezepte

Die Blütenköpfe werden sowohl innerlich als auch äußerlich verwendet, in Form von Tees, Salben, Tinkturen, Kompressen oder homöopathischen Präparaten. Die jungen Blättchen und Blüten sind essbar. Letztere bieten einen bunten Blickfang im Salat. Vorsicht bei einer Allergie gegen Korbblütler.

Handcreme

4 EL Kokosfett in einem kleinen Topf auf dem Herd flüssig werden lassen und 2 EL Ringelblumenblüten- und Brennnesselblätter (klein geschnitten und gemischt) zugeben. Bei ca. 45 °C zugedeckt 1 Stunde warm halten, dann einige Tropfen ätherisches Lavendelöl hinzufügen und in einen Tiegel abseihen. Mit geöffnetem Deckel fest werden lassen. 1 Jahr haltbar.

Ringelblumenöl zur (Wund-) Pflege

Ein Schraubglas zu ⅓ mit fein zerkleinerten, angewelkten Ringelblumenblütenblättern (der geringere Wasseranteil vermindert Schimmelgefahr) füllen und mit gutem Sonnenblumenöl auffüllen. Deckel fest schließen und 2 Wochen an einem warmen Ort ziehen lassen. Täglich schütteln, dann abseihen und in dunkle Flaschen füllen. 1 Jahr haltbar. Dünn auf empfindliche oder verletzte Haut auftragen. Auch zur Pflege von wunden Babypos oder entzündeten Brustwarzen (Stillen) geeignet.

Ringelblumen-Holunder-Limonade

In einem großen Topf 2 l Wasser mit 8 EL Zucker unter Rühren aufkochen lassen. Vom Herd nehmen und 3 EL getrocknete Ringelblumenblütenblätter, 5 große Holunderblütendolden, Schale und Saft von 1 Bio-Zitrone und 3 EL Apfelessig hinzufügen. Einige Stunden ziehen lassen, abgießen und nach Belieben mit sprudelndem Mineralwasser servieren.

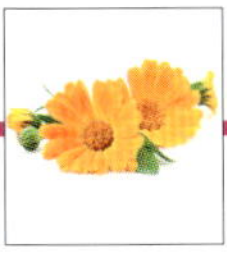

Seelische Wirkung

Trost: *»Alles wird gut!«*

Die Ringelblume heilt seelische und körperliche Wunden gleichermaßen. Bei ihr findet man Zuspruch und sie hilft, Fehler wieder auszubügeln.

Ritual: Ringelblumen atmen / Baum umarmen

Wenn du dich verletzlich fühlst und die Ringelblumen gerade blühen, dann pflücke dir einige, lege dich auf eine Wiese und atme den besonderen Duft ein. Spüre, wie der Geruch dich zentriert und die Kraft der Erde durch dich strömt und dich nährt.

Alternativ dazu kannst du dir einen starken großen Baum suchen. Verlasse die Welt der Gedanken und komme mit deiner Aufmerksamkeit in dein Herz. In der Tiefe des Herzens ist es still und weit. Nähere dich so dem Baum und wenn du dich willkommen fühlst, lehne dich an seinen Stamm oder umarme ihn. Sei in aller Stille mit diesem großen Lebewesen verbunden.

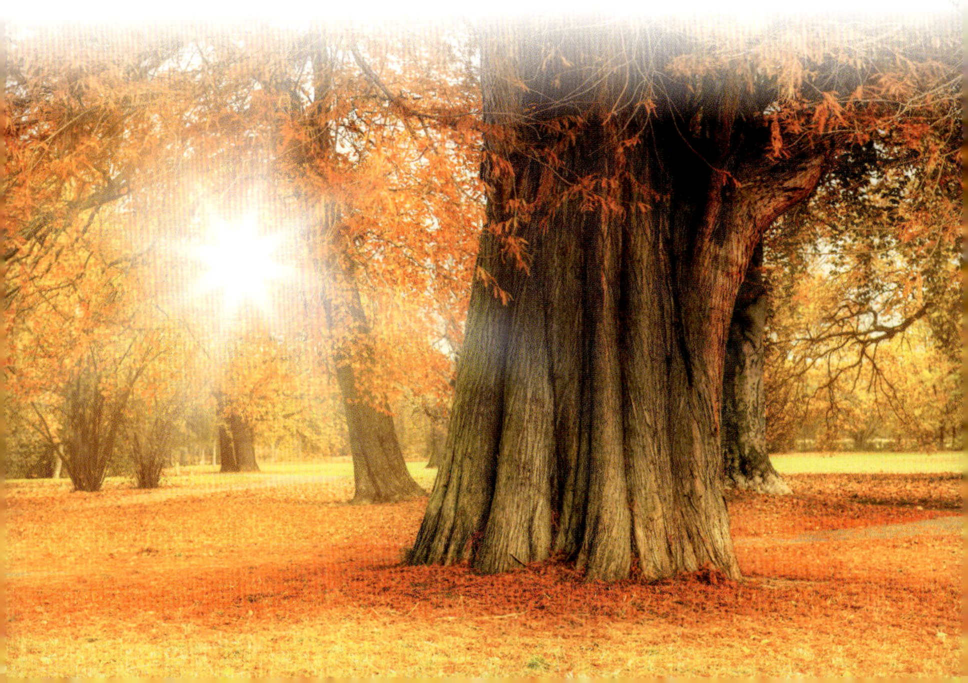

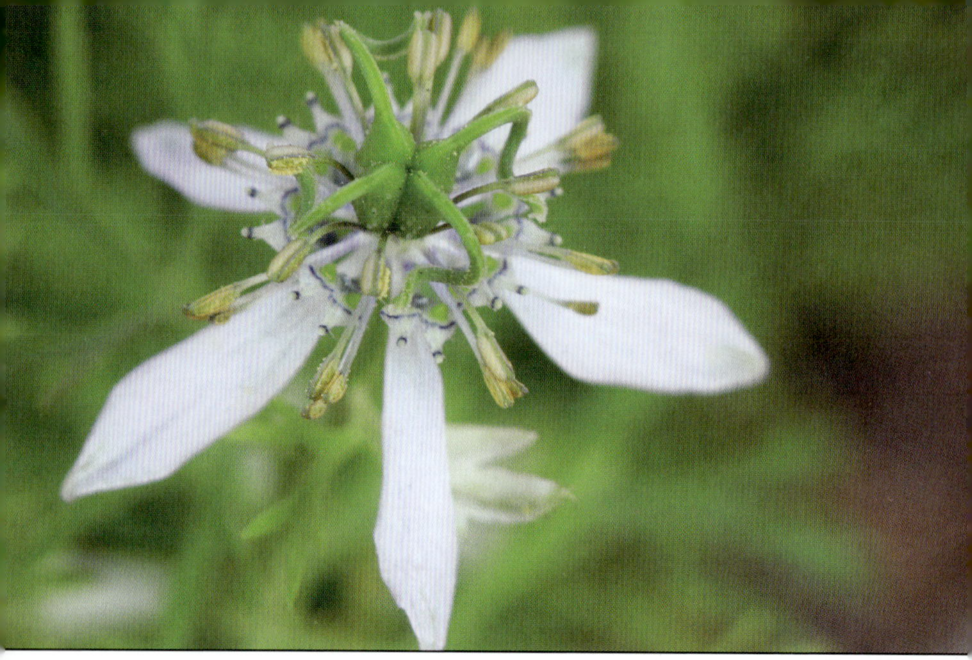

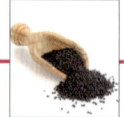

Schwarzkümmel

Der Echte Schwarzkümmel (lat. *Nigella sativa*) ist eine einjährige krautige Pflanze aus der Familie der Hahnenfußgewächse. Er wird etwa 30 cm hoch und hat fein gefiederte Blätter. Die einzeln stehenden Blüten sind weiß bis hellblau mit zahlreichen Staubblättern. Die Bestäubung erfolgt über Insekten, es bilden sich in der Folge mohnähnliche Kapseln (Balgfrüchte) aus. Sie enthalten dreikantige, schwarze Samenkörner, die einen aromatischen, anisähnlichen Geruch verströmen. Schwarzkümmel ist nicht mit Kümmel oder Kreuzkümmel verwandt!

Geschichte

Im Orient wird Schwarzkümmel seit mehr als 3000 Jahren als pfefferartiges Gewürz und Heilmittel verwendet. Auch im Alten und Neuen Testament wird er als »Kümmel« erwähnt. Vom islamischen Propheten Mohammed soll der Satz stammen: »Schwarzkümmel heilt jede Krankheit außer den Tod.« Im Grab des Pharaos Tutan-

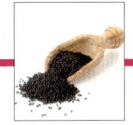

chamun (um 1323 v. Chr.) wurde ein Fläschchen Schwarzkümmelöl als Beigabe gefunden. Von den alten Ägyptern, Griechen, Römern bis zu Paracelsus – überall wurde die heilende Wirkung der Pflanze geschätzt. In Deutschland wurde Schwarzkümmel durch den Immunologen Dr. Schleicher populär, der ihn als erfolgreichstes Naturheilmittel der vergangenen 10 Jahre benennt.

Körperliche Wirkung

Schwarzkümmelsamen enthalten eine Vielzahl an ungesättigten Fettsäuren (wie Linol- und Gamma-Linolensäuren = dreifach ungesättigte Omega-6-Fettsäure) und etwa 15 Aminosäuren sowie Vitamine, Calcium und Eisen, die gemeinsam das Immunsystem stärken und Entzündungen entgegenwirken. Insgesamt wurden bis jetzt etwa 100 verschiedene Wirkstoffe gefunden. Schwarzkümmel hilft bei Asthma, Husten, Erkältungen, Neurodermitis und Verdauungsbeschwerden. In der arabischen, asiatischen und afrikanischen Volksmedizin setzt man Schwarzkümmelöl gegen Allergien ein. Studien deuten darauf hin, dass Inhaltsstoffe die Blutfette und den Blutzucker senken können und Leberschäden verhindern. Das bestätigt die traditionelle Anwendung von Schwarzkümmel zur Behandlung von Fettstoffwechselstörungen und Diabetes. Er wird auch gegen Pilzinfektionen und Parasiten im Darm eingesetzt. Die Wirkung kann in Kombination mit Teebaumöl noch verstärkt werden. Intensiv wird seine hemmende Wirkung auf Krebszellen erforscht (Sterole).

Hausapotheke und Rezepte

Schwarzkümmel kann direkt als Gewürz verwendet werden (zum Beispiel gemörsert und geröstet in Gemüsegerichten), gepresst als Öl oder in Kapselform. Wichtig ist dabei die schonende Kaltpressung der Samen, damit die wichtigen Inhaltsstoffe erhalten bleiben. Achten Sie auf fair gehandelte Produkte aus biologischem Anbau. Achtung: In

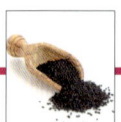

der Schwangerschaft kann eine sehr hohe Dosis von Schwarzkümmel zu einem Abortus führen.

Schwarzkümmelkur

In der 2-wöchigen Einstiegsphase 3 x täglich 1 TL Schwarzkümmelöl auf Brot (am besten 15 Min. vor dem Essen) einnehmen. Sie können das Öl auch in die Salatsauce geben. Nach der Eingewöhnung auf 3 x täglich 2 TL steigern und 3–6 Monate anwenden.

Kapseln: Erfahrungsrichtlinie 3 x täglich 1–2 Kapseln vor dem Essen (bei einem Inhalt von 500 mg/Kapsel).

Vitaltee

1 TL zerdrückte Schwarzkümmelsamen mit 200 ml kochendem Wasser übergießen, 10 Min. ziehen lassen, dann abseihen. Als Stärkungsmittel 2 x täglich 1 Tasse trinken.

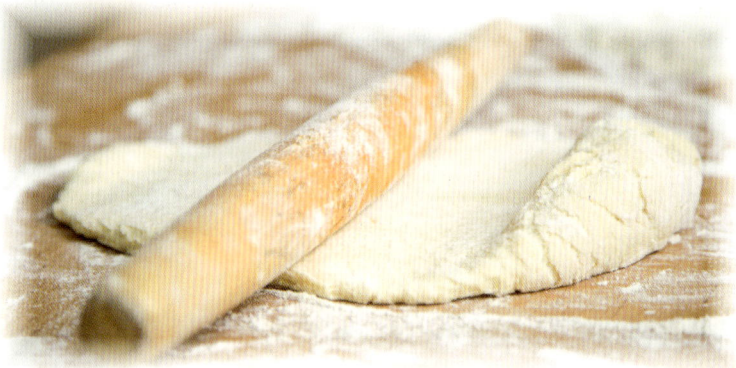

Türkisches Fladenbrot

Aus 500 g Mehl, 250 ml lauwarmem Wasser, 2 TL Salz, 3 EL Olivenöl, 1 Prise Rohzucker und 25 g Hefe einen geschmeidigen Teig kneten. An einem warmen Ort 1 Stunde ruhen lassen, bis der Teig auf das doppelte Volumen aufgegangen ist, dann teilen und in fingerdicke Fladen ausrollen. Mit Olivenöl bepinseln und Schwarzkümmel darüber streuen. Die Brote im Backofen bei 225 °C ca. 20–30 Min. backen.

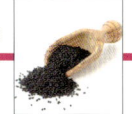

Seelische Wirkung

Schwingungserhöhung: **»*Meine Energie verfeinert sich!*«**

Schwarzkümmel erweitert die eigene Wahrnehmungsfähigkeit. Die Sinne werden zu einer fein abgestimmten Empfangs- und Sendeanlage.

Ritual: Lichtregen

Besuche einen ungestörten Platz in der Natur. Spüre wie deine Fußsohlen stabil auf dem Boden stehen. Die Kraft der Erde steigt durch sie auf und trägt deinen ganzen Körper. Jede einzelne Zelle wird durch sie genährt und angeregt. Der Tanz der Moleküle in deinem Körper verfeinert sich. Stell dir nun vor, wie vom Himmel ein zarter Lichtregen auf dich herabfällt. Deine Zellen schwingen immer feiner und harmonischer. Nimm dieses Gefühl ganz in dich auf, bevor du wieder in dein Alltagsbewusstsein zurückkehrst.

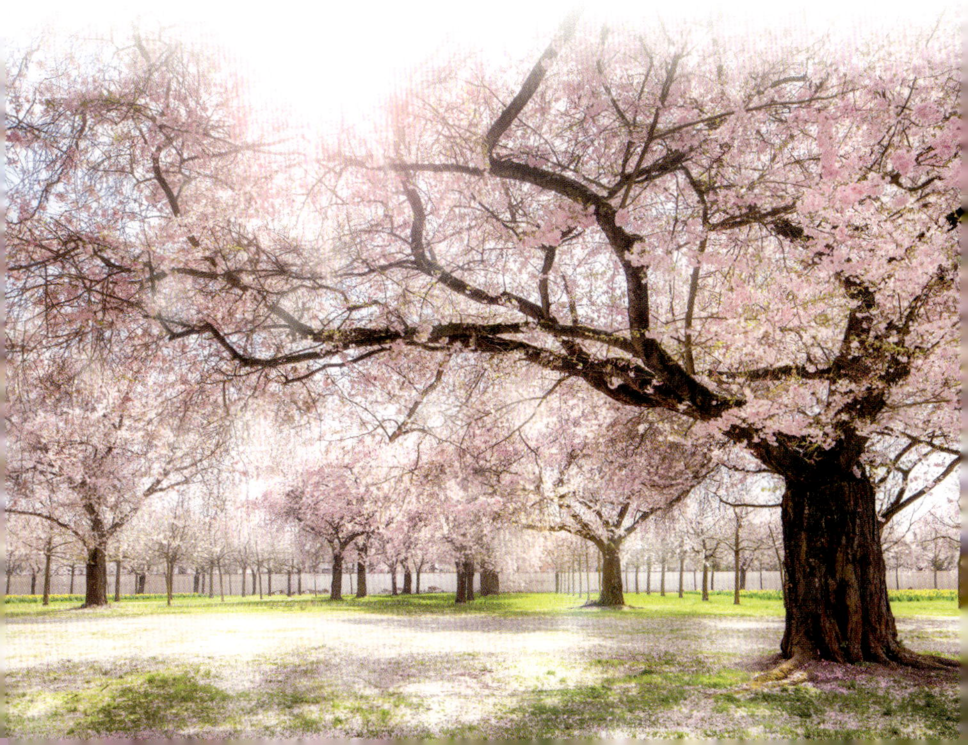

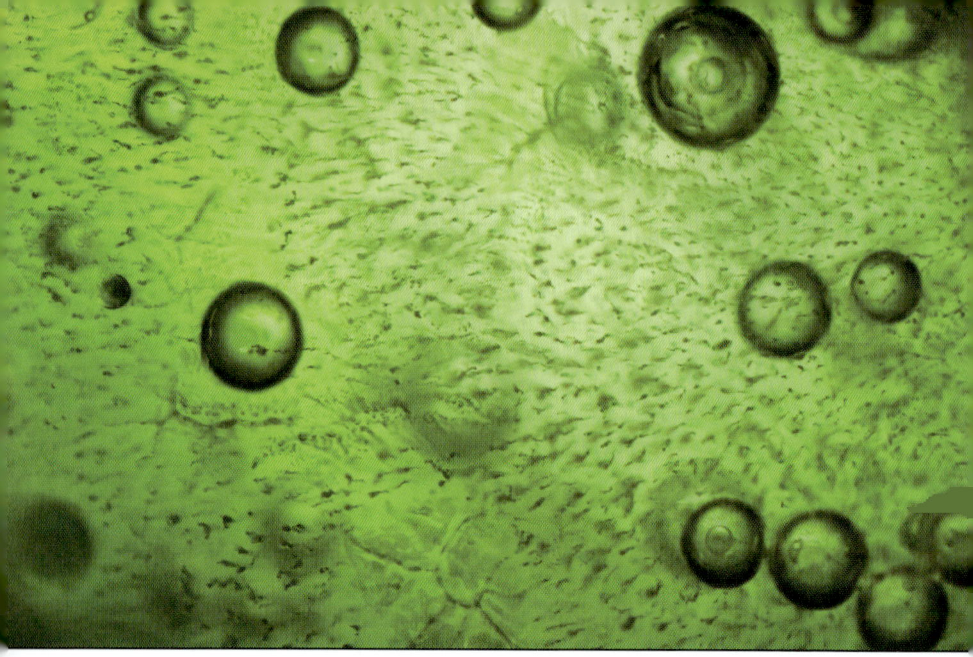

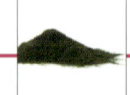

Spirulina

Spirulina (lat. *Spirulina platensis, S. maxima, S. fusiformis* u. a.) zählt zur Gattung der Cyanobakterien, kann aber auch als Blaualge bezeichnet werden. Sie gehört zu den ältesten Organismen der Welt (etwa 3,6 Milliarden Jahre alt). Es gab sie schon, bevor sich Tiere und Pflanzen auseinander entwickelten. Sie besitzt nicht die für Pflanzen typischen harten Zellwände, jedoch trotzdem den Farbstoff Chlorophyll. Dieser befindet sich untypisch nicht in den Chloroplasten, sondern in der gesamten Zelle verteilt. Durch ihren hohen Chlorophyllgehalt produziert sie mittels Photosynthese unentwegt Sauerstoff und organische Substanz. Ihren Namen bekam sie aufgrund ihres spiralförmigen Wachstums. Prinzipiell unterscheidet man 35 Spirulina-Arten. Es könnte sich allerdings auch um nur eine Sorte handeln, denn Spirulina verändert ihre Gestalt je nach pH-Wert des Wassers und Nährstoffgehalt.

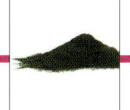

Geschichte

Spirulina findet sich bevorzugt in warmen, stark alkalischen Salzseen in Afrika, Australien, Mittelamerika und Südostasien. Von den Eingeborenen wird sie seit alters verzehrt, zum Beispiel als »Dihe« (Kuchen aus Spirulina-Algen, der vom Kanembu-Volk beim Tschadsee hergestellt wird). Auch die Mayas und Azteken nutzten die Alge als Vitalstoffquelle. In unserer Kultur wurde sie erst vor etwa 50 Jahren eingeführt, erlangte jedoch gerade in den letzten Jahren als Nahrungsergänzung und Superfood Bekanntheit. Es gibt dennoch Stimmen, die die positiven Wirkungen völlig negieren.* Spirulina ist ein proteinreicher Bestandteil von Wellnessprodukten (Fruchtriegeln, Getränkepulver), aber auch in Futter von Haustieren zu finden (Katzen-, Fischfutter). In China wird sie als Düngemittel beim Reisanbau eingesetzt, da sie den Stickstoff aus der Luft filtert. Spirulina ist anspruchslos und leicht zu ziehen.

Körperliche Wirkung

Die Mikroalge gehört zu den proteinreichsten Nahrungsmitteln der Welt (60–70 %) und enthält alle essentiellen Aminosäuren. Im Gegensatz zu anderen Quellen ist das Eiweiß in Spirulina zu 85–95 % verdaulich. Sie bietet viele Vitamine (B-Vitamine, D, K, E), Mineralien (Calcium, Eisen, Magnesium), Spurenelemente (Jod, Selen, Zink) sowie essentielle Fettsäuren (zum Beispiel Gamma-Linolensäure). Die Antioxidantien Beta-Carotin, Chlorophyll und der blaue Farbstoff Phycocyanin sollen das menschliche Immunsystem stärken und krebshemmend wirken. Spirulina, heißt es, reguliert den Blutzuckerspiegel und hilft bei erhöhten Fettwerten. Sie verbessert das allgemeine Leistungsvermögen und hilft bei Allergien. Außerdem regt sie die Ausscheidung von Radioaktivität und Giftstoffen aus den Zellen an

---

* mehr zur Kontroverse um die gesundheitliche Wirkung von Mikroalgen siehe Endnoten unter Spirulina

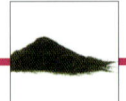

(z. B. Quecksilber, Blei). Spirulina hilft, die Darmflora aufzubauen und schützt die Nervenzellen. Als Anti-Aging-Mittel sagt man ihr nach, den Alterungsprozess hinauszuzögern, Altersflecken zu mindern und das Sehvermögen zu verbessern.

Hausapotheke und Rezepte

Spirulina wird in Aquakulturen gezüchtet. Die getrockneten Algen werden zu Pulver, Flocken, Tabletten oder Kapseln weiter verarbeitet. Achten Sie beim Kauf auf Bioanbau oder schadstoffgeprüfte Wildsammlung ohne synthetische Zusatzstoffe!

Entschlackungskur

Nehmen Sie 3 x tgl. 3 Tabletten jeweils ¼ Std. vor den Mahlzeiten unzerkaut mit ¼ l Wasser oder Kräutertee zu sich (1 Tablette = 400 mg; am besten lassen Sie sich die Dosis von Ihrem Ganzheitsmediziner abstimmen). Das Hungergefühl wird gedämpft, da die Algen stark aufquellen. Die Kur lässt sich sinnvoll durch Hydro-Colon-Therapie und tägliche Bewegung an der frischen Luft begleiten. Kurdauer: mindestens 6 Monate.

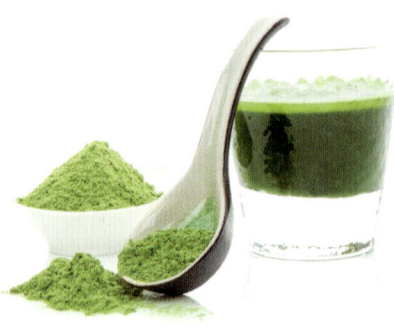

Spirulina-Smoothie

Geben Sie ½ TL Spirulinapulver, 3 Blätter Grünkohl, ½ Avocado (geschält und entkernt), 2 Äpfel, eine geschälte Grapefruit und 1 Glas Wasser in einen starken Mixer. Dann 40 Sekunden cremig pürieren, mit Zitronen- und Agavendicksaft verfeinern und schluckweise genießen.

Tipp: Wenn kein Hochleistungsmixer zur Verfügung steht, Salatblätter statt Grünkohl verwenden.

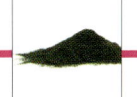

Seelische Wirkung

Wu Wei: *»Ich lasse mich vom Leben bewegen!«*

Die uralte Spirulina-Alge kann uns im ursprünglichen Sein veran-
kern, bevor die Programmierungen der Gesellschaft einsetzen.

Ritual: Nicht-Handeln

Besuche ein Meerwasser- oder Solebad. Lege dich flach aufs Wasser.
Entspanne dich, komm aus den Gedanken heraus ins Jetzt. Spüre, wie
du ganz ohne dein Zutun getragen wirst. Das Leben trägt dich.

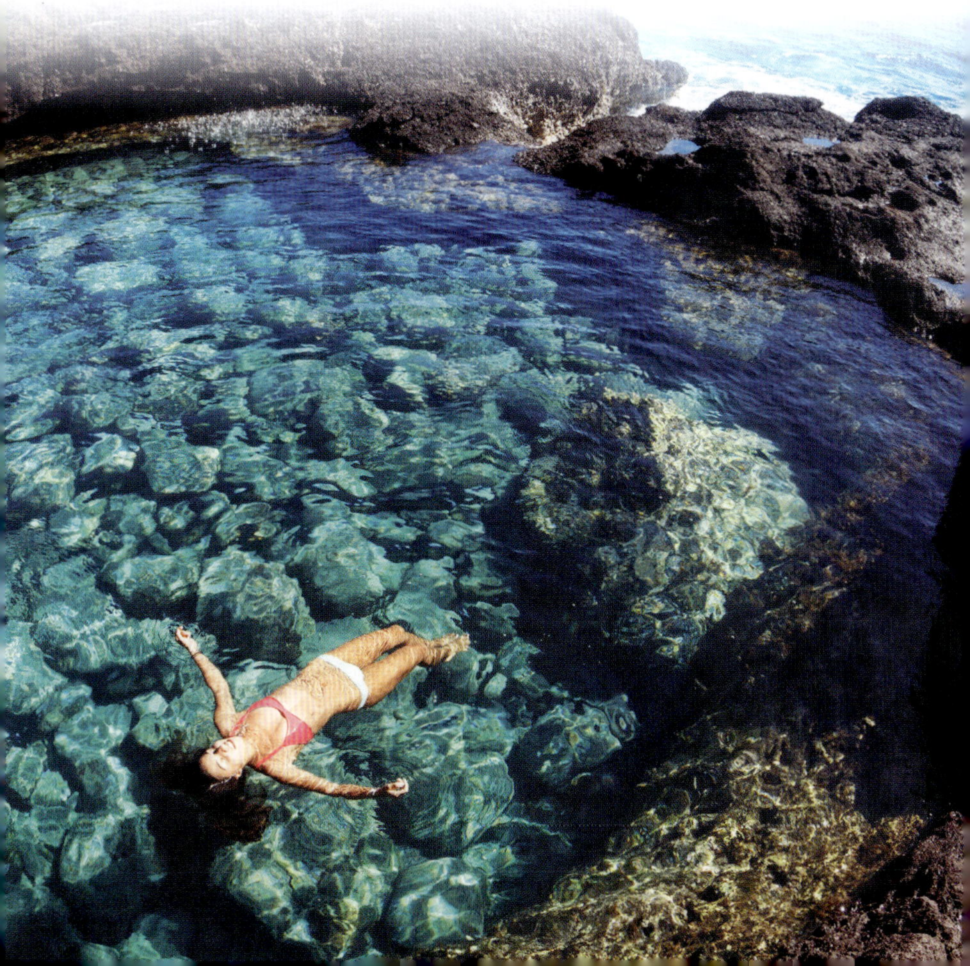

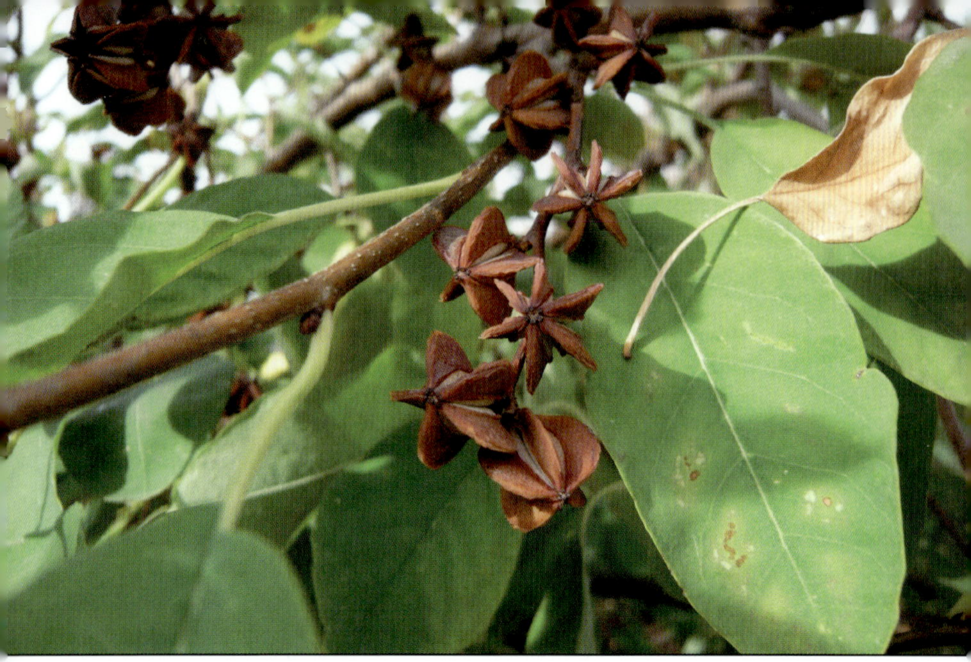

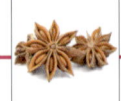

Sternanis

Der Echte Sternanis (lat. *Illicium verum)* gehört zur Familie der Sternanisgewächse und ist ein immergrüner bis zu 20 m hoher Baum. Er ist eng mit den Magnolien verwandt. Sein Gattungsname *Illicium* (lat. »anlocken«) weist auf seinen süßen, angenehmen Geruch hin. Die ovalen Laubblätter des Baumes stehen dicht an den Zweigspitzen, seine kugeligen Blüten wachsen einzeln in den Blattachseln. Aus ihnen bilden sich im Herbst die typischen sternförmigen Früchte, die je acht bis neun verholzte Balgfrüchte mit Samen enthalten. Nicht mit dem einheimischen Anis (Pimpinella anisum) verwechseln, der zu den Doldenblütlern gehört.

Geschichte

Ursprünglich kommt der Sternanis aus China, Thailand und Vietnam, wo er zusammen mit Fenchel, Cassiazimt, Gewürznelke und Szechuanpfeffer das traditionelle 5-Gewürze-Pulver bildet. Die klassische Pekingente wird zum Beispiel mit Sternanis aromatisiert. In Indi-

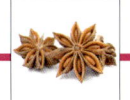

en gilt er seit jeher als Potenzmittel und als Hilfe bei Erkältungen. Im 16. Jahrhundert brachten ihn Seefahrer von den Philippinen zu uns nach Europa. Heutzutage kennen wir ihn als typisches Weihnachts- gewürz für Glühwein, Gebäck und Anislikör (Pastis, Pernod), wo er das teure und nicht in diesen Mengen lieferbare echte Anisöl ersetzt. Sternanis ist übrigens der ursprüngliche Ausgangsstoff für das Anti- Grippe-Mittel Tamiflu.*

Körperliche Wirkung

Der Sternanis enthält 5–8 % ätherisches Öl, das von Anethol klar dominiert wird (80–90 %). Wegen seiner Wirkung bei grippalen Infekten, Atemwegs- und Verdauungsproblemen wird er in der Süd- ostasiatischen Medizin seit alters geschätzt. Er löst Schleim, lindert Hustenreiz, hemmt Entzündungen und soll das Fieber senken. Am besten wirkt er vorbeugend oder bei beginnender Infektion (viral oder bakteriell). Die enthaltene Shikimisäure behindert die Vermehrung von Viren und Bakterien. Sternanis fördert außerdem die Verdauung und löst Krämpfe des Magen-Darm-Trakts. Er hilft bei Hexenschuss, Kopf-, Nerven- und Zahnschmerzen. Als sanftes Mittel ohne Neben- wirkungen kann er auch bei Säuglingen und Kindern mit Koliken angewandt werden. Im Ayurveda wird er bei Gelenkbeschwerden ein- gesetzt.

Hausapotheke und Rezepte

Die Samen von Sternanis werden mitsamt der Hülle vermahlen, da diese aromatischer ist als die Kerne. Sie schmecken ähnlich wie Anis oder Fenchel. Verunreinigungen durch den giftigen Japanischen Sternanis (lat. *Illicium anisatum*) müssen ausgeschlossen sein, da sich dieser nur für Räucherungen eignet. Sternanis wird in Form von Tee,

---

* mehr dazu siehe Endnoten unter Sternanis

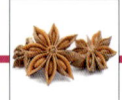
ätherischem Öl oder als Kapsel eingenommen. Die Samen können auch einfach gekaut werden. Sie helfen gegen Mundgeruch und unterstützen eine gute Verdauung nach üppigem Essen. Das ätherische Öl schenkt ein Gefühl von Trost, Sicherheit und Geborgenheit. Achtung: Sternanis nicht in der Schwangerschaft und bei Kindern unter 3 Jahren anwenden.

Tee bei Blähungen

Engelwurzkraut, Sternanis-, Sellerie- und Koriandersamen zu gleichen Teilen mischen und fein mörsern. 1 TL davon in 1 Tasse kaltes Wasser geben und 10 Min. kochen lassen. Dann abseihen und nach der Mahlzeit trinken.

Schutz in der Erkältungszeit

Vorbeugend in der kalten Jahreszeit empfehlen sich 1–2 Kapseln Sternanis täglich (600 mg). Bei akuter Verkühlung auf bis zu 5 Kapseln pro Tag steigern. Sternanis in Kapselform stellt dem Körper besonders viel ätherisches Öl zur Verfügung. Für Kinder kann der Inhalt einer Kapsel auch, mit Creme vermengt, auf die Fußsohle aufgestrichen werden (Socken darüber ziehen).

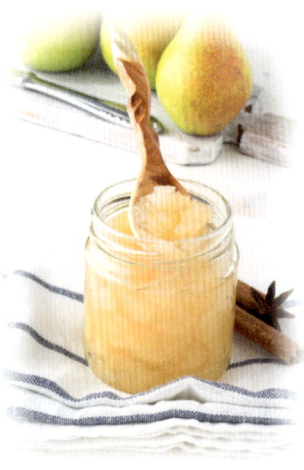

Birnen-Chutney mit Sternanis

Ein daumengroßes Stück frischen Ingwer schälen und gemeinsam mit 1 roter Chilischote (mit Kernen), 100 g Walnüssen und 1 Zwiebel fein hacken. Alles in einem Topf anrösten, dann 100 g Rohrzucker einrühren und mit 120 ml Apfelessig ablöschen. 1,2 kg feste grüne Birnen entkernen, in 1 cm dicke Scheiben schneiden und in den Topf geben. 30 Min. köcheln lassen, noch heiß in saubere Schraubgläser füllen und gut verschließen. Schmeckt zu gebratenem Tofu, Fisch oder Fleisch.

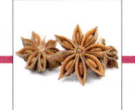

Seelische Wirkung

Survival: *»Jetzt setze ich alles auf eine Karte!«*

Sternanis gibt die Kraft, sich mit dem Unausweichlichen zu konfrontieren und für die eigene Sache einzustehen.

Ritual: Mutprobe

Mach etwas, das du schon immer tun wolltest und dich bislang nicht getraut hast: zum Beispiel im Schwimmbad vom Sprungturm hüpfen, Karaoke singen, dich um einen neuen Job bewerben oder einen Vortrag halten. Was immer es ist, nimm dir alle Unterstützung von Freunden, vom Sternanis, …, die du brauchst. Dann springe entschlossen »ins kalte Wasser«.

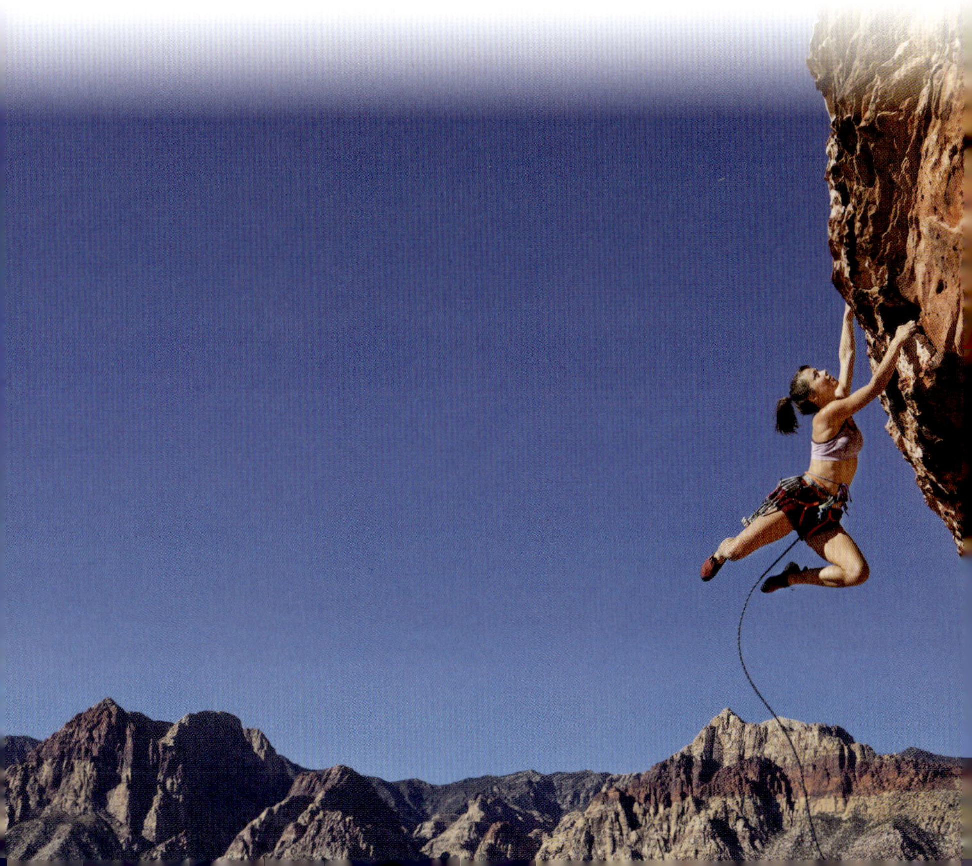

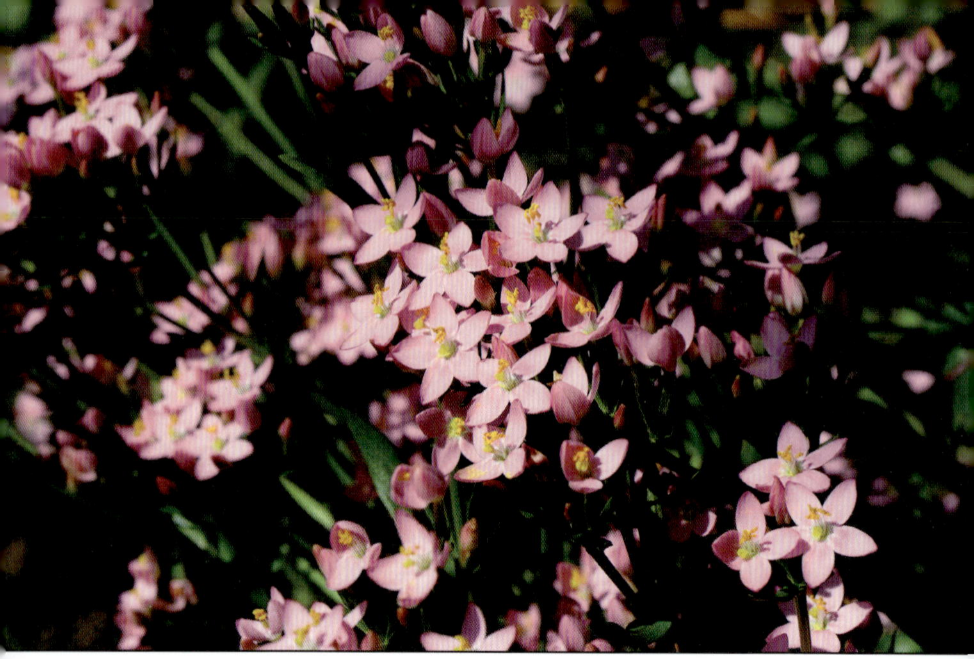

Tausendgüldenkraut

Das Tausendgüldenkraut (lat. *Centaurium erythraea*) gehört zur Familie der Enziangewächse. Sein Name (lat. *centum* = hundert, *aurum* = Gold) zeugt von seiner Bedeutung als alte Heilpflanze. Weitere Namen sind Bitter-, Fieber- oder Gottesgnadenkraut. Die Gattung Centaurium enthält heute etwa 20 Arten. Meist wächst im ersten Jahr nur eine kleine Blattrosette. Im zweiten Jahr bildet sich dann ein aufrechter, kantiger und bis zu 50 cm hoher Blütenstängel aus. Er trägt kreuzgegenständige Blätter und rosa Blüten (manchmal auch weiße). Die Lebensdauer einer Blüte beträgt etwa fünf Tage. In der Zeit wird den Insekten statt Nektar zuckerhaltiges »anbohrbares« Gewebe angeboten. Nach der Befruchtung entwickeln sich längliche Kapselfrüchte mit vielen Samen.

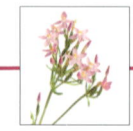

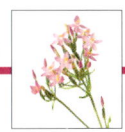

Geschichte

Das Tausendgüldenkraut ist in Europa und im Mittelmeerraum heimisch und bevorzugt warme, sonnige Standorte bis in Höhenlagen von 1200 m. Vor dem großflächigen Einsatz von Kunstdünger war es weit verbreitet. Heute findet man es selten (streng geschützt). In Nordamerika ist es teilweise als Neophyt eingebürgert. Der Legende nach erhielt es seinen Namen, weil ein reicher, kranker Mann einmal diese Summe Geld für ein Mittel gegen sein Fieber angeboten hat. Ein anderer Brauch besagt, dass jener seine Schulden los ist, wer am Johannistag (24. Juni) Tausendgüldenkraut sammelt und in den Geldbeutel steckt. Im ganzen Mittelmeerraum ist es als traditionelle Heilpflanze bekannt. Sebastian Kneipp schätzte es als Allroundmittel, da es die Körpersäfte verbessert und bei der Rekonvaleszenz unterstützen kann.

Körperliche Wirkung

Dank der Bitterstoffe (Iridoide) in den Blüten des Tausendgüldenkrauts werden die Speichelsekretion, die Magensaftbildung und die Aktivität von Bauchspeicheldrüse, Leber und Galle angeregt (um 20 – 80 %). Das erzeugt Appetit und bringt den Darm in Schwung. Tausendgüldenkraut wird bei diversen Verdauungsstörungen eingesetzt: bei Blähungen, Sodbrennen, Aufstoßen, Völlegefühl und Durchfall. Bei Magersucht kann es begleitend zur Psychotherapie angewandt werden. Es hat aber auch eine über den Verdauungstrakt hinausgehende, allgemein belebende Wirkung: So soll es kreislaufanregend und blutbildend sein und daher hilfreich bei Erschöpfungszuständen und nach schweren Krankheiten. In der Volksmedizin gilt es zudem als heilend bei Blasenentzündungen, Fieber und Migräne und gegen Würmer. Grund dafür sind die antibakteriell wirksamen ätherischen Öle in der Pflanze. Enthaltene Xanthone und Phenole wirken antioxidativ (gegen freie Radikale). Gemäß der TCM senkt das Tausendgüldenkraut aufsteigendes Feuer und klärt feuchte Hitze in der Leber.

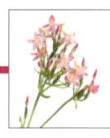

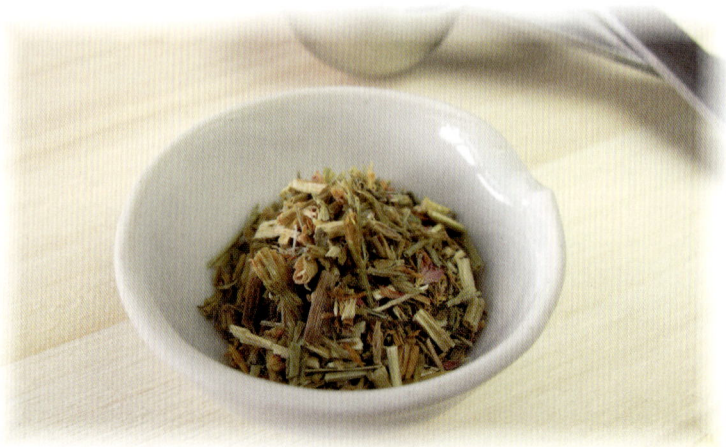

Hausapotheke und Rezepte

Verwendet werden die getrockneten oberirdischen Teile der blühenden Pflanze. Um von den verdauungsförderlichen Bitterstoffen zu profitieren, sollte die Einnahme – ob Kapsel oder Tee – ½ Stunde vor den Mahlzeiten erfolgen. Das Tausendgüldenkraut steht unter strengem Naturschutz, greifen Sie daher bitte auf Fertigpräparate zurück. Achtung: Nicht bei bestehenden Magen- und Darmgeschwüren verwenden.

Appetitsteigernder Tee

Als Kaltauszug 1 gehäufter TL des getrockneten Krauts in 1 Tasse kaltem Wasser 10 Stunden einweichen, dann abseihen. 1 – 2 x pro Tag vor der Mahlzeit je 1 Tasse leicht erwärmt und ungesüßt trinken. Als Teevariante kann das Kraut auch zu gleichen Teilen mit Melisseblättern und Wacholderbeeren gemischt werden.

Belebender Badezusatz

3 EL des Krauts 12 Stunden in 1 l kaltem Wasser ziehen lassen und dann dem warmen Badewasser zufügen.

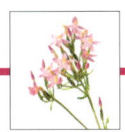

Seelische Wirkung

Aktivitätsschub: **»Get moving!«**

Tausendgüldenkraut gibt Energie, anstehende Aufgaben anzugehen. Lethargie und Erschöpfung werden überwunden und das ganze System zur Aktivität angeregt. Gemäß der Bach-Blüten-Therapie stärkt »Centaury« den Willen und die Entschlossenheit.

Ritual: den Schweinehund überwinden

Schreibe dir eine Liste mit zehn Dingen, die du schon länger vor dir her schiebst. Dann picke dir den Punkt heraus, der dir am leichtesten umzusetzen fällt. Wenn dein innerer Schweinehund sehr mächtig ist, kann es hilfreich sein, einen Freund als Verstärkung hinzuzuziehen.

Gut zu wissen: Wenn du erstmal in die Gänge gekommen bist, fällt es leichter, den nächsten Punkt in Angriff zu nehmen!

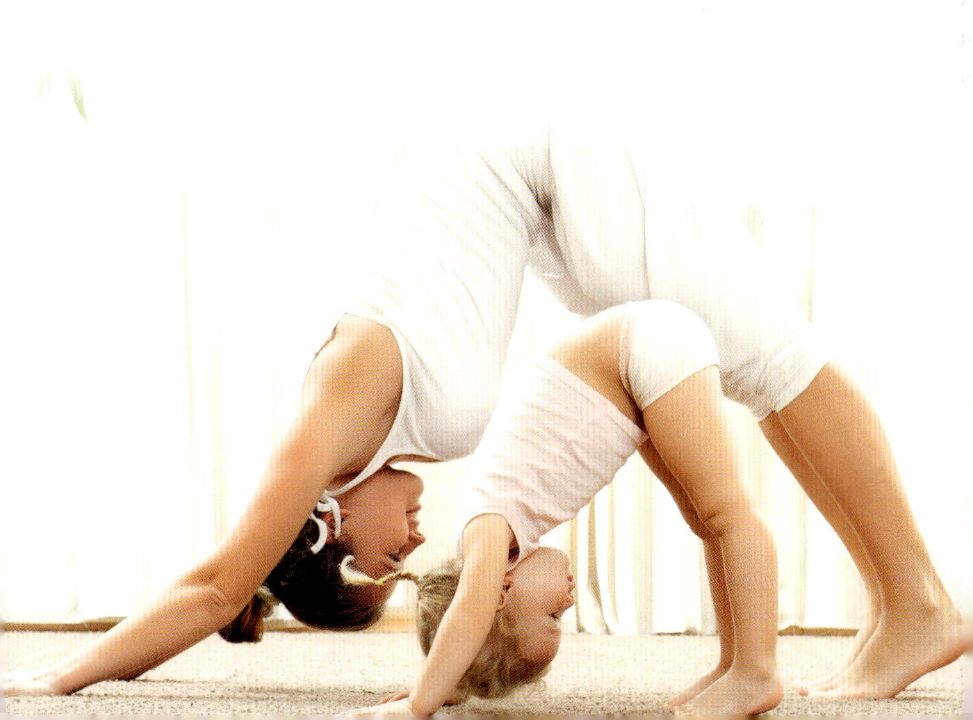

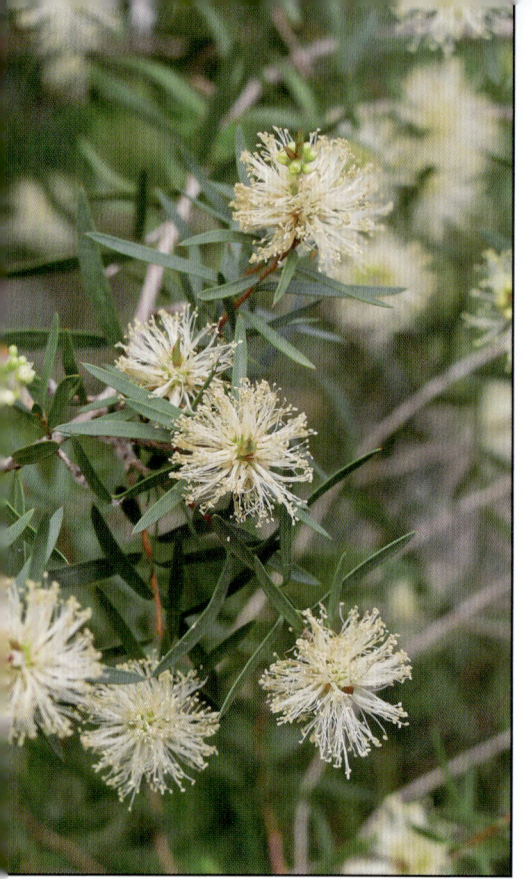

Teebaum

Der Australische Teebaum (lat. *Melaleuca alternifolia*) gehört zur Familie der Myrtengewächse und ist ein immergrüner, bis zu 7 m hoher Baum oder Strauch. Die Borke des Stammes ist weiß und papierähnlich. Die lanzettlichen Blätter wirken fast nadelartig, sind jedoch weich. Seidige Haare bedecken die Rinde junger Zweige, ältere sind kahl. Als Blütenstände bilden sich vielblütige Ähren mit einem Flaum an weißen Staubblättern aus. Daraus wachsen zylindrische, harte Kapselfrüchte.

Geschichte

Die Heimat des Australischen Teebaums sind die Flüsse und Sümpfe von Queensland und New South Wales. Für die Aborigines war Teebaumöl ein Allheilmittel und schon seit Jahrhunderten im Einsatz. Sie verwendeten es bei Entzündungen, Erkältungen, offenen Wunden oder Läusebefall. Angeblich bekam der Teebaum seinen Namen, als James Cook seine Blätter 1770 von seiner Australienexpedition nach London mitnahm und sich daraus einen würzigen Tee kochte. Seine wichtige Bedeutung als natürliches Antibiotikum wurde mit der Erfindung des Penicillins nach dem Zweiten Weltkrieg fast vollständig zurückgedrängt. Heutzutage feiert er ein Comeback in vielen kosmetischen Produkten, wie Salben, Shampoos und Mundwässer. Er desinfiziert und erhöht gleichzeitig die Haltbarkeit der Präparate.

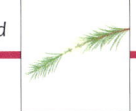

Körperliche Wirkung

Teebaumöl ist ein Gemisch aus mindestens 100 Substanzen, wobei die Hauptinhaltsstoffe ätherische Öle, Terpene und Cineol sind. Diese wirken sehr stark desinfizierend, entzündungshemmend, pilzwidrig und schmerzstillend. Es wird in der Alternativmedizin zum Beispiel bei Schnittwunden, Infektionen, Herpes, Zahnfleischentzündungen und gegen Pilze (Fußpilz) verwendet. Zudem wirkt es heilend bei Halsschmerzen und schleimlösend bei Bronchitis. Es reinigt die Haut bei Akne, lindert den Juckreiz bei Insektenstichen und kann bei Rheuma und Krampfadern eingerieben werden.

Hausapotheke und Rezepte

Das ätherische Öl wird durch Wasserdampfdestillation aus den Blättern und Zweigspitzen gewonnen und muss licht- und luftgeschützt aufbewahrt werden. Achten Sie auf reines Teebaumöl (mind. 30 % Terpinen-4-ol, max. 4 % des hautreizenden 1,8-Cineols), möglichst aus Bioanbau. Es kann innerlich oder äußerlich angewendet werden und wird von den meisten Menschen gut vertragen (Überdosierungen vermeiden!). Trotzdem empfiehlt es sich, die Hautverträglichkeit vor der Anwendung zu testen (zum Beispiel in der Armbeuge). Immer nur kleine Mengen anwenden und bei Kleinkindern verdünnen. Bei Anwendung über einen längeren Zeitraum kann sich eventuell eine Kontaktallergie entwickeln. Teebaumöl wird auch in der Tierpflege eingesetzt (zur Sicherheit mit dem Tierarzt absprechen).

Erste-Hilfe-Mittel

Bei Insektenstichen, Zeckenbissen, kleinen Wunden oder Pickeln Teebaumöl mit etwas Mandelöl (alternativ Olivenöl) verdünnt auf die betreffende Stelle auftupfen.

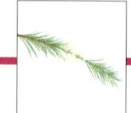
Hilfe bei Erkältungen

2 x täglich 3 Tropfen hochwertiges Teebaumöl auf 1 TL Honig träufeln und in 1 Tasse warmem Wasser/Tee verrühren.

Bei entzündetem Hals oder Rachen auf 1 Glas Wasser 5 Tropfen Teebaumöl geben. Mehrmals täglich damit gurgeln.

Hilfe bei Fußpilz

Gleich bei den ersten Anzeichen etwas Sesamöl mit 2 Tropfen Teebaumöl vermischen und die infizierte Stelle damit einreiben. Das Sesamöl wirkt ebenfalls pilzwidrig und kann die Wirkstoffe des Teebaumöls in tiefere Hautschichten transportieren.

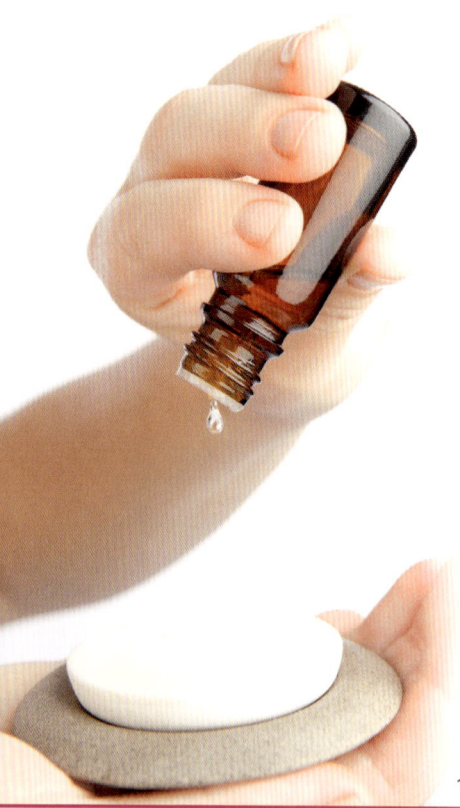

Haarpflege

Geben Sie bei der Haarwäsche 2 Tropfen Teebaumöl in eine Portion Ihres Bioshampoos. Reinigt gründlich bei Schuppen.

Aromatherapie

Zur Abschreckung von Mücken je 2 Tropfen ätherisches Öl von Teebaum, Citronella und Zeder in die Duftlampe geben. Bei Atemwegserkrankungen einige Tropfen Teebaumöl zur Desinfizierung der Raumluft verwenden.

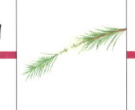

Seelische Wirkung

Timeout: »*Ich habe alle Zeit der Welt!*«

Teebaum hilft zu entschleunigen, aus dem Hamsterrad auszusteigen und sich nicht mehr fremdbestimmen zu lassen. Ängste legen sich und die innere Ruhe nimmt zu.

Ritual: entschleunige dich

Suche dir jeden Tag eine alltägliche Tätigkeit aus, die du besonders achtsam und langsam ausführst: ein ausgedehntes Frühstück, mit Hingabe putzen, genüsslich die Wäsche aufhängen, zu Fuß zur Arbeit gehen, mehr Zeit für eine Begegnung investieren … Nimm die geschenkten Minuten bewusst wahr, ohne dir über das Danach Gedanken zu machen.

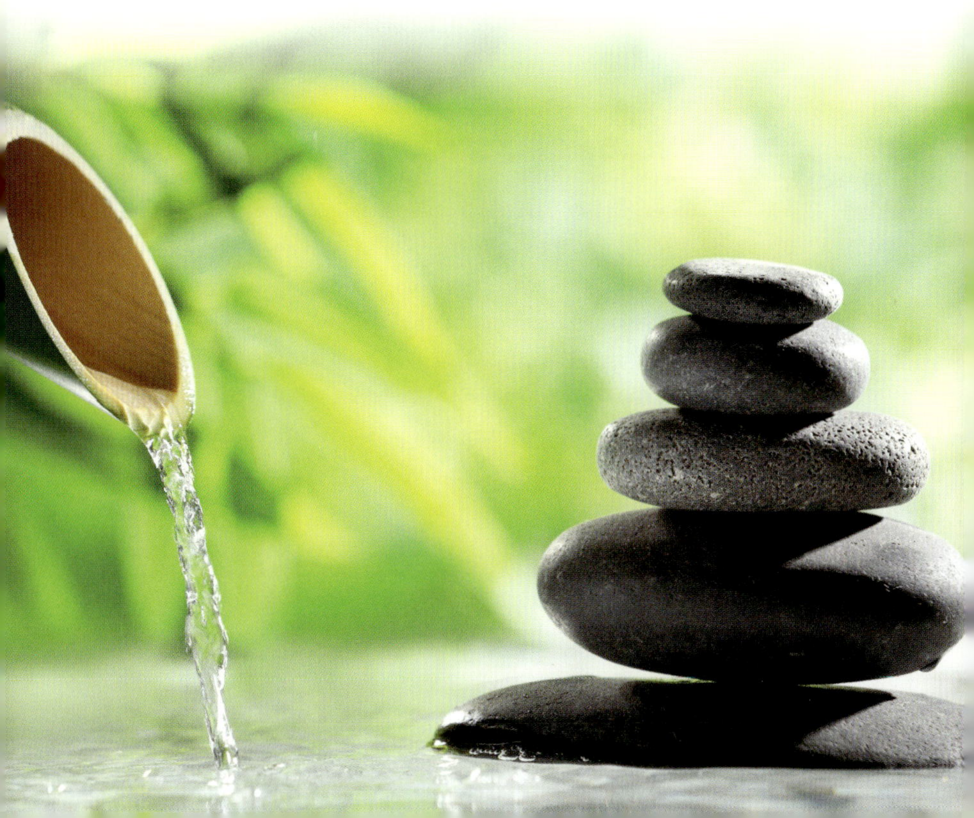

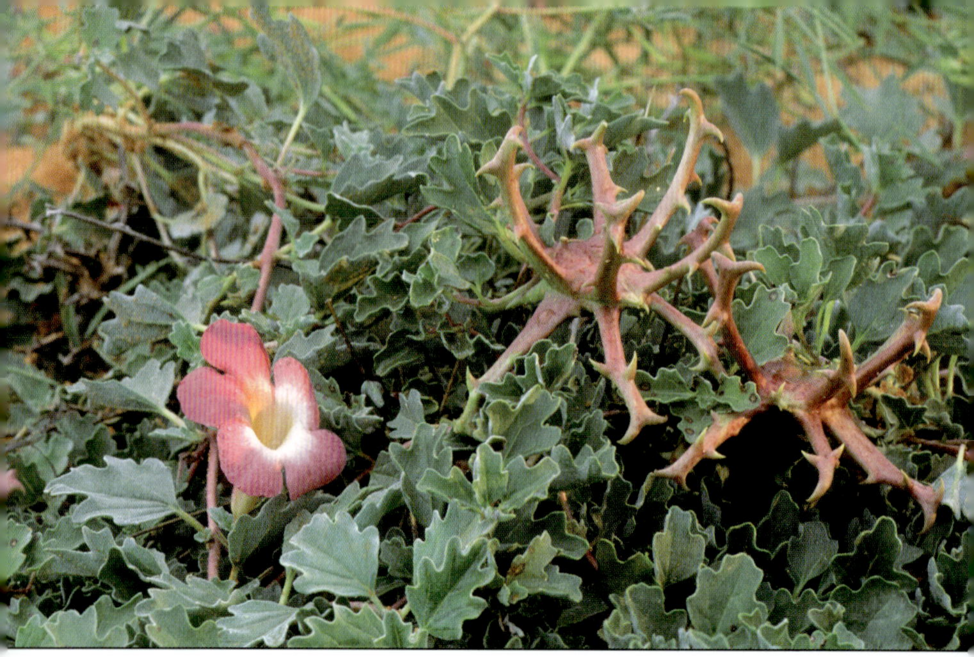

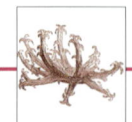

Teufelskralle

Die Afrikanische Teufelskralle (lat. *Harpagophytum procumbens),* auch Trampelklette genannt, gehört zur Familie der Sesamgewächse und ist eine mehrjährige, niederliegende Pflanze. Während der Trockenzeit werden die Nährstoffe unterirdisch in den Wurzelknollen gespeichert. Erst nach ergiebigem Niederschlag breitet sie ihre bis zu 1,5 m langen Triebe sternförmig aus. Ihre Blätter sind graugrün und unregelmäßig gelappt. Die auffallend großen trichterförmigen Blüten sind hellrosa bis violett. Ihren Namen (griech. *harpagos* = Haken) bekam die Teufelskralle aufgrund ihrer bis 12 cm großen, verholzenden Früchte. Sie tragen armartige Widerhaken und bleiben wie Anker an vorüberziehenden Tieren hängen. Dabei können sie bösartige, schlecht heilende Wunden verursachen. Die afrikanische Teufelskralle ist nicht mit den gleichnamigen europäischen Gebirgsblumen aus der Familie der Glockenblumengewächse (lat. *Phyteuma)* zu verwechseln.

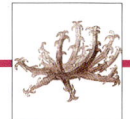

Geschichte

Ursprünglich stammt die Teufelskralle aus den Steppen Südafrikas und Namibias, wo sie seit Jahrhunderten bei Fieber, Schmerzen, Hexenschuss und Verdauungsproblemen eingesetzt wird. Erst Anfang des 20. Jahrhundert gelangte das Wissen über die Pflanze nach Europa und seit den 60er Jahren wird sie in größerem Stil gehandelt. 2004 hat die Teufelskralle in Deutschland den dritten Platz der umsatzstärksten Phytopharmaka eingenommen. Mittlerweile ist die Nachfrage so gestiegen, dass die Art gefährdet ist. Daher wird versucht, Stammeshäuptlinge und Sammler in schonenden Sammeltechniken zu unterrichten. Wenn nämlich nur die Nebenwurzeln entnommen werden, regenerieren sich die langsam wachsenden Pflanzen alle vier Jahre und können dann neu beerntet werden. Große Pharmafirmen experimentieren derzeit auch mit kontrollierten Anbauflächen. Teufelskralle kommt ebenso in der Tierpflege bei Hunden und Pferden zum Einsatz.

Körperliche Wirkung

Dank ihrer Inhaltsstoffe, wie Glykoside, Triterpene und Flavonoide, wirken die Auszüge aus den Wurzeln entzündungshemmend, schmerzlindernd und Knorpelsubstanz aufbauend. Teufelskralle wird vor allem zur Behandlung von Mobilitätseinschränkungen, wie chronische Gelenk- und Rückenschmerzen, eingesetzt. Die Afrikanische Volksmedizin nutzt sie auch bei Neuralgien, Sehnenentzündung, Wunden, Geschwüren und Furunkel. Sie wirkt abschwellend und blutverdünnend. Die enthaltenen Bitterstoffe haben eine appetit- und verdauungsanregende Wirkung. In unseren Breiten gibt es jedoch genügend einheimische Pflanzen mit Bitterstoffen, daher ist der Einsatz von Teufelskralle für diesen Zweck aus ethischen Gründen nicht vertretbar.

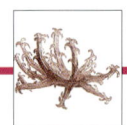
Hausapotheke und Rezepte

Medizinisch interessant sind die Sekundärwurzeln der Pflanze, die in einer Tiefe von bis zu 2 m unter der Erdoberfläche wachsen. Im Handel sind Tees, Salben und Kapseln mit unterschiedlichem Wirkungsgrad erhältlich, je nach Menge an Hilfsstoffen oder dem verwendeten Extraktionsmittel. Therapie-Erfolge sind frühestens nach 2–4 Wochen spürbar, daher eignen sich Teufelskrallen-Medikamente

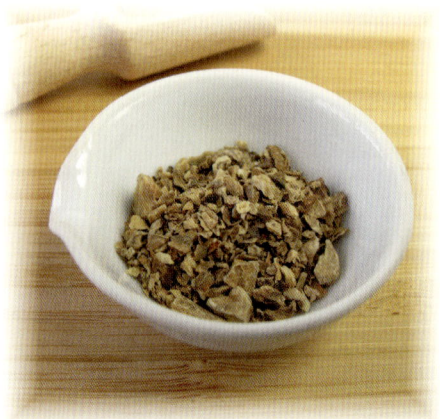

nicht zur Behandlung akuter, starker Schmerzen. Sinnvoll ist beispielsweise in Absprache mit Ihrem Ganzheitsmediziner 2–3 x pro Jahr eine 1-monatige Kur zu machen oder auch die Einnahme über mehrere Monate hinweg.

Achtung: Nicht bei Tumoren im Magen-Darm-Trakt, in der Schwangerschaft und Stillzeit anwenden.

Anti-Rheuma-Kur

1 EL fein geschnittene Wurzel mit 1 Tasse siedendem Wasser übergießen und 7 Stunden ziehen lassen. Gelegentlich umrühren, dann abseihen. Etwas erwärmen und in eine kleine Thermoskanne füllen. Über den Tag verteilt trinken. Als Kur bei chronischen Schmerzen 3–6 Wochen anwenden.

Zur Unterstützung des Bewegungsapparats bei Rheuma wird eine tägliche Dosis von 4,5–9 g der Wurzel empfohlen (Leitsubstanz: Harpagosid 50 mg bei 4,5 g Wurzel). Da der Tee aufgrund der Bitterstoffe unangenehm schmeckt, wird oftmals die Einnahme von Extrakt-Tabletten mit demselben Wirkstoffgehalt vorgezogen.

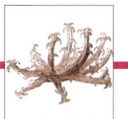

Seelische Wirkung

der Gelehrte: **»Ich erkenne die Grundmuster des Lebens!«**

So wie die Pflanze ihre Kräfte während Trockenzeiten tief in den Wurzeln sammelt, gewinnt auch das Seelenleben des Menschen mit Teufelskralle an Tiefe und Einsicht.

Ritual: Wanderung mit mir selbst

Gönne dir einen Tag Auszeit, schalte dein Handy ab und gehe alleine in die Natur. Beobachte bei deiner Wanderung alle Gedanken, die aufsteigen mögen. Erkenne, dass diese Gedanken nicht neu und schöpferisch sind, sondern »recycled«. Meistens sind es alte Bewertungen, die von Eltern, Lehrern und anderen übernommen wurden. Weisheit und wahres Erkennen hingegen entspringen einer Ebene jenseits aller Worte, tief in dir drinnen. Lass dich während des Gehens immer mehr auf diesen unendlichen Raum zwischen und hinter den Gedanken ein.

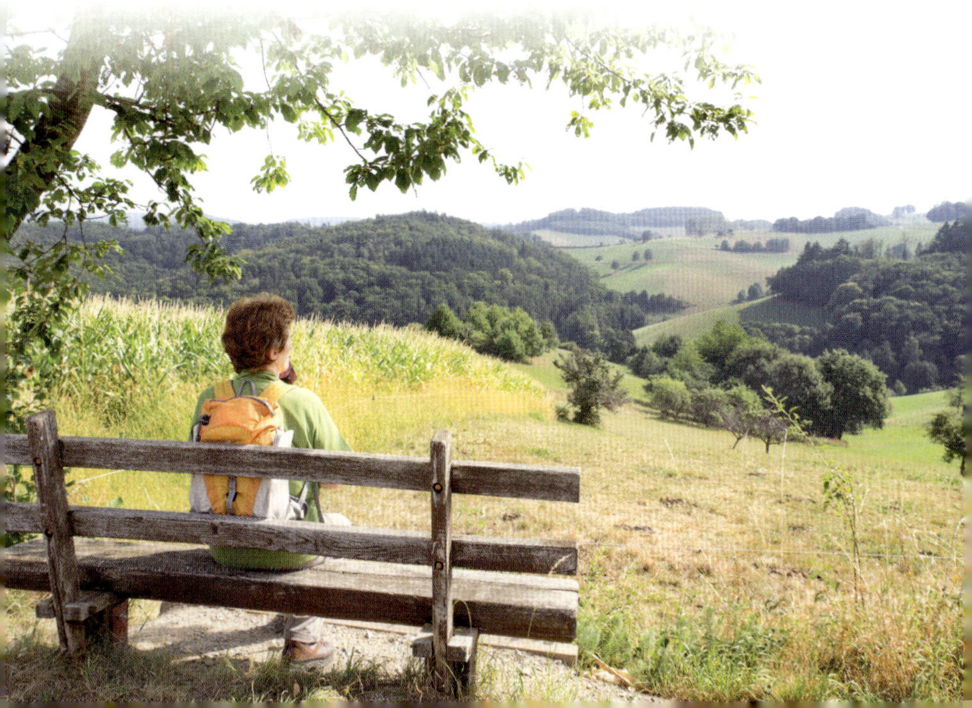

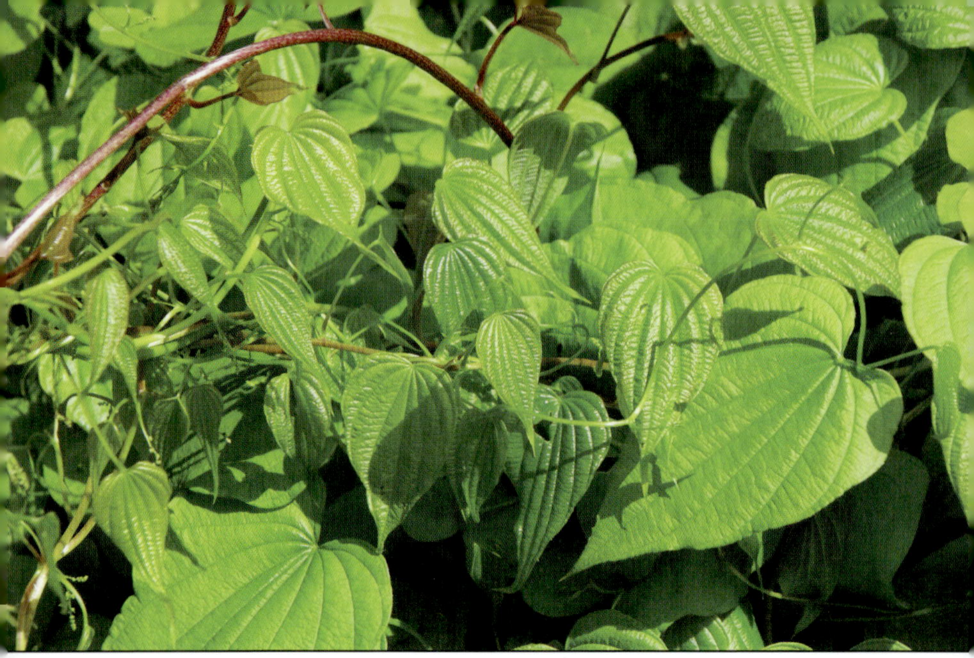

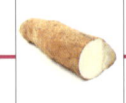

Yams

Yams (lat. *Dioscorea*) ist eine mehrjährige Kletterpflanze aus der Familie der Yamswurzelgewächse. Er umfasst rund 800 Arten und ist nach dem berühmten griechischen Arzt Dioskurides benannt. Je nach Art kann Yams 1–7 m hoch werden. Er bildet Wurzelknollen als Überdauerungsorgane, die sehr vielgestalt sind und eine Länge von 2 m erreichen können. Die Laubblätter sind gestielt und herzförmig. Yams ist in Amerika, Afrika und in der Karibik weit verbreitet und besiedelt feuchte Standorte, wie Sümpfe und Wasserläufe, aber auch steinige Böschungen und Straßenränder. Er ist sehr anpassungsfähig und kommt von Meeresnähe bis in Höhenlagen von 1500 m vor. In Mitteleuropa gibt es zwei heimische Yams-Arten: die Schmerwurz und die Balkan-Schmerwurz.

Geschichte

Yams ist wegen seines hohen Nährstoffgehalts in vielen Gegenden der Erde ein beliebtes Lebensmittel, ähnlich wie unser Getreide und

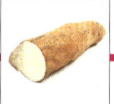

Kartoffeln. Das Rhizom ist traditioneller Bestandteil der Hausapotheke der Azteken, Mayas, Indianer Nordamerikas und Chinesen. In Indien wird Yams als typisches Frauenkraut gesehen und als Aphrodisiakum eingesetzt. Im Regenwald pflanzen ihn indigene Völker im sogenannten »Etagenbau« an: große Bäume (Kokosnüsse, Paranüsse, …), darunter Pflanzen wie Banane, Kakao oder Kaffee, am Boden eine Krautschicht mit tropischem Gemüse wie Yams, Maniok und Süßkartoffeln. Durch die ökologische Mischkultur wird der Boden vor Sonne und Regen gleichermaßen geschützt. In China wird versucht, Gen-Yams für die Kraftstoffherstellung zu züchten.

Körperliche Wirkung

Yams ist reich an Provitamin A, Kalium, Mineralstoffen (Eisen, Kupfer, Mangan, Schwefel, Zink), Saponinen, Protein und Stärke. Er wirkt entspannend, krampflösend, entzündungshemmend und schmerzlindernd. Man setzt ihn unter anderem bei Verdauungsproblemen ein sowie bei Durchblutungsstörungen, Schilddrüsenunterfunktion, Harnwegserkrankungen und Asthma. Die Wurzel enthält Diosgenine (pflanzliche Hormone), die dem Progesteron ähnlich sind und bei Menstruations- und Wechseljahresbeschwerden helfen könnten. Je nach Zeitpunkt und Art der Anwendung wird dem Yams eine verhütende oder fruchtbarkeitssteigernde Wirkung nachgesagt. Außerdem soll er die Libido stärken, Spannungen in den Brüsten mildern und Osteoporose vorbeugen. Medizinisch interessant ist die Kombination von Rotklee und Yams, zum Beispiel bei Endometriose und Myomen. Yams wirkt adaptogen, das heißt, er hilft dem Körper, bei Stress schneller von der Alarmphase in die Stressanpassungsphase umzuschalten. Er verbessert die Laune, schützt die Nerven und beugt Burnout vor. Allgemein gilt Yams als Anti-Aging-Mittel, da er freie Radikale im Körper fängt.

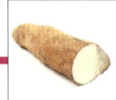

Hausapotheke und Rezepte

Der Geschmack der Yamswurzeln ist süßlich und ähnelt dem von Kartoffeln und Maronen. Roh sind fast alle Yamssorten giftig! In Europa ist die frische Wurzel in Asialäden erhältlich, für medizinische Zwecke werden Fertigprodukte angeboten. Vorsicht bei der Verwendung in der Schwangerschaft und bei Kleinkindern.

Yamswurzeltee

15 g fein geschnittene Wurzel mit 0,5 l kaltem Wasser übergießen, erhitzen und ca. 20 Min. köcheln lassen. Dann abseihen und über den Tag verteilt trinken.

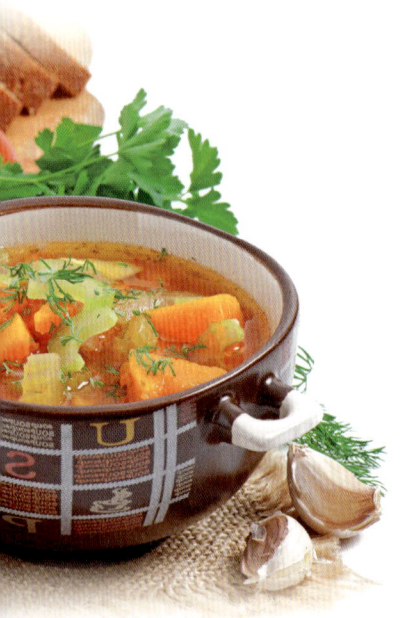

Yamswurzel in Tomatensauce

1 kg Yamswurzel schälen, würfeln und in Wasser garen. 2 entkernte Paprika und 0,5 kg Tomaten grob zerkleinern, danach mit dem Stabmixer zu einer Sauce pürieren. 2 Zwiebeln fein schneiden und mit etwas Erdnussöl in einem Topf anrösten. Die Sauce dazu geben und 10 Min. abgedeckt köcheln lassen. Mit Salz, Ingwer und Chili scharf abschmecken und mit den Yamswürfeln servieren.

Schnelle Yams-Kürbissuppe

1 große Zwiebel und 2 Knoblauchzehen schälen und fein schneiden. Mit etwas Kokosöl im Topf anrösten. Je 0,4 kg Yamswurzel und Kürbis schälen und in kleine Würfel schneiden. 1 Stangensellerie in 1 cm breite Scheiben schneiden. Alles in einen Topf geben, mit 1 l Gemüsebrühe aufgießen und weich kochen. Mit Tomatenmark, Chili und Salz abschmecken.

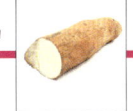

Seelische Wirkung

Eigenständigkeit: **»Ich vertrete meine eigene Meinung!«**

Yams hilft, auf unverkrampfte Weise zu sich selbst zu stehen. Dadurch mildern sich seelische Spannungen und es steht mehr Vitalität für den Alltag zur Verfügung.

Ritual: das Eigene erkennen

Finde ein Beispiel für etwas, das du genauso machst wie deine Eltern. Das kann eine Tätigkeit oder eine persönliche Eigenschaft sein. Dann verhalte dich einen Tag lang bewusst gegensätzlich. Spüre eventuelle Schuldgefühle, die auftauchen, wenn du nicht »das brave Mädchen/ der brave Junge« bist. Welche Verhaltensweise entspricht dir heute und macht am meisten Spaß?

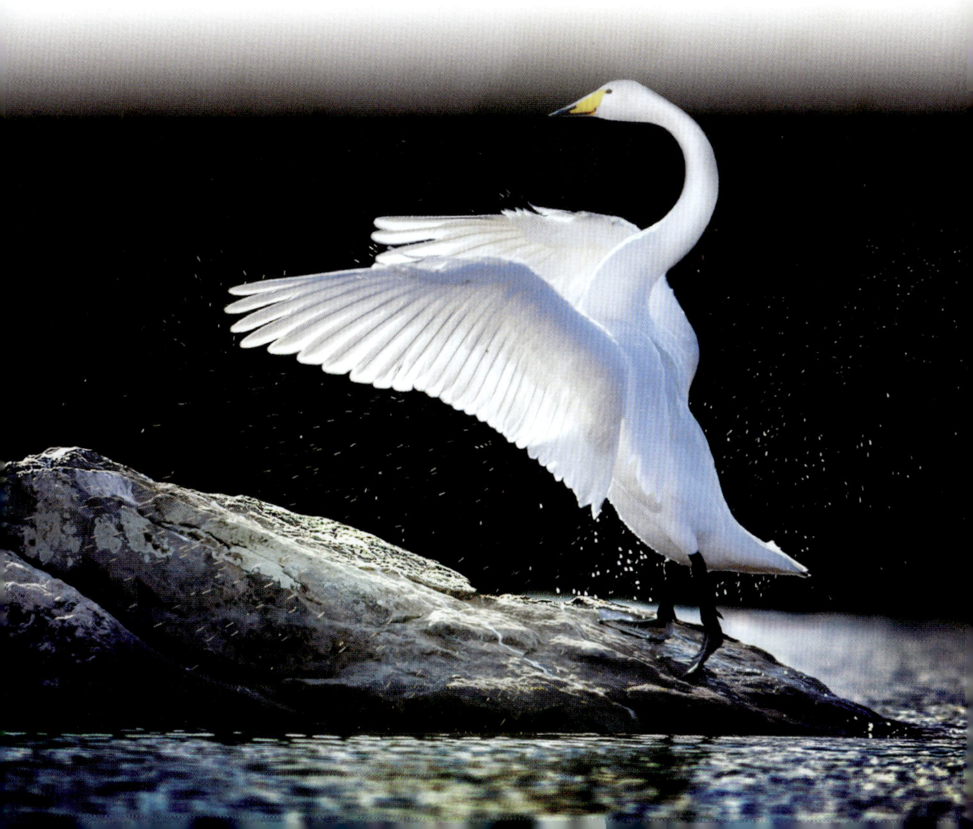

Seelische Botschaften der Heilpflanzen

ACEROLA: Engelsflügel
„Dein Herz sei leicht und dein Geist frei!"

ALOE VERA: Lebenskraft tanken
„Ich nehme eine Pause vom Alltag!"

ANGELIKA: Himmelreich
„Der Schutz der Engel umgibt mich!"

ARNIKA: Widerstandskraft
„In meinem Inneren bin ich robust und unbesiegbar!"

BAOBAB: Clan-Bewusstsein
„Hier bin ich verwurzelt!"

BITTERMELONE: Putztruppe
„Wir reinigen und entschlacken dich!"

CISSUS: Einschnitt
„Ich beende es jetzt!"

ECHINACEA: Durchblick
„Ich erkenne den wahren Sachverhalt!"

EFEU: Vergänglichkeit
„Meine Seele ist unsterblich!"

EUKALYPTUS: Friedensbringer
„Ich sehe das Gute in dir!"

GINKGO: Humor
„Lachen ist die beste Medizin!"

GINSENG: Verjüngung
„Das Leben ist voller Wunder!"

GOJIBEERE: Tatkraft
„Ich bringe mich ein!"

GOLDRUTE: Ekstase
„Ich gebe mich dem Strömen und Fließen hin!"

GRANATAPFEL: Inklusion
„Ich darf dazugehören!"

GRAPEFRUIT: Lernbereitschaft
„Ich bin konzentriert und offen für neues Wissen!"

HANF: die Anarchisten
„Wir stellen euch in Frage!"

HEIDELBEERE: Zuversicht
„Ich vertraue den Lebensprozessen!"

INGWER: materielle Welt
„Ich halte die Verbindung zu meinem inneren Wesen aufrecht!"

JIAOGULAN: heiliger Zorn
„Halt – keinen Schritt weiter!"

KAMILLE: Lebenshilfe
„Ich stehe dir bei!"

KOKOSPALME: Gelassenheit
„Ich nehme es leicht!"

KURKUMA: Selbstannahme
„Ich bin mein Schlüssel zur Welt!"

LAVENDEL: Gesundheit
„Ich spüre, was mir guttut!"

LEINSAMEN: Gelöstheit
„Ich bin jederzeit frei!"

MACA: durch dick und dünn
„Jede Situation bietet Möglichkeiten!"

MARIENDISTEL: die Fortschrittliche
„Leichten Herzens gehe ich neue Wege!"

MISTEL: der Druide
„Das Tor zu anderen Welten steht offen!"

ÖLPALME: der Dschinn
„Ich bin für dich da!"

PAPAYA: Inkarnation
„Ich verbinde mein Bewusstsein mit den Zellen meines Körpers!"

REISHI: der Lichtbringer
„Ich durchschaue die Macht des Ego!"

RHODIOLA: Magie
„Meine Geisteskraft erschafft Welten!"

RINGELBLUME: Trost
„Alles wird gut!"

SCHWARZKÜMMEL: Schwingungserhöhung
„Meine Energie verfeinert sich!"

SPIRULINA: Wu Wei
„Ich lasse mich vom Leben bewegen!"

STERNANIS: Survival
„Ich sezte alles auf eine Karte!"

TAUSENDGÜLDENKRAUT: Aktivitätsschub
„Get moving!"

TEEBAUM: Timeout
„Ich habe alle Zeit der Welt!"

TEUFELSKRALLE: der Gelehrte
„Ich erkenne die Grundmuster des Lebens!"

YAMS: Eigenständigkeit
„Ich vertrete meine eigene Meinung!"

Hauptnutzen der Heilpflanzen

ACEROLA: Immunsystem, Krebs, Anti-Aging

ALOE VERA: Wundheilung, Akne, Neurodermitis, Immunsystem, Verstopfung

ANGELIKA: Verdauungsbeschwerden, Infekte, Herz-Kreislauf-Erkrankung, Reiseübelkeit

ARNIKA: Entzündung, Insektenstiche, Wundheilung, Rheuma

BAOBAB: Verdauungsbeschwerden, Fieber, Entgiftung

BITTERMELONE: Übergewicht, Diabetes

CISSUS: Knochenheilung, Bänderverletzung, Osteoporose

ECHINACEA: Immunsystem, Infekte

EFEU: Husten, Warzen

EUKALYPTUS: Husten, Erkältung, Durchblutung, Rheuma

GINKGO: Durchblutung, Konzentration, Demenz

GINSENG: Erschöpfung, Immunsystem, Durchblutung, Anti-Aging

GOJIBEERE: Anti-Aging, Arteriosklerose, Zellregeneration

GOLDRUTE: Nierenleiden, Blasenleiden, Candida

GRANATAPFEL: Anti-Aging, Krebs, Arteriosklerose, hormonelle Beschwerden

GRAPEFRUIT: Infekte, Cholesterin, Übergewicht, Raucherentwöhnung

HANF: Schmerzen, Krämpfe, leichte Depression, Anti-Aging (Hanföl)

HEIDELBEERE: Immunsystem, Durchfall, Entzündungen, Sehvermögen

INGWER: Verdauung, Durchblutung, Entzündungen, Infekte, Übelkeit, Krebs

JIAOGULAN: erhöhte Blutfettwerte, Anti-Aging, Erschöpfung, Stress

KAMILLE: Entzündungen, Wundheilung, Verdauungsbeschwerden, Candida

KOKOSPALME: Cholesterin, Hautpflege, Neurodermitis, Zecken

KURKUMA: Gallenschwäche, Arteriosklerose, Osteoporose, Krebs

LAVENDEL: Stress, Durchblutung, Schlafstörungen, Akne, Insektenstiche

LEINSAMEN: Verdauungsbeschwerden, Entgiftung, Arteriosklerose

MACA: Erschöpfung, hormonelle Beschwerden, erhöhter Augeninnendruck, Impotenz

MARIENDISTEL: Lebererkrankungen, Vergiftungen, Gallenkoliken

MISTEL: Stoffwechsel, Herzstärkung, hormonelle Beschwerden, Krebs

ÖLPALME: Arteriosklerose, Schlaganfall, Alzheimer

PAPAYA: Verdauungsbeschwerden, Entschlackung, Anti-Aging

REISHI: Anti-Aging, Immunsystem, Allergien, Erschöpfung, Krebs

RHODIOLA: Stress, depressive Verstimmung, Schlafstörung, Konzentrationsmangel

RINGELBLUME: Wundheilung, Herpes, Entzündungen, Hämorrhoiden

SCHWARZKÜMMEL: Verdauungsbeschwerden, Neurodermitis, Allergien, Darmparasiten

SPIRULINA: Anti-Aging, Immunsystem, Entgiftung

STERNANIS: Infekte, Husten, Fieber, Verdauungsbeschwerden, Hexenschuss

TAUSENDGÜLDENKRAUT: Gallenschwäche, Verdauungsbeschwerden, Erschöpfung, Magersucht

TEEBAUM: Entzündungen, Herpes, Infekte, Erkältung, Fußpilz, Insektenstiche

TEUFELSKRALLE: chronische Gelenkschmerzen, Rheuma, Rückenschmerzen

YAMS: hormonelle Beschwerden, Anti-Aging, Schilddrüsenunterfunktion, Stress

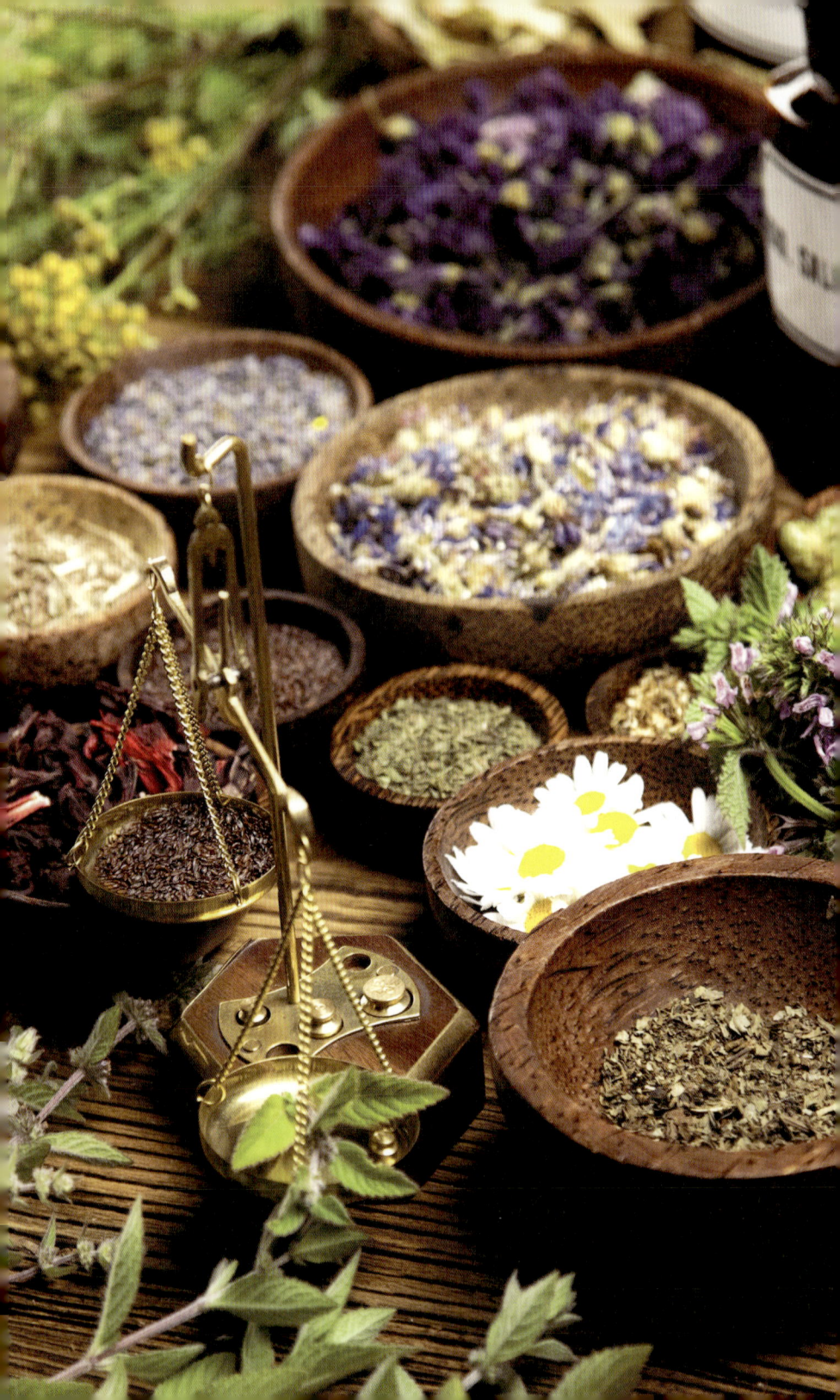

Endnoten

Nachweise der Heilwirkungen

Manche der im Kartenset vorgestellten Pflanzen haben in Europa eine lange Heiltradition, und der Umgang mit ihnen ist uns selbstverständlich (wie Kamille oder Ringelblume). Andere wiederum sind bei uns noch relativ unbekannt. Für jene Pflanzen liste ich im Folgenden eine Auswahl von Studien auf, die den gesundheitsförderlichen Effekt unter Laborbedingungen nachweisen. Die Forschungsergebnisse habe ich vornehmlich diesen Plattformen entnommen:
www.sciencedirect.com
www.science.naturalnews.com
Website des NCBI-National Center for Biotechnology Information/USA

Bei Interesse können Sie dort mit den entsprechenden Keywords noch weitere relevante Studien finden. Diese werden jeweils über ein Abstract (in englischer Sprache) kurz vorgestellt oder können (meist gegen eine Gebühr von ca. 40 Dollar) auch insgesamt heruntergeladen werden.

Zur freundlichen Beachtung
Die empfohlenen Richtlinien zur Einnahme von Heilpflanzen beziehen sich auf einen durchschnittlichen Erwachsenen, wobei die passende Dosierung je nach Körpergewicht, Geschlecht, Gesundheitszustand und persönlicher Sensibilität stark variieren kann. Generell ist in der Schwangerschaft, Stillzeit und bei Kindern besondere Vorsicht geboten. Heilpflanzen oder Nahrungsergänzungsmittel sind kein Ersatz für eine abwechslungsreiche, ausgewogene Ernährung. Um eventuelle Wechselwirkungen mit anderen Medikamenten auszuschließen, fragen Sie Ihren Arzt, Apotheker oder Heilpraktiker.

Acerola – Vitamin C und Brustkrebs
Harris, H. u. a.: Vitamin C and survival among women with breast cancer: A Meta-analysis, European Journal of Cancer, Volume 50, Issue 7, May 2014, Pages 1223-1231 (www.sciencedirect.com/science/article/pii/S0959804914001750)

Aloe vera – Wundheilung
Amar Surjushe u.a.: Aloe vera: A Short Review, Indian J Dermatol. 2008; 53(4): 163–166. (www.ncbi.nlm.nih.gov/pmc/articles/PMC2763764/)
Wozniak, A. u.a.: Aloe vera extract activity on human corneal cells. Pharm Biol. 2012 Feb; 50(2): 147-154. (www.ncbi.nlm.nih.gov/pubmed/22338121)

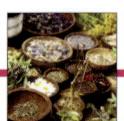

Baobab – glykämischer Index
S. Coe u.a.: The polyphenol-rich baobab fruit (Adansonia digitata L.) reduces starch digestion and glycemic response in humans, Nutrition Research, Volume 33, Issue 11, November 2013, Pages 888–896 (www.sciencedirect.com/science/article/pii/S0271531713001887)
Baobab Food Products: A Review on their Composition and Nutritional Value. Chadare, F. J. u.a.: Critical Reviews in Food Science and Nutrition, Vol. 49, Iss. 3, 2008

Bittermelone – antidiabetisch
Joseph, B. u.a.: Antidiabetic effects of Momordica charantia (bitter melon) and its medicinal potency, Asian Pacific Journal of Tropical Disease, Volume 3, Issue 2, April 2013, Pages 93–102. (www.sciencedirect.com/science/article/pii/S2222180813600523)
Reyes, B. u.a.: Anti-diabetic potentials of Momordica charantia and Andrographis paniculata and their effects on estrous cyclicity of alloxan-induced diabetic rats, Journal of Ethnopharmacology, Volume 105, Issues 1–2, 21 April 2006, Pages 196–200. (www.sciencedirect.com/science/article/pii/S0378874105007129)

Cissus – Knochen, Sehnen, Bänder, Gelenke und Bindegewebe
Thawani, V. u.a.: Effect of Herbal combination containing Cissus quadrangularis in fracture healing
Shirwaikar, A. u.a.: Antiosteoporotic effect of ethanol extract of Cissus quadrangularis Linn. on ovariectomized rat. (www.sciencedirect.com/science/article/pii/S0378874103003015)
Soumya, S. u.a.: Development of a phytochemical scaffold for bone tissue engineering using Cissus quadrangularis extract, Journal of Ethnopharmacology, Volume 89, Issues 2–3, December 2003, Pages 245-250. (www.sciencedirect.com/science/article/pii/S0144861711009015)

Echinacea – Erkältungen
Shah, SA u.a.: Evaluation of echinacea for the prevention and treatment of the common cold: a meta-analysis. Lancet Infect Dis. 2007 Jul; 7(7): 473-480. (www.ncbi.nlm.nih.gov/pubmed/17597571?dopt=Abstract)

Efeu – entzündungshemmend
H. Süleyman u.a.: Acute and chronic antiinflammatory profile of the ivy plant, Hedera helix, in rats. Phytomedicine Vol. 10, Issue 5, 2003, Pages 370–374. (www.sciencedirect.com/science/article/pii/S0944711304702354)

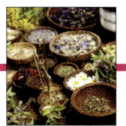

Eukalyptus – entzündungshemmend
Juergens, U. R.: Anti-inflammatory Properties of the Monoterpene 1.8-cineole:
Current Evidence for Co-medication Inflammatory Airway Diseases. Drug
Res (Stuttg), 2014 May 15. (www.ncbi.nlm.nih.gov/pubmed/24831245)

Ginkgo – Gehirn, Diabetes
Gang Lu u. a.: Molecular evidence of the neuroprotective effect of Ginkgo bi-
loba (EGb761) using bax/bcl-2 ratio after brain ischemia in senescence-
accelerated mice, strain prone-8. Brain Research, Volume 1090, Issue 1,
23 May 2006, Pages 23-28. (www.sciencedirect.com/science/article/pii/
S0006899306006056)
Soo Lim u. a.: Chapter 17 - The Use of Ginkgo biloba Extract in Cardiovascular
Protection in Patients with Diabetes, Diabetes: Oxidative Stress and Dietary
Antioxidants 2014, Pages 165-172. (www.sciencedirect.com/science/article/
pii/B9780124058859000176)

Ginseng – entzündungshemmend, radioaktive Strahlung
Yanyan Yang u. a.: ATF-2/CREB/IRF-3-targeted anti-inflammatory activity of Ko-
rean red ginseng water extract, Journal of Ethnopharmacology, Volume 154,
Issue 1, 28 May 2014, Pages 218-228. (www.sciencedirect.com/science/artic-
le/pii/S0378874114002839)
http://vitalitymagazine.com/article/radiation/Studien z. B. Ivanova, Tatiana u. a.:
Antimutagenic effect of polysaccharide ginsan extracted from Panax ginseng, Food and Chemical Toxicology, Volume 44, Issue 4, April 2006, Pages
517-521. (www.sciencedirect.com/science/article/pii/S0278691505002826)
Hong Wu u. a.: Effects of Radix Ginseng on microbial infections: a narrative review.
Review Article, Journal of Traditional Chinese Medicine, Volume 34, Issue 2,
15 April 2014, Pages 227-233. (www.sciencedirect.com/science/article/pii/
S0254627214600832)

Gojibeere – entzündungshemmend
Harunobu Amagase: Chapter 16 - Antioxidants in Goji Berry Juice (Lycium barbarum) and Effects of Processing Steps, Processing and Impact on Antioxidants
in Beverages, 2014, Pages 155-163. (www.sciencedirect.com/science/article/
pii/B9780124047389000167)
Harunobu Amagase u. a.: A review of botanical characteristics, phytochemistry,
clinical relevance in efficacy and safety of Lycium barbarum fruit (Goji), Food
Research International, Volume 44, Issue 7, August 2011, Pages 1702-1717.
(www.sciencedirect.com/science/article/pii/S0963996911001840)

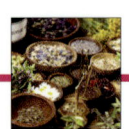

Granatapfel – krebshemmend
Swapnil M. Chaudhari u. a.: Chapter 106 - Punica granatum (Pomegranate Fruit): In Cancer Treatment, Polyphenols in Human Health and Disease, Volume 2, 2014, Pages 1393-1400. (www.sciencedirect.com/science/article/pii/ B9780123984562001067)
Ephraim P. Lansky u. a.: Punica granatum (pomegranate) and its potential for prevention and treatment of inflammation and cancer, Journal of Ethnopharmacology, Volume 109, Issue 2, 19 January 2007, Pages 177-206. (www. sciencedirect.com/science/article/pii/S0378874106004570)

Grapefruit – krebshemmend
Masaaki Miyata u. a.: Suppression of 2-amino-1-methyl-6-phenylimidazo[4,5-b]pyridine-induced DNA damage in rat colon after grapefruit juice intake, Cancer Letters, Volume 183, Issue 1, 8 September 2002, Pages 17-22. (www. sciencedirect.com/science/article/pii/S030438350200109X)

Hanf – Schmerzen, körpereigene Verbindungsstellen
Ethan Russo: Cannabis for migraine treatment: the once and future prescription? An historical and scientific review, Pain, Volume 76, Issues 1-2, May 1998, Pages 3-8. (www.sciencedirect.com/science/article/pii/S0304395998000335)
Pacher, P. u. a.: The Endocannabinoid System as an Emerging Target of Pharmacotherapy; in: Pharmacological Reviews. 58, 2006, Pages 389-462. (http:// pharmrev.aspetjournals.org/content/58/3/389.full.pdf)

Heidelbeere – Wirkung auf Krebs
Vesna Tumbas Šaponjac u. a.: Dried bilberry (Vaccinium myrtillus L.) extract fractions as antioxidants and cancer cell growth inhibitors, LWT – Food Science and Technology, April 2014.(www.sciencedirect.com/science/article/pii/ S0023643814002266)

Ingwer – Wirkung auf Krebs, Zelltod
Ayman I Elkady u. a.: Differential Control of Growth, Apoptotic Activity and Gene Expression in Human Breast Cancer Cells by Extracts Derived from Medicinal Herbs Zingiber officinale. J Biomed Biotechnol. 2012; 2012:614356. Epub 2012 Aug 26. (www.ncbi.nlm.nih.gov/pubmed/22969274)
Nidhi Nigam u. a.: Gingerol induces reactive oxygen species regulated mitochondrial cell death pathway in human epidermoid carcinoma A431 cells, Chem Biol Interact. 2009 Sep 14;181(1):77-84. Epub 2009 May 27. (www.ncbi. nlm.nih.gov/pubmed/19481070)
Mehr zum Thema Ingwer und Krebs: www.zentrum-der-gesundheit.de/massnahmen-brustkrebs-ingwer-ia.html?et_cid=10&etlid=10&campaign=NL310814

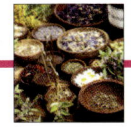

Jiaogulan – TCM, Ausleitung von Giften
Ding, S. u. a.: Pharmacognostical study of Gynostemma (Cucurbitaceae) in China. Chinese Pharmaceutical Journal. 1994; 29(2):79-83.
Blumert, M. u. a.: Jiaogulan (Gynostemma pentaphyllum) China's immortality herb. Badger, CA: Torchlight Publishing, 1999.

Kokosnuss – entzündungshemmend
Sebastian Rinaldi u. a.: Characterization of the antinociceptive and anti-inflammatory activities from Cocos nucifera L. (Palmae), Journal of Ethnopharmacology, Volume 122, Issue 3, 21 April 2009, Pages 541-546. (www.sciencedirect.com/science/article/pii/S0378874109000361)

Kurkuma – Lichtaufnahme von Körperzellen, Leber, bei Krebs
Laut Forschungen von Dr. Kremer und Prof. Popp stoppt Kurkuma eine übermäßige Photonenabstrahlung der Zellen, wodurch Zellmembranen und Mitochondrien besser arbeiten können. Mehr dazu unter www.gesundheitsfundament.de/blog/2014/09/29/die-kraft-der-sekundaeren-pflanzenstoffe/ oder https://de.scribd.com/doc/154997810/52636050-Popp-Fritz-Albert-Biophotonen-Die-Wissenschaft-Entdeckt-Die-Lebensenergie-in-Den-Zellen
Bruck, R. u. a.: Publication: Liver international: official journal of the International Association for the Study of the Liver, 2007. (http://science.naturalnews.com/pubmed/17355460.html)
Chen, Huei-Wen u. a.: Curcumin inhibits lung cancer cell invasion and metastasis through the tumor suppressor HLJ1., Cancer Research 2008. (http://science.naturalnews.com/pubmed/18794131.html)

Lavendel – entzündungshemmend
T. Moon u. a.: Antibacterial activity of essential oils, hydrosols and plant extracts from Australian grown Lavandula spp., International Journal of Aromatherapy, Volume 16, Issue 1, 2006, Pages 9-14. (www.sciencedirect.com/science/article/pii/S0962456206000087)

Leinsamen – gesundes Leinöl
Martha Verghese u. a.: Chapter 58 - Flax Seed (Linum usitatissimum) Fatty Acids, Nuts and Seeds in Health and Disease Prevention, 2011, Pages 487-498. (www.sciencedirect.com/science/article/pii/B9780123756886100581)

Maca – Biopiraterie, Spermienbeweglichkeit, sexuelle Disfunktion
siehe www.encognitive.com/node/15553 und www.etcgroup.org/sites/www.

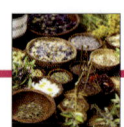

etcgroup.org/files/publication/194/01/macafinal1.pdf

Gonzales, G. F. u.a.: Lepidium meyenii (Maca) improved semen parameters in adult men., Asian J Androl. 2001 Dec;3(4):301-3. (www.ncbi.nlm.nih.gov/pubmed/11753476)

Dording, C. M. u.a.: A double-blind, randomized, pilot dose-finding study of maca root (L. meyenii) for the management of SSRI-induced sexual dysfunction, CNS Neurosci Ther. 2008 Fall;14(3):182-91. doi: 10.1111/j.1755-5949.2008.00052.x. (www.ncbi.nlm.nih.gov/pubmed/18801111)

Mariendistel – Lebererkrankungen

Bradly P. Jacobs u.a.: Milk thistle for the treatment of liver disease: A systematic review and meta-analysis, The American Journal of Medicine, Volume 113, Issue 6, 15 October 2002, Pages 506-515. (www.sciencedirect.com/science/article/pii/S0002934302012445)

Mistel – Wirkung Krebs

Kienle, G. S. u.a.: Mistletoe in cancer - a systematic review on controlled clinical trials., Eur J Med Res. 2003 Mar 27;8(3):109-19. (www.ncbi.nlm.nih.gov/pubmed/12730032?dopt=Abstract)

Palmöl – Gefäßerkrankungen

Che Anishas, Che Idris u.a.: Oil palm phenolics and vitamin E reduce atherosclerosis in rabbits, Original Research Article, Journal of Functional Foods, Volume 7, March 2014, Pages 541-550. (www.sciencedirect.com/science/article/pii/S1756464614000036)

Papaya – Wirkung auf Krebs

Ze-You Li u.a.: Content determination of benzyl glucosinolate and anti-cancer activity of its hydrolysis product in Carica papaya L., Asian Pacific Journal of Tropical Medicine, Volume 5, Issue 3, March 2012, Pages 231-233. (www.sciencedirect.com/science/article/pii/S1995764512600303)

http://news.ufl.edu/archive/2010/03/uf-researchers-find-cancer-fighting-properties-in-papaya-tea.html

Otsuki, N. u.a.: Aqueous extract of Carica papaya leaves exhibits anti-tumor activity and immunomodulatory effects. J Ethnopharmacol. 2010 Feb 17;127(3):760-7. (www.realnatural.org/papaya-leaf-extract-proves-anti-carcinogenic/)

Reishi – antiviral, Immunsystem stärkend, krebshemmend

Bao, X. F. u.a.: Structural features of immunologically active polysaccharides from Ganoderma lucidum.Phytochemistry. 2002;59:175-181

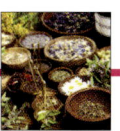

Eo, S. K., Kim, Y. S., Lee, C. K., Han, S. S.: Possible mode of antiviral activity of acidic protein bound polysaccharide isolated from Ganoderma lucidum on herpes simplex viruses. J Ethnopharmacol. 2000;72:475-481

Min, B. S., Gao, J. J. u.a.: Triterpenes from the spores of Ganoderma lucidum and their cytotoxicity against meth-A and LLC tumor cells. Chem Pharm Bull (Tokyo). 2000;48:1026-1033

Wicks, S. M., Tong, R., Wang, C. Z. u.a.: Safety and tolerability of Ganoderma lucidum in healthy subjects: a double-blind randomized placebo-controlled trial. Am J Chin Med. 2007;35:407-414

Eine Übersicht an Studien zu Reishi bietet www.reishi.com/research.htm oder www.gevit.at/index.php/reishi/klinischestudien

Rhodiola – Konzentration, Endorphinspiegel

Shevtsov, V. A. u.a.: A randomized trial of two different doses of a SHR-5 Rhodiola rosea extract versus placebo and control of capacity for mental work., Phytomedicine, 2003 Mar;10(2-3):95-105. (www.ncbi.nlm.nih.gov/pubmed/12725561)

Darbinyan, V. u.a.: Clinical trial of Rhodiola rosea L. extract SHR-5 in the treatment of mild to moderate depression. Nord J Psychiatry. 2007;61(6):503. (www.ncbi.nlm.nih.gov/pubmed/17990195)

Teebaum – antibakteriell, krebshemmend

Milton Santamaria Jr. u.a.: Antimicrobial effect of Melaleuca alternifolia dental gel in orthodontic patients, American Journal of Orthodontics and Dentofacial Orthopedics, Volume 145, Issue 2, February 2014, Pages 198-202. (www.sciencedirect.com/science/article/pii/S0889540613009645)

Demelza J. Ireland u.a.: Topically applied Melaleuca alternifolia (tea tree) oil causes direct anti-cancer cytotoxicity in subcutaneous tumour bearing mice, Journal of Dermatological Science, Volume 67, Issue 2, August 2012, Pages 120-129. (www.sciencedirect.com/science/article/pii/S0923181112001764)

Schwarzkümmel – Allergie, Hirnhautentzündung, Diabetes mellitus, krebshemmend

Ozugurlu, F. u.a.: The effect of Nigella sativa oil against experimental allergic encephalomyelitis via nitric oxide and other oxidative stress parameters. Cell Mol Biol (Noisy-le-grand). 2005 Sep 5;51(3):337-42. (www.ncbi.nlm.nih.gov/pubmed/16191402)

Bamose, A. O. u.a.: Effect of Nigella sativa seeds on the glycemic control of patients with type 2 diabetes mellitus. Indian J Physiol Pharmacol. 2010 Oct-Dec;54(4):344-54. (www.ncbi.nlm.nih.gov/pubmed/21675032)

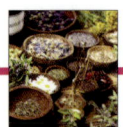 *Endnoten*

Salim, El u. a.: Chemopreventive potential of volatile oil from black cumin (Nigella sativa L.) seeds against rat colon carcinogenesis. Nutr Cancer. 2003;45(2):195-202. (www.ncbi.nlm.nih.gov/pubmed/12881014)

Spirulina – antioxidativ, herzunterstützend, Kontroverse
Deng, R. u. a.: Hypolipidemic, antioxidant, and antiinflammatory activities of microalgae Spirulina. Cardiovasc Ther. 2010 Aug; 28(4):e33-45. doi: 10.1111/j.1755-5922.2010.00200.x. (www.ncbi.nlm.nih.gov/pubmed/20633020)
Akao, Y.: Enhancement of antitumor natural killer cell activation by orally administered Spirulina extract in mice. Cancer Sci. 2009 Aug; 100(8):1494-501. doi: 10.1111/j.1349-7006.2009.01188.x. Epub 2009 May 6. (www.ncbi.nlm.nih.gov/pubmed/19432881)
zur Kontroverse um die gesundheitliche Wirkung von Mikroalgen unter www.zentrum-der-gesundheit.de/afa-algen-ia.html und http://www.test.de/Algenpraeparate-Die-gruene-Gefahr-4196341-0/

Sternanis – Asthma/Bronchitis, Leberregeneration, Tamiflu
Sung, Y. Y.: Illicium verum extract inhibits TNF-α- and IFN-γ-induced expression of chemokines and cytokines in human keratinocytes. J Ethnopharmacol. 2012 Oct 31;144(1):182-9. doi: 10.1016/j.jep.2012.08.049. Epub 2012 Sep 7. (www.ncbi.nlm.nih.gov/pubmed/22974545)
Yadav, A. S./Bhatnagar, D.: Chemopreventive effect of Star anise in N-nitroso-diethylamine initiated and phenobarbital promoted hepatocarcinogenesis. Chem. Biol. Interact 2007 Sep 20;169(3):207-14. Epub 2007 Jun 17.
Tamiflu ist in der letzten Zeit heftig unter Beschuss gekommen, da seine Wirksamkeit strittig scheint und die Nebenwirkungen beachtlich. Siehe auch www.sueddeutsche.de/gesundheit/grippemittel-sargnagel-fuer-tamiflu-1.1933656-3. Sternanis hingegen besitzt die heilenden Inhaltsstoffe in einer natürlich gebundenen Form und ist daher besser verträglich.

Teufelskralle – Rheuma
Mncwangi, Nontobeko u. a.: Devil's Claw – A review of the ethnobotany, phytochemistry and biological activity of Harpagophytum procumbens, Journal of Ethnopharmacology, Volume 143, Issue 3, 11 October 2012, Pages 755-771. (www.sciencedirect.com/science/article/pii/S0378874112005387)

Yams – Zellschutz
Kyeong, Wan Woo u. a.: Phenolic derivatives from the rhizomes of Dioscorea nipponica and their anti-neuroinflammatory and neuroprotective activities, Journal of Ethnopharmacology, Volume 155, Issue 2, 11 September 2014, Pages 1164-1170. (www.sciencedirect.com/science/article/pii/S0378874114004917)

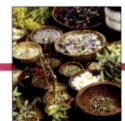

Literatur und Links

Empfohlene Bücher zur Vertiefung

Baluška, František/Mancuso, Stefano (Hrsg.): Signaling in Plants, Berlin 2009

Bühring, Ursel: Alles über Heilpflanzen, Erkennen, anwenden und gesund bleiben, Stuttgart, 2. aktualisierte Auflage 2011

Ehring, A.: Das Krebsmittel der Aborigines: Papaya, München 1998

Fischer-Rizzi, Susanne: Aromatherapie – mit Düften heilen, Anwendung wohlriechender Pflanzen, Essenzen und ihre Wirkung auf Körper und Seele, Aarau 2002

Fischer-Rizzi, Susanne: Medizin der Erde, Rezepte und Mythen unserer Heilpflanzen, Aarau 2005

Gruber, Julia: Heilkraft aus der täglichen Nahrung, Krummwisch 2013

Pelzl/Gruber: Wildkräuter, Heilkraft vom Wegesrand, Krummwisch 2012

Schleicher, Peter/Saleh, Mohamed: Natürlich heilen mit Schwarzkümmel, 6. Auflage, Berlin/München 2003

Simonsohn, B.: Papaya – Heilen mit der Zauberfrucht, Oberstdorf 2011

Storl, Wolf-Dieter: Mit Pflanzen verbunden, Meine Erlebnisse mit Heilkräutern und Zauberpflanzen, München 2010

Storl, Wolf-Dieter: Kräuterkunde, Bielefeld 2012

Treben, Maria: Gesundheit aus der Apotheke Gottes, Ratschläge und Erfahrungen mit Heilkräutern, Steyr 1980

Weiß, Rudolf Fritz/Fintelmann, Volker: Lehrbuch der Phytotherapie, Stuttgart 1991

Informatives im Internet

Pflanzenkommunikation:

www.ithaka-journal.net/wie-pflanzen-kommunizieren
(Journal für Ökologie, Weinbau und Klimafarming)
www.pm-magazin.de/a/das-intelligente-netz-der-pflanzen

Allgemein:

mit-phytaminen-heilen.com
www.phytodoc.de
www.kraeuter-verzeichnis.de
www.health4life.ch
www.heilkraeuter.de
www.heilpflanzen-online.com
www.wildfind.com
www.peterhochmeier.at
http://heilenmitpilzen.de

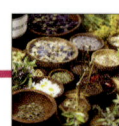

Bezugsquellen

Für den deutschsprachigen Raum sind Bioläden, Biosupermärkte, Reformhäuser, Apotheken, Drogeriemärkte in Ihrer Nähe geeignete Bezugsquellen.
Die Auswahl an Heilpflanzen und Superfoods im Handel vor Ort ist beachtlich und wächst ständig, auch in vielen Supermärkten.
Bioläden, Hofläden, Biosupermärkte und Reformhäuser in Deutschland, Österreich und der Schweiz finden Sie im Telefonbuch, per Telefonauskunft oder auf folgenden Websites:
www.bioverzeichnis.de/biolaeden.htm
www.biologisch.at
www.schrotundkorn.de
www.reformhaus.de/filialfinder.html
de.wikipedia.org/wiki/Biosupermarkt
www.meinbioportal.de/BioSupermarkt.html
www.biodukte.de
www.bionetz.ch
www.greenpeace.org/austria/de/marktcheck/
aktivwerden/tatensetzen/bio-einkaufsadressen/

Internethandel – eine Auswahl

www.amazonasproducts.com/: Acerola, Aloe vera, Bio-Maca, Bio-Schwarzkümmel

www.aspermuehle.de: Acerola, (Baldrian), Ginseng, Grapefruitkern, Maca, Mariendistel

www.authenticnutrients.de/supplements: Gojibeeren, Maca, Kokosöl

www.bio-heilpilze.com/: Acerola, Chlorella, Reishi, Spirulina

www.charantea.com: Bittermelone

www.dr-ehrenberger.eu: Baobab, Papaya, Reishi u. a.

www.gesundheitsmanufaktur.de/shop/: Kurkuma, Reishi, Schwarzkümmel, Spirulina

www.hanfmilch.at: Hanfmilch und andere Zutaten

www.hanf-natur.com: Hanfprodukte und auch Superfoods

www.keimling.de: Granatapfel-Elixier, Hanföl, Leinöl, Kokosprodukte

www.medizinfuchs.de: Aloe vera, Bittermelone, Cissus, Echinacea, Efeu, Goldrute

www.myprotein.com: Spirulina, Chlorella

www.naturpaket.de: Chlorella- und Spirulina-Tabletten

www.nu3.at: Acerola, Baobab, Ginkgo, Ginseng, Kurkuma, Papaya (getr.), Reishi

www.phytopharma.at: Aloe vera, Lavendel, Teebaum

www.reformhausshop24.de: Kokosöl, verschiedene Saaten

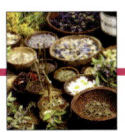

www.reformhaus-shop.de: Hanfsamen, Kokosöl, Gojibeeren, Spirulina-Granulat
www.topfruits.de: Spirulina, Säfte und Beeren, Keimsaaten,
www.veganactive.de: u. a. gekeimter Leinsamen als Pulver
www.zentrum-der-gesundheit.de/online-shop.html: Granatapfelkernöl,
    Roter Panax-Ginseng, Grapefruitkernextrakt, Schwarzkümmelöl

Die Angaben auf dieser Seite stellen eine Auswahl vorhandener Bezugsquellen
dar und verstehen sich als Hinweise ohne Haftung oder Gewähr für die Inhalte
dieser Links.

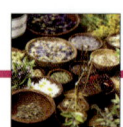
Bildquellenverzeichnis

Historische Abbildungen

Angelika + Efeu + Goji + Goldrute + Granatapfel + Heidelbeere + Lavendel + Leinsamen + Mariendistel + Mistel + Ringelblume + Schwarzkümmel + Tausendgüldenkraut: Otto Wilhelm Thomé: Flora von Deutschland, Österreich und der Schweiz (1885) (http://caliban.mpiz–koeln.mpg.de/thome/index.html, Wikipedia)
Arnika + Kamille: Johann Georg Sturm: Deutschlands Flora in Abbildungen (1796) (http://caliban.mpipz.mpg.de/sturm/flora/index.html, Wikipedia)
Eukalyptus + Grapefruit + Hanf + Ingwer + Kurkuma + Ölpalme + Papaya + Sternanis + Teebaum: Köhler's Medizinal Pflanzen Atlas, 1887 (Wikipedia) (http://caliban.mpiz-koeln.mpg.de/koehler2/index.html)
Acerola: John Lindley and Joseph Paxton, drawing by L. A. L. Constans – Paxton's Flower Garden, volume 2, plate 41 (Wikipedia)
Aloe vera + Bittermelone + Cissus + Kokospalme: Flora de Filipinas, Gran edicion, Francisco Manuel Blanco (O.S.A.) (Wikipedia)
Echinacea: „The Botanical Magazine-Vol I Pl. 2" von Sydenham Edwards - The above source is reproduce at NAL, a US government site that has many images avail. This was selected over many alternatives. The site claims it was published in 1787, reissued in 1793. (Wikipedia)
Ginkgo: Philipp Franz von Siebold und Joseph Gerhard Zuccarini – Flora Japonica, Sectio Prima /Wikipedia)
Ginseng: „Ginseng 236 (PSF)" von Pearson Scott Foresman (Wikipedia)
„Rhodiola alpina Atlas Alpenflora" by Anton Hartinger - Atlas der Alenflora. http://www.archive.org/details/atlasderalpenflo00hart (Wikipedia)
„PSM V19 D371 Harpagophyton procumbens and martynia proboscidea" Popular Science Monthly Volume 19. (Wikipedia)
„Illustration Tamus communis0" (Wikipedia)

Abbildungen von Fotolia.com (wenn nicht anders angegeben)

❚ Icons: Landkarte D/A/CH © jktu_21 • Heilmittel Blüte © Hermann Betken – grafik-seite. de • Heilmittel Blatt/Kraut © Artanika • Heilmittel Frucht © ecco • Heilmittel Wurzel © Erik Schumann • Heilmittel Samen © Bambuh • Heilmittel Pilz © Anja Kaiser • geschützte Pflanze © gow27 • traditionelle heimische Pflanze © jktu_21 • giftige Pflanze © vektorisiert • schwach giftige Pflanze © vektorisiert ❚ S. 3: Blooming medicinal herb echinacea purpurea or coneflower © Elenathewise, aloès © guy, Ripe Green Momordica or karela © Swapan ❚ S. 4–5: Barberry with leaves isolated on a white background © msk.nina + Arnica Montana © Scisetti Alfio + Green Ivy © cosma + papaya smoothie © tashka2000 ❚ S. 6–7: Frutto del baobab © geoste + thistles © Scisetti Alfio ❚ S. 8–9: aloès © guy + Goji von Wilhelm Thomé, Flora von Deutschland, Österreich und der Schweiz (1885) + Köhler's Medizinal Pflanzen Atlas, 1887 ❚ S. 10: Garten © Stefan Körber ❚ S. 14: Baum © flashface ❚ S. 16: Blumenwiese © Silke Koch ❚ S. 18: Autumn Trees in Sunlight Rays © Subbotina Anna ❚ S. 19: River deep in mountain forest © GIS ❚ S. 23: Goldrute © Le Do + echinacea © Elenathewise + Eucalyptus © Scisetti Alfio ❚ S. 24: Medicine bottles and herbs © Sebastian Duda ❚ S. 26: Blüten © photocrew + Arnica Montana © Scisetti Alfio ❚ S. 27: bilberry isolated © Tamara Kulikova + mistletoe © Scisetti Alfio + curcuma de la Réunion + safran-pays © Unclesam +

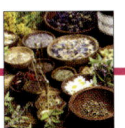

Great Goldenrod Flower © Le Do | S. 28: Lein, Linum perenne © emer | S. 29: Ginkgo mit Sonnenstrahlen © Johanna Mühlbauer | S. 30: Lavender flowers on summer field closeup © frog-travel | S. 33: cime de cocotier © Unclesam | S. 34–35: medicine bottle with purple echinacea © Africa Studio + Lein, Linum perenne © emer + Jiaogulan – Pflanze des ewigen Lebens © IrisArt + Echte Kamille (Matricaria chamomilla) © Alois + mistletoe © Scisetti Alfio + bilberry © Tamara Kulikova | S. 36 und Karte: Acerola © andreswd | S. 36 ff. und Kartenrückseite: acerola © dextorth | S. 38: Raw Date Squares © Barbro Bergfeldt + cold fruit drinks © SunnyS | S. 39: Cliffs of Moher at sunset, Co. Clare, Ireland © Patryk Kosmider | S. 40 und Karte: aloe vera © skynet | S. 40 ff. und Kartenrückseite: aloès © guy | S. 42: aloès © guy | S. 43: book with butterflies (Cbm painting) © ankdesign | S. 44 und Karte: Engelwurz – Angelica © Kanusommer | S. 44 ff. und Kartenrückseite: Engelwurz, Angelica Archangelica © emer | S. 46: fleur d'angélique © tsach + Angelica Herb © marilyn barbone | S. 47: Kerzenlicht © Bernd S | S. 48 und Karte: Arnica © chiarafornasari | S. 48 ff. und Kartenrückseite: Arnika mit Mörser © Teamarbeit | S. 50: limoncello © Constantinos + Arnica Montana © Scisetti Alfio | S. 51: Alpwiese © thomas.andri | S. 52 und Karte: the hollow baobab (Adansonia digitata) in senegal © GoLo | S. 52 und Kartenrückseite: Isolated Baobab Fruit © ninette_luz | S. 53: Les arbres © lynea | S. 54: Frutto del baobab (Adansonia digitata) © geoste + Apfelsaft © cut | S. 55: verschiedene bunte Herbstblätter © Christian Pedant + Set of isolated forest elements © Aleksandr Volkov + Turquoise concrete grunge texture for background © malydesigner | S. 56 und Karte: Green Momordica © Swapan | S. 56 ff. und Kartenrückseite: Ripe Green Momordica or karela © Swapa | S. 58: Wild Bitter Gourd © siwaporn999 + Lemon with a flower and leaves © denira + Soy beans and sauce © Africa Studio | S. 59: Aromatherapie mit Salbei © LoSa | S. 60 ff. und Karte und Kartenrückseite: © joloei / 123RF Stockfoto | S. 62: dumbbell © gekask | S. 63: happy shade woman © Q | S. 64 und Karte: echinacea flowers © percent | S. 64 ff. und Kartenrückseite: medicine bottle with purple echinacea © Africa Studio | S. 66: coneflowers © Scisetti Alfio + honey jar © rimglow | S. 67: man autumn © detailblick | S. 68 und Karte: Ivy wall © adisa | S. 68 ff. und Kartenrückseite: Efeu © Andrea Wilhelm | S. 70: Bottled herbs wrapped with ivy © TAGSTOCK3 | S. 71: Statue © Stefan Körber | S. 72 und Karte: eucalyptus © jean claude braun | S. 72 ff. und Kartenrückseite: Eucalyptus © Scisetti Alfio | S. 74: Badeöl grün Kerze © anoli | S. 75: Idyllic landscape with church in the Alps, Bavaria © JFL Photography | S. 76 und Karte: Ginkgo Blatt © Ellie Nator | S. 76 ff. und Kartenrückseite: Ginkgoleaves © Marina Lohrbach | S. 78: ginkgo biloba © evgenyb + Ginkgo Nüsse © marucyan | S. 79: paar im urlaub © detailblick | S. 80 und Karte: „Berries of ginseng" © Tatiana Belova | Dreamstime.com | Dreamstime.com | S. 80 ff. und Kartenrückseite: Ginseng © Maxim Lavrov | S. 82: Ginseng © marilyn barbon + Korean Ginseng © marilyn barbone | S. 83: butterfly in hand on grass © Romolo Tavani | S. 84 und Karte: Goji (Lycium barbarum) © Joachim Opelka | S. 84 ff. und Kartenrückseite: Goji © msk.nina | S. 86: Beetroot juice © bit24 | S. 87: Healthy life © lefebvre_jonathan | S. 88 und Karte: Goldrute – Solidago © M. Schuppich | S. 88 ff. und Kartenrückseite: Kanadische Goldrute (Solidago canadensis) Tee mit Blüte © unpict | S. 91: arty picture of dancing girls © Patrizia Tilly | S. 92 und Karte: pomegranate © atoss | S. 92 ff. und Kartenrückseite: Pomegranate © volff | S. 94: Mango and Pomegranate salad © vanillaechoes | S. 95: Urban girl striding through city area © Creativemarc | S. 96 und Karte: grapefruit on a tree © April D | S. 96 und Kartenrückseite: Grapefruit with a half and leaves © Tim UR | S. 98: salad with avocado and grapefruit © himchenko | S. 99: Öl – pink Grapefruit © PhotoSG | S. 100 und Karte: Hanf © Opra | S. 100 ff. und Kartenrückseite: Hanf © emer | S. 102: hemp seeds and hemp oil © jurgajurga | S. 103: chia smoothie © sgabby2001 + Dates © ninell | S. 104: Fruchtmüsli mit frischen Erdbeeren © Distrikt3 | S. 105: Abstract Buddha Face Background © leshabu | S. 106 und

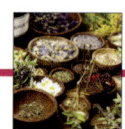

Karte: Bilberry berries in growing in wood © Andrii Salivon **|** S. 106 ff. und Kartenrückseite: Scattering of bilberries © eAlisa **|** S. 108: zwei waffeln mit eiscreme und heidelbeeren © Rob Stark **|** S. 109: Calligraphy © Minerva Studio **|** S. 110 und Karte: Roter Ingwer (Zingiber officinale) Heilpflanze © petrabarz **|** S. 110 ff und Kartenrückseite: sliced ginger root © Malyshchyts Vikta **|** S. 112: Carrot ginger soup © fahrwasser **|** S. 113: Feldweg durch Rapsfelder in Schleswig-Holstein © Thorsten Schier **|** S. 114 und Karte: iaogulan lat. Gynostemma pentaphyllum © redhorst **|** S. 114 ff. und Kartenrückseite: jiaogulan – Pflanze des ewigen Lebens © IrisArt **|** S. 116: jiaogulantee © frogstyle **|** S. 117: Qigong © PhotoSG **|** S. 118 und Karte: Kamille © Martina Berg **|** S. 118 ff. und Kartenrückseite: Echte Kamille (Matricaria chamomilla) © Alois **|** S. 120: Kamillentee © Sonja Birkelbach **|** S. 121: Badewanne mit Rosenblättern und Kerzen © Johanna Mühlbauer **|** S. 122 und Karte: Tropical beach with coconut palms and transparent waters © Jose Ignacio Soto **|** S. 122 ff. und Kartenrückseite: coconut cut in half © Paulista **|** S. 124: Coconut oil and fresh coconut © Picture Partners **|** S. 125: Deftige kleine Vesper mit Schmalz © kab-vision + Mixed herbs with red hot peper © irabel **|** S. 126: tropfen mit lavendel© Schlierner **|** S. 127: Strand mit Palmen © Thomas Marchhart **|** S. 128 und Karte: Field of Blooming curcuma © WuTtY **|** S. 128 ff. und Kartenrückseite: curcuma © Unclesam **|** S. 130: Spices and herbs on white background © lapas77 **|** S. 131: Woman in bed stretching as she wakes up from sleeping © WavebreakmediaMicro **|** S. 132 und Karte: Lavender flowers on summer field © frog-travel **|** S. 132 ff. und Kartenrückseite: Blüten © photocrew **|** S. 134: Lavendelsäckchen © silencefoto **|** S. 135: France – vegetable market © Brad Pict **|** S. 136 und Karte: Leingewächs © Marina Lohrbach **|** S. 136 ff. und Kartenrückseite: Linum usitatissimum flowers and seeds © catolla **|** S. 138: Leinöl © Christian Jung **|** S. 139: ältere frau streckt arme hoch © contrastwerkstatt **|** S. 140 und Karte: Maca Lepidium mayenii, Lepidium peruvianum, leaves © R. Koenig / agefotostock.com **|** S. 140 und Kartenrückseite: Maca, lat. Lepidium meyenii © Ildi **|** S. 141: Maca-Zeichnung: © roman4 **|** S. 142: muffins © Aaron Amat **|** S. 143: Hot coffee, book, glasses and autumn leaves on wood © pinkyone **|** S. 144 und Karte: Mariendistel – Silybum marianum © M. Schuppich **|** S. 144 ff. und Kartenrückseite: Mariendistel (Silybum marianum) © unpict **|** S. 146: Seed of a Milk Thistle (Silybum marianum) © Kletr + thistles © Scisetti Alfio **|** S. 147: Brugges © denboma **|** S. 148 und Karte: Mistel © LianeM **|** S. 148 ff. und Kartenrückseite: mistletoe © Scisetti Alfio **|** S. 151: Tree with mistletoe © dan **|** S. 152 und Karte: Unter Palmen © M. Klawitter **|** S. 152 ff. und Kartenrückseite: Oil palm fruit © dolphfyn **|** S. 154: red palm oil, liquid state © uckyo **|** S. 155: Viele Buntstifte © womue **|** S. 156 und Karte: A papaya tree © Oleg Znamenskiy **|** S. 156 ff. und Kartenrückseite: papaya © Giuseppe Porzani **|** S. 158: papaya smoothie © tashka2000 + apaya seeds collecting © evegenesis **|** S. 159: Planet Earth white isolated © 1xpert **|** S. 160 und Karte: Mushrooms in the forest © siamphoto **|** S. 160 ff. und Kartenrückseite: Ganoderma mushroom © Swapan **|** S. 162: Ganoderma lucidum at the mushroom farm © siamphoto **|** S. 163: Inner Colors © agsandrew **|** S. 164 ff. und Karte und Kartenrückseite: Rhodiola rosea blooming © FomaA **|** S. 166: raw organic protein powder © brnistra **|** S. 167: Colour Healing © Nikki Zalewski **|** S. 168 und Karte: Marigold flowers © Aleksey Sagitov **|** S. 168 ff. und Kartenrückseite: Calendula. flowers © Tim UR **|** S. 170: Creme mit Ringelblume (Calendula) © Floydine **|** S. 171: golden october © drubig-photo **|** S. 172 und Karte: „Black caraway, Kalonji" © Westhimal | Dreamstime.com **|** S. 172 ff. und Kartenrückseite: Schwarzkümmel © womue **|** S. 174: dough © Pakhay Oleksandr **|** S. 175: Kirschbaum im Frühling © eyetronic **|** S. 176 und Karte: Spirulina ice © laurent dambies **|** S. 176 ff. und Kartenrückseite: Spirulina powder © Eziutka **|** S. 178: Green food supplements © Eskymaks **|** S. 179: Woman floating in natural pool © EpicStockMedia **|** S. 180 und Karte: étoiles d'automne © maymounay **|** S. 180 ff. und Kartenrückseite: Anise © NataliTerr **|** S. 182: Homemade pear jam © istetia-

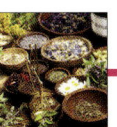

na ▎ S. 183: Female rock climber clinging to a cliff © Greg Epperson ▎ S. 184 und Karte: Tausengüldenkraut © Iochstampfer ▎ S. 184 ff. und Kartenrückseite: Echtes Tausendgüldenkraut (Centaurium erythraea) © Alois ▎ S. 186: Tausendgüldenkraut, Centaurii herba © Heike Rau ▎ S. 187: Mother and daughter doind exercise © Svetlana Fedoseeva ▎ S. 188 und Karte: VS: Melaleuca alternifolia © 2014 Dirk Mann / Flowermedia ▎ S. 188 ff. und Kartenrückseite: Teebaum © marinapribyl ▎ S. 190: Anwendungsmöglichkeiten ätherischer Öle © steinerpicture ▎ S. 191: Spa © lily ▎ S. 192 und Karte: Teufelskralle (Harpagophytum procumbens) © WILDLIFE GmbH / Alamy ▎ S. 192 ff. und Kartenrückseite: „PSM V19 D371 Harpagophyton procumbens and martynia proboscidea" Popular Science Monthly Volume 19. (Wikipedia) ▎ S. 194: Teufelskrallenwurzel, Harpagophyti radix © Heike Rau ▎ S. 195: Wanderurlaub © eyetronic ▎ S. 196 und Karte: Yam © LianeM ▎ S. 196 ff. und Kartenrückseite: Chinese yam © luhuanfeng ▎ S. 198: Vegetable soup © timolina ▎ S. 199: Swan standing with spread wings on a rock in blue-green water © thakala ▎ S. 200/201 ff.: naturgarten © goldban ▎ S. 208 ff.: Herbal medicine © Sebastian Duda ▎

Essen für Leib und Seele

Mit einer Einführung von Ruediger Dahlke

Essen, seine Entstehung und Einverleibung sind immer auch seelische und energetische Akte. Sie beeinflussen unsere Lebensstimmung entscheidend.

Wer Julia Gruber folgt und die wundervollen Möglichkeiten, die im Wesen von Pflanzen liegen, auf sich wirken lässt, gewinnt fast automatisch ein neues Verhältnis zum Essen.

Das Besondere an diesem Set ist die Kombination von Information und Intuition. Im Info-Teil: Nährwerte und anerkannte Heilwirkungen unserer Nahrungsmittel; die intuitive Seite: ihre energetischen und seelischen Wirkungen; zusammen: ein faszinierendes Kompendium der Heilkräfte aus der täglichen Nahrung.

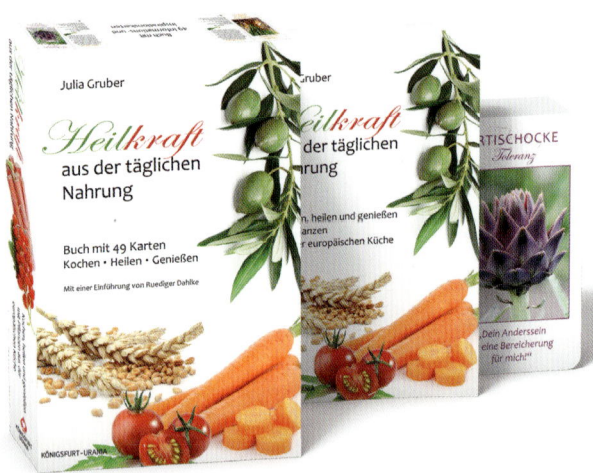

Julia Gruber
HEILKRAFT AUS DER TÄGLICHEN NAHRUNG

Set mit 272-seitigem Buch und
49 Informations- und Inspirationskarten
ISBN 978-3-86826-127-1

Wildkräuter

Heilkraft am Wegesrand

Das praktische Konzept von Karten und Buch macht die Bestimmung und Verwendung von Wildkräutern zu einem neuen Erlebnis! 49 Karten, mit erstaunlichen Makroaufnahmen von Wildkräutern und botanischen Informationen auf der Rückseite, ergänzen das liebevoll gestaltete Buch mit vielseitigen Rezepten und Verwendungsmöglichkeiten für Gesundheit, Beauty und Küche.

Das Buch ist eine Aufforderung, sich bewusst in der Natur zu bewegen und die positive Wirkung der Wildkräuter auf Körper und Seele zu entdecken. Die Natur soll dabei aber nicht ausgenutzt werden; ein verantwortungsvoller Umgang mit der Natur ist selbstverständlich. Pflanzen Sie gefährdete Kräuter selbst an und tun Sie so sich und der Natur etwas Gutes!

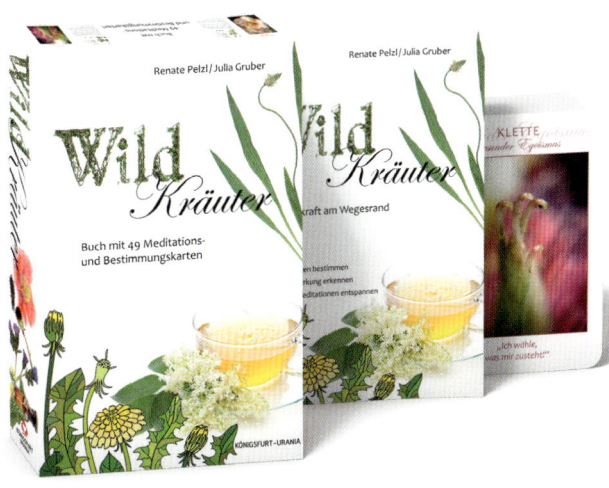

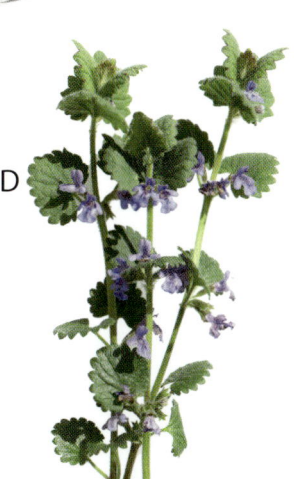

Renate Pelzl / Julia Gruber
WILDKRÄUTER – HEILKRAFT AM WEGESRAND

Set mit 192-seitigem Buch und
49 Karten mit Makro-Aufnahmen
ISBN 978-3-86826-120-2

Wohlfühl-Karten

Das Leben spüren ...

Mit tollen Übungen und Rezepten

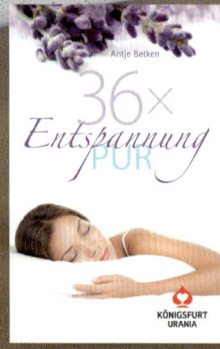

36 x Entspannung

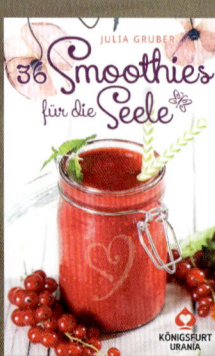

36 Smoothies für die Seele

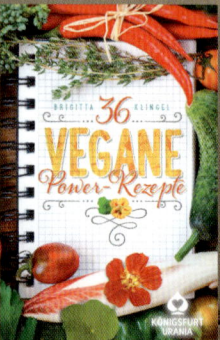

36 Vegane Power-Rezepte

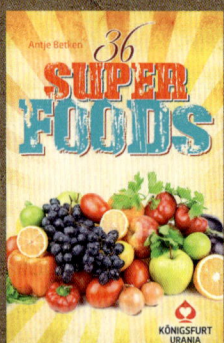

36 Superfoods

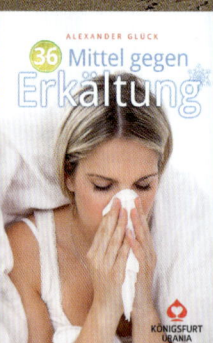

36 Mittel gegen Erkältung

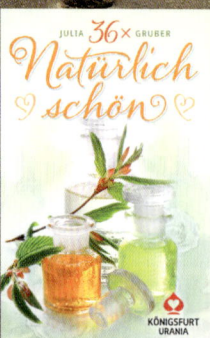

36 x Natürlich schön

www.koenigsfurt-urania.com